肌肉骨骼超声诊断与介入治疗实用指南

DIAGNOSTIC MUSCULOSKELETAL ULTRASOUND AND GUIDED INJECTION: A PRACTICAL GUIDE

编著 ⊙ Peter Resteghini

主译 ⊙ 李中正　李志强

上海科学技术出版社

图书在版编目（CIP）数据

肌肉骨骼超声诊断与介入治疗 ： 实用指南 / （英）
彼得・雷斯特吉尼（Peter Resteghini）编著 ； 李中正，
李志强主译. -- 上海 ： 上海科学技术出版社，2023.1
书名原文：Diagnostic Musculoskeletal
Ultrasound and Guided Injection: A Practical Guide
ISBN 978-7-5478-5929-2

Ⅰ. ①肌… Ⅱ. ①彼… ②李… ③李… Ⅲ. ①肌肉骨
骼系统－超声波诊断②肌肉骨骼系统－介入性治疗 Ⅳ.
①R680

中国版本图书馆CIP数据核字(2022)第210268号

封面图片由译者提供

肌肉骨骼超声诊断与介入治疗：实用指南

编　著　Peter Resteghini
主　译　李中正　李志强

上海世纪出版(集团)有限公司
上 海 科 学 技 术 出 版 社　出版、发行
（上海市闵行区号景路 159 弄 A 座 9F-10F）
邮政编码 201101　　www.sstp.cn

上海颛辉印刷厂有限公司印刷
开本 889×1194　1/16　　印张 11.5
字数：300 千字
2023 年 1 月第 1 版　　2023 年 1 月第 1 次印刷
ISBN 978-7-5478-5929-2/R・2633
定价：128.00 元

内容提要

近十年来，随着超声影像技术的快速发展，肌肉骨骼超声技术因其操作便捷、无电离辐射、可动态检查及辅助治疗等优势，应用范围越来越广。本书作为一本实用的技术操作指南，以关节部位及其相关疾病为切入点，详细介绍了肌肉骨骼超声的临床应用。本书内容系统、全面，每章都描述了该部位疾病的解剖知识、影像诊断，以及超声引导注射治疗所需器材、药物剂量及操作技巧等，同时配有大量的示意图和影像资料，方便读者快速掌握诊断和治疗的重要内容。

本书结构清晰，重点突出，适合超声科医生以及需要进行超声介入临床操作的骨科、运动医学科、康复科和风湿免疫科医生等阅读和参考。

译者名单

主　　审

陈世益　崔立刚　方镇洙

主　　译

李中正　李志强

参译人员

（按姓氏笔画排序）

卫雍绩　国家体育总局运动医学研究所
　　　　中国国家女子排球队队医

马丁莹　宁波市第九医院

王玉聪　宁波市第九医院

方镇洙　宁波市第九医院

付　帅　北京大学第三医院

付　颖　北京大学第三医院

江　凌　北京大学第三医院

李中正　宁波市第九医院

李志强　北京大学第三医院

李恒岩　宁波市第九医院

李新科　宁波市第九医院

杨　凯　宁波市第九医院

何　萍　北京大学第三医院

陆志剀　中国人民解放军联勤保障部队第九〇六医院

赵　博　北京大学第三医院

赵　辉　宁波市第九医院

胡燕琴　宁波市第九医院

柳　丹　宁波市第九医院

顾春晓　宁波市第九医院

徐　涛　宁波市第九医院

徐朝霞　宁波市第九医院

黄　承　中国人民解放军联勤保障部队第九〇六医院

章宏华　宁波市体育科学研究所

蒋　洁　北京大学第三医院

程继伟　中国人民解放军联勤保障部队第九〇六医院

薛　恒　北京大学第三医院

穆　倩　宁波市第九医院

中文版序

北京大学第三医院运动医学研究所是中国运动医学发源地，引领了国内运动医学的发展方向。在过去的十几年里，北京大学第三医院超声科与运动医学科密切合作，依托运动医学丰富的病源优势，促进了肌肉骨骼超声的迅速发展。肌肉骨骼超声安全、便捷，并且可以进行动态及双侧对比检查，成为运动医学相关病变的重要辅助诊断工具；而且在诊断的基础上，近年来超声引导下肌肉骨骼系统介入治疗也取得了长足的进步，越来越受到相关临床医师的重视和应用。

在过去，肌肉骨骼系统介入治疗多是由临床医师徒手完成，现在有了超声这一影像学引导工具，准确性、安全性都大大提高。但对临床医师来说超声成像原理复杂、超声图像相对陌生，迫切需要一本简洁、实用且能够满足临床需求的操作指南。《肌肉骨骼超声诊断与介入治疗：实用指南》这本书结合局部解剖、疾病病因、临床表现等，详细介绍了肌肉骨骼系统的超声影像诊断、介入操作过程及注意事项，不拘泥于超声术语，而是突出临床实用性，同时配以丰富的超声影像资料，方便临床医师理解和实践操作。

本书译者团队由运动医学医师和肌肉骨骼超声医师共同组成，对原著进行了认真的翻译和校对，相信译者的辛勤劳动会给肌肉骨骼超声诊断及介入治疗领域增添一本有意义的参考书。希望本书的出版对相关专业的医师能有所帮助，促进肌肉骨骼系统超声诊断及介入治疗在国内更好地发展，也希望运动医学医师与超声医师能开展更深层次的合作，造福更多的肌肉骨骼系统疾病患者。

中国医师协会运动医学医师分会会长
中华医学会运动医疗分会前任主任委员
北京大学第三医院运动医学研究所名誉所长

2022 年 1 月 28 日

中文版前言

随着生活水平的提高和全民健身运动的开展，人们对肌肉骨骼系统疾病的诊断和微创化治疗需求越来越高，肌肉骨骼超声诊断和介入治疗技术的临床应用，极大地提高了肌肉骨骼系统疾病诊治能力。

肌肉骨骼超声具有操作简便、无电离辐射、可以动态且双侧对比检查等优势，而且超声引导下肌肉骨骼系统介入治疗的安全性和精准性也是有目共睹的，因此越来越受到骨科、运动医学科、康复科、风湿科等专业临床医生的重视和应用。近年来，虽然肌肉骨骼超声相关的著作不断涌现，但这些著作绝大多数为超声医生所著，里面有大量的超声专业术语，给临床医生的阅读和实践带来一定的难度；而超声医生不完全了解临床的需求，使得肌肉骨骼超声诊断及介入治疗技术在临床的广泛应用受到了限制。因此，业内亟需一本简洁高效、重点突出且能够适应临床需求的实用指南，为各专业临床医生提供帮助。

本书原著作者 Peter Resteghini 博士，是具有数十年丰富临床经验的运动医学物理治疗师和肌肉骨骼超声医生。本书以简洁的语言，结合局部解剖、疾病病因、临床表现等，详细介绍了肌肉骨骼系统各个部位的超声影像诊断、介入操作过程及注意事项，同时配以丰富的超声影像资料，方便读者理解和实践操作。此外，本书还在注射药物类型及剂量、注射针具等方面做了详尽的介绍。

本书译者团队由骨科运动医学医生和肌肉骨骼超声医生共同组成，从临床和超声两种不同的专业角度出发，对原著进行逐字推敲、逐句揣摩，希望在忠于原著的同时能够尽可能地满足临床各个专业的需求；同时，本书稿也得到了国内著名肌肉骨骼超声医生崔立刚教授的指导和审阅。译者虽竭尽全力，但本书仍可能存在一些疏漏和不足，恳请各位读者给予批评指正。

希望本书的出版对相关专业临床医生和超声科医生有所帮助。感谢所有为此书的顺利出版付出辛苦和努力的朋友们。

李中正　李志强

2022 年 1 月

英文版前言

近年来，超声在肌肉骨骼病变诊断和治疗中的普及程度有了很大的提高。考虑到超声在临床环境中的应用能力、高频探头分辨率的增强以及新机器相对可承受的价格，这也许并不令人惊讶。另外，超声的优势是临床医生能够相对容易地将之应用到工作中，并能够直接、实时对比临床和解剖表现，因而成为日常临床检查必不可少的助手。

毫无疑问，经验丰富的医生在临床实践中使用超声的好处是巨大的，超声能够帮助他们回答关于患者病变和解剖关系等的具体问题，并能监测疾病和提高介入操作的准确性。非肌肉骨骼超声相关的培训课程不少，却很少有针对肌肉骨骼超声的课程。正确使用超声学习曲线相对较长，这意味着临床医生很难掌握它。实际上，据估计不到 5% 的风湿病学家在临床实践中能够正确使用超声 (Grassi 等，2004)。

本书的编写目的是为使用超声进行诊断和治疗肌肉骨骼与运动系统病变提供一个实用和简洁的指南。本书面向不同背景的临床医生，包括美式整脊、骨科、理疗科、风湿病学科、超声科和运动医学科。无论是对刚开始在临床实践中使用超声的初学者还是经验丰富的临床医生，本书都可作为一本实用的参考指南。

Peter Resteghini, PhD

Consultant Physiotherapist Sports and Musculoskeletal Medicine

Musculoskeletal Sonographer

Honorary Visiting Senior Clinical Fellow

Homerton University Hospital

London, UK

出版背景

在过去十年中，超声越来越多地被用于诊断肌肉骨骼病变，已发表的文献反映了其在肌肉骨骼系统诊断和治疗中的广泛应用。文献已经强调超声在肩部病变中的应用 (Arslan 等，1999；Bouffard 等，2000；Ostlere，2003；Teefey 等，2004) 和作为介入治疗的一种形式，引导穿刺针置入进行抽吸或局部注射 (Ghozlan 和 Vacher，2000；Koski，2000；Weidner 等，2004)。增加的应用来自不同的临床专业，包括美式整脊、骨科、理疗科、风湿病学科、超声科和运动医学科 (Balint 和 Sturrock，1997；Tan 等，2003)。

肌肉骨骼超声普及的原因是多方面的，无电离辐射使这项技术更易接受、易于使用以及可重复使用 (Grassi 等，2004)。肌肉骨骼超声具有较高的空间分辨率和多平面成像能力，并因其易于耐受和无创性而被认为是适宜患者的 (Backhaus 等，2001；Grassi 等，2004；Tan 等，2003；Wakefield 等，1999)。根据经验，超声扫查时间通常较短，经验丰富的医生的扫查时间为 5 ～ 15 分钟，而磁共振成像 (MRI) 的扫描时间约为 40 分钟 (Swen 等，2001)。超声扫查的优势是，如有必要可以在一次操作中检查多个关节，还可增加检查的患者数量 (Wakefield 等，1999)。对于特定解剖结构，超声和 MRI 在敏感性和特异性上都是相当的 (De Jesus，2009)。在肩袖损伤的诊断中，超声对全层撕裂患者的敏感度为 98.6%，特异度为 99.3%；对部分撕裂患者的敏感度为 97.9%，特异度为 94.4%(Al-Shawi 等，2008)。

不同于其他成像方式，超声可在床旁操作 (Grassi 等，2004)。特别是与其他成像方式相比，超声不仅提供解剖信息，而且还能了解关节的生理状态，尤其是对炎症改变及治疗干预后的继发反应敏感 (Grassi 等，2001)。

超声扫查的实时性也是独一无二的 (Tan 等，2003)，使医生有机会与患者讨论症状的再现，并查看被检查结构的动态图像，这对于评估肌腱特别有用 (Ellis 等，2002；Grassi 等，2000)，并大大提高了许多临床试验的诊断准确性 (Shirtley， 1999)。事实上，超声被认为是评价肌腱病变的金标准，部分原因就在于此 (Grassi 等，2000)。

参考文献

[1] Al-Shawi A, Badge R, Bunker T. The detection of full thickness rotator cuff tears using ultrasound. J Bone Joint Surg Br 2008； 90(7):889 – 892

[2] Arslan G, Apaydin A, Kabaalioglu A, Sindel T, Lüleci E. Sonographically detected subacromial/subdeltoid bursal effusion and biceps tendon sheath fluid: reliable signs of rotator cuff tear? J Clin Ultrasound 1999;27(6): 335 – 339

[3] Backhaus M, Burmester G-R, Gerber T, et al.; Working Group for Musculoskeletal Ultrasound in the EULAR Standing Committee on International Clinical Studies including Therapeutic Trials. Guidelines for musculoskeletal ultrasound in rheumatology. Ann Rheum Dis 2001;60(7):641 – 649

[4] Balint P, Sturrock RD. Musculoskeletal ultrasound imaging: a new diagnostic tool for the rheumatologist? Br J Rheum 1997;34(11):1141 – 1142

[5] Bouffard JA, Lee SM, Dhanju J. Ultrasonography of the shoulder. Semin Ultrasound CT MRI 2000;21(3): 164 – 191

[6] de Jesus JO, Parker L, Frangos AJ, Nazarian LN. Accuracy of MRI, MR arthrography, and ultrasound in the diagnosis of rotator cuff tears: a meta-analysis. Am J Roentgenol 2009;192(6):1701 – 1707

[7] Ellis JRC, The JL, Scott PM. Ultrasound of tendons. Imaging 2002;14:223 – 228

[8] Ghozlan R, Vacher H (2000). Where is imaging going in rheumatology? Baillieres Best Pract Res Clin Rheumatol 2000;14(4): 617 – 633

[9] Grassi W, Filippucci E, Busilacchi P. Musculoskeletal ultrasound. Best Pract Res Clin Rheumatol 2004;18(6):813 – 826

[10] Grassi W, Filippucci E, Farina A, Cervini C. Sonographic imaging of tendons. Arthritis Rheum 2000;43(5): 969 – 976

[11] Grassi W, Filippucci E, Farina A, Salaffi F, Cervini C. Ultrasonography in the evaluation of bone erosions. Ann Rheum Dis 2001;60(2):98 – 103

[12] Koski JM. Ultrasound guided injections in rheumatology. J Rheumatol 2000;27(9):2131 – 2138

[13] Ostlere S. Imaging the shoulder. Imaging 2003; 15:162 – 173

[14] Shirtley GS. Musculoskeletal ultrasound: its current use and its place in the ADF. ADF Health 1999;1(25):33 – 41

[15] Swen WA, Jacobs JWG, Bussemaker FE, de Waard JW, Bijlsma JW. Carpal tunnel sonography by the rheumatologist versus nerve conduction study by the neurologist. J Rheumatol 2001;28(1):62 – 69

[16] Tan AL, Wakefield RJ, Conaghan PG, Emery P, McGonagle D. Imaging of the musculoskeletal system: magnetic resonance imaging, ultrasonography and computed tomography. Best Pract Res Clin Rheumatol 2003;17(3):513 – 528

[17] Teefey SA, Rubin DA, Middleton WD, Hildebolt CF, Leibold RA, Yamaguchi K. Detection and quantification of rotator cuff tears. Comparison of ultrasonographic, magnetic resonance imaging, and arthroscopic findings in seventy-one consecutive cases. J Bone Joint Surg Am 2004;86-A(4):708 – 716

[18] Wakefield RJ, Gibbon WW, Emery P. The current status of ultrasonography in rheumatology. Rheumatology (Oxford) 1999;38(3):195 – 201

[19] Weidner S, Kellner W, Kellner H. Interventional radiology and the musculoskeletal system. Best Pract Res Clin Rheumatol 2004;18(6):945 – 956

局部麻醉剂和皮质类固醇简介

本书中描述的肌肉骨骼介入治疗包括提供即时镇痛的局部麻醉剂、做出明确的诊断、进行正确的穿刺针置入，以及使用具有更长期治疗效果的皮质类固醇。

局部麻醉剂（局麻药）

在正常静息状态下，神经的轴突膜是极化的，钾离子可渗透，而钠离子则相对不渗透。这导致轴突的内部相对于外部是带负电荷的，而外部相对带正电荷。对轴突的刺激改变了这种静息状态，从而改变了神经的通透性，使轴突去极化。轴突膜通透性的这种变化打开了允许钠离子流入的通道，使得轴突内部变成带正电荷。轴突的激发是由细胞膜中钠和钾通道的连续开放和关闭引起的。伴随这些改变的细胞膜电位的变化称为动作电位，轴突的各个区域依次激发下一个区域，脉冲沿轴突纤维传播。

局麻药是一种膜稳定药物，能够可逆地穿透神经鞘和轴突膜，降低膜的去极化率和复极化率。局麻药主要通过阻断细胞膜上特异性钠离子通道而抑制钠离子内流。当钠内流中断时，动作电位无法启动，信号传导受到抑制。

虽然所有的神经纤维对局麻药的作用都很敏感，但不同轴突直径和髓鞘的纤维对局麻药阻滞有不同的敏感性，称为差异阻滞。B 型纤维 (交感神经) 最敏感，其次是 C 型 (疼痛)、A 型 δ (温度)、A 型 γ (本体感觉)、A 型 β (感觉接触和压力) 和 A 型 α（运动）。虽然 B 型纤维比 C 型纤维粗，但它们是有髓鞘的，因此比细的无髓鞘 C 纤维先阻断 (Rang 等，1995)。

在肌肉骨骼医学中常用的局麻药是盐酸利多卡因和麻卡因 (盐酸布比卡因)。利多卡因是最常用的局麻药，起效迅速，即刻就能显现出效果，阻滞持续时间约为 30 分钟。麻卡因起效较慢，大约需要 30 分钟才能达到最大效果；然而，它的阻滞持续时间高达 8 小时。

在本书中，提倡使用利多卡因 (1%，Braun)，因为在门诊延迟起效的麻卡因无法用于即时诊断，而利多卡因可以。此外，几乎没有证据支持麻卡因相对于利多卡因具有长效优势 (Sölveborn 等，1995)。

最近的证据也表明，关节内注射高剂量局麻药，特别是麻卡因，可能会导致软骨损伤。这种软骨毒性导致骨关节炎组细胞死亡率高于完整软骨组（Breu 等，2013）。如果加用血管收缩剂，局麻药的软骨毒性似乎会增强，因此不推荐使用利多卡因或麻卡因添加肾上腺素 (MacMahon 等，2009)。

局部麻醉剂和肌肉骨骼介入治疗

在肌肉骨骼介入治疗过程中使用局麻药有助于确保患者对手术的耐受性，并增加患者对临床医生进行介入治疗的信心。此外，局麻药的使用还有以下许多其他功能。

- 辅助诊断：注射后疼痛立即缓解有助于诊断 (Crawford 等，1998)，鉴别局部疼痛与放射性疼痛 (Rifat 和 Moeller，2002；Tallia 和 Cardon，2003)，也有助于确认穿刺针的正确位置。
- 容量效应：关节囊、滑囊或肌腱腱鞘的扩张可能有助于粘连的松解 (Buchbinder 和 Green，2004)。
- 稀释作用：加入局麻药可增加注射量，有助于皮质类固醇在关节囊、滑囊或肌腱腱鞘周围更好地扩散 (Inès 和 da Silva， 2005)。

皮质类固醇

肌肉骨骼医学中常使用的皮质类固醇是肾上腺糖皮质激素皮质醇的合成类似物，它是由肾上腺皮质网状带自然分泌的。皮质类固醇的主要作用是调控参与免疫和炎症反应的多个基因的转录。除了减少包括细胞因子在内的促炎介质的数量之外，皮质类固醇还通过直接作用于核类固醇受体来控制 mRNA 合成的速率。

许多皮质类固醇是肌肉骨骼医学中常用的注射剂，包括醋酸甲泼尼龙 (甲泼尼龙，40 mg/mL) 和曲安奈德（康宁乐，40 mg/mL；氟羟氢化泼尼松，10 mg/mL，Squibb & Sons Ltd）。甲泼尼龙和曲安奈德的作用时间相似，最长可达 3 周，效力相似。

几乎没有证据指导皮质类固醇的选择用于肌肉骨骼医学注射，大多数推荐都是基于个人偏好和临床经验。本书中描述的皮质类固醇是甲泼尼龙 (40 mg/mL，Pfizer Ltd)。确切的剂量将取决于要注射的结构，40 mg 注射到大的关节，如髋关节和肩关节，较小的关节和滑囊注射 10~20 mg。

皮质类固醇和肌肉骨骼介入治疗

虽然注射用皮质类固醇已经在肌肉骨骼疾病的治疗中使用了几十年，最早于 20 世纪 50 年代在美国被描述为治疗关节炎 (Hollander 等，1951)，但对其确切的药理作用知之甚少。一般认为其药理机制包括以下几个。

- 炎症抑制：皮质类固醇能够抑制炎症性和退行性关节炎患者的炎症（Franz 和 Burmester，2005；Kirwan 和 Rankin，1997）；能减少血流量，降低局部白细胞和炎症反应 (Lavelle 等，2007)。
- 保护软骨：皮质类固醇还可以在低剂量和短时间内通过直接作用于软骨的代谢而发挥软骨保护作用，而这种作用并不是直接由于其抗炎作用而产生的（Wernecke 等，2015）。
- 镇痛作用：肌腱病患者所经历的疼痛可能是由受损肌腱释放的 P 物质和谷氨酸等化学物质刺激疼痛感受器引起的。皮质类固醇可以抑制这些化学物质的释放，从而减轻疼痛 (Gialanella 和 Prometti，2011)。

风险和副作用

用于肌肉骨骼医学的皮质类固醇和局部麻醉剂注射在很大程度上是非常安全的，不良事件罕见。然而，有几个可能的问题需要考虑并向患者告知，知情同意之后才能注射。这些问题如下。

- 注射后炎症：有些患者注射后可能会有一定程度的炎症和疼痛。这种炎症是由类似化脓性关节炎的皮质类固醇晶体引起的 (Cole 和 Schumacher，2005)。然而，真正的化脓性关节炎通常会比注射后炎症晚发生，而且更持久。注射后炎症的发生率似乎在 2%(Kumar 和 Newman，1999)~10.7%(Gaujoux-Viala 等，2009) 之间。
- 化脓性关节炎：尽管关节内注射后可能发生严重的并发症，但化脓性关节炎的风险非常低，报道的发生率小于 0.03%(Charalambous 等，2003)。在文献中似乎没有任何临床证据表明，在治疗室内注射之前需要使用皮肤清洁消毒以外的任何东西。据报告，这种方法的感染率约为 1：50 000(Gray 等，1981)。
- 血糖升高：糖尿病患者在注射皮质类固醇后，其血糖水平可能会出现温和短暂的上升 (Black 和 Filak，1989)。这种情况发生时，通常不超过 2 周。
- 色素沉着与脂肪萎缩：在一项观察肩肘部注射的 meta 分析中，据说皮肤改变的频率约为 4%（Gaujoux-Viala 等，2009）。Nichols (2005) 在一项评估使用皮质类固醇治疗运动损伤并发症的研究中描述，脂肪萎缩的风险为 2.4%，皮肤褪色的风险为 0.8%。皮肤变化更可能出现在浅表注射和患者有深色皮肤时。如果症状明显，局部脂肪萎缩将在 1~4 个月内出现，这可能需要 2 年或更长时间恢复 (Cassidy 和 Bole，1966)。
- 肌腱断裂：据报道，肌腱和筋膜断裂是皮质类固醇注射后的并发症 (Boussakri 和 Bouali，2014；Mahler 和 Fritschy，1992；Saxena 和 Fullem，2004)。然而，只要避免在负重肌腱内重复注射，断裂的风险就会很小，小剂量的肌腱周围注射是相对安全的 (Gills 等，2004)。

- 面色潮红：这是一种全身性副作用，可能在注射后 24~48 小时出现，可持续 2 天。据报道这种情况发生率不到 1%(Stephens 等，2008)。
- 出血风险：注射的部位或周围可能会出现出血。这种情况在抗凝或正在服用具有抗血小板活性的口服抗炎药患者中更有可能发生（例如萘普生）。总的来说，即使是服用抗血小板药物的患者，关节出血的风险也很小 (Goupille 等，2008；Thumboo 和 O' Duffy，1998)。然而，在与患者的全科医生讨论后，最好在注射前停止或逆转这些抗凝药物的作用。

另外应该指出的是，几乎没有证据表明关节内注射皮质类固醇会导致骨关节炎的进展 (Cremer，1999；Raynauld 等，2003)。据报道，两年时间内每 3 个月一次在膝关节内重复注射皮质类固醇是安全的。

皮质类固醇注射禁忌证

在下列情况下不应进行皮质类固醇注射。

- 局部或关节内感染。如果有任何疑问，应对关节穿刺抽液，并在注射前将样本送检。
- 关节内骨折。
- 已知对注射剂的某一成分过敏。

参考文献

[1] Black DM, Filak AT. Hyperglycemia with noninsulin-dependent diabetes following intraarticular steroid injection. J Fam Pract1989;28(4):462-463

[2] Boussakri H, Bouali A. Subcutaneous rupture of the extensor pollicis longus tendon after corticosteroid injections for DeQuervain's stenosing tenovaginitis. Case Rep Orthop 2014;2014:934384. doi: 10.1155/2014/934384. Epub 2014 Oct 12

[3] Breu A, Rosenmeier K, Kujat R, Angele P, Zink W. The cytotoxicity of bupivacaine, ropivacaine, and mepivacaine on human chondrocytes and cartilage. Anesth Analg 2013;117(2):514-522

[4] Buchbinder R, Green S. Effect of arthrographic shoulder joint distension with saline and corticosteroid for adhesive capsulitis. Br J Sports Med 2004;38(4): 384-385

[5] Cassidy JT, Bole GG. Cutaneous atrophy secondary to intra-articular corticosteroid administration. Ann Intern Med 1966;65(5):1008-1018

[6] Charalambous CP, Tryfonidis M, Sadiq S, Hirst P, Paul A. Septic arthritis following intra-articular steroid injection of the knee: a survey of current practice regarding antiseptic technique used during intra-articular steroid injection of the knee. Clin Rheumatol 2003;22(6):386-390

[7] Cole BJ, Schumacher HR Jr. Injectable corticosteroids in modern practice. J Am Acad Orthop Surg 2005;13(1):37-46

[8] Crawford RW, Gie GA, Ling RS, Murray DW. Diagnostic value of intra-articular anaesthetic in primary osteoarthritis of the hip. J Bone Joint Surg Br 1998;80(2):297-281

[9] Creamer P. Intra-articular corticosteroid treatment in osteoarthritis. Curr Opin Rheumatol 1999;11(5): 417-421

[10] Franz JK, Burmester GR. The needle and the damage done. Ann Rheum Dis 2005;64(6):798-800

[11] Gaujoux-Viala C, Dougados M, Gossec L. Efficacy and safety of steroid injections for shoulder and elbow tendonitis: a meta-analysis of randomised controlled trials. Ann Rheum Dis 2009;68(12):1843-1849

[12] Gialanella B, Prometti P. Effects of corticosteroids injection in rotator cuff tears. Pain Med 2011;12(10):1559-1565

[13] Gills S, Gelbke MK, Matson SL. Fluoroscopically guided low-volume peritendinous corticosteroid injection for Achilles tendinopathy. A safety study. J Bone Joint Sur Am 2004;86-A(4):802-806

[14] Goupille P, Thomas T, Noël E; GREP. A practice survey of shoulder glucocorticoid injections in patients on antiplatelet drugs or vitamin K antagonists. Joint Bone Spine 2008;75(3):311-314

[15] Gray RG, Tenenbaum J, Gottlieb NL. Local corticosteroid injection treatment in rheumatic disorders. Semin Arthrits Rheum 1981;10(4):231-254

[16] Hollander JL, Brown EM Jr., Jessar RA, Brown CY. Hydrocortisone and cortisone injected into arthritic joint; comparative effects of and use of hydrocortisone as a local antiarthritic agent. J Am Med Assoc 1951;147(17);1629-1635

[17] In ês LP, da Silva JA. Soft tissue injections. Best Pract Res Clin Rheumatol 2005;19(3);503-527

[18] Kirwan JR, Rankin E. Intra-articular therapy in osteoarthritis. Baillieres Clin Rheumatol 1997;11(4):769-794

[19] Kumar N, Newman RJ. Complications of intra- and peri-articular steroid injections. Br J Gen Pract 1999;49(443):465-466

[20] Lavelle W, Lavelle ED, Lavelle L. Intra-articular injections. Med Clin North Am 2007;91(2):241-250

[21] MacMahon PJ, Eustace SJ, Kavanagh EC. Injectable corticosteroid and local anesthetic preparations: a review for radiologists. Radiology 2009;252(3):647-661

[22] Mader R, Lavi I, Luboshitzky R. Evaluation of the pituitary-adrenal axis function following single intraarticular injection of methylprednisolone. Arthritis Rheum 2005;52(3):924-928

[23] Mahler F, Fritschy D. Partial and complete ruptures of the Achilles tendon and local corticosteroid injections. Br J Sports Med 1992;26(1):7-14

[24] Nichols AW. Complications associated with the use of corticosteroids in the treatment of athletic injuries. Clin J Sport Med 2005;15(5):370-375

[25] Rang HP, Dale MM, Ritter JM. Pharmacology. 3rd ed. New York, NY: Churchill Livingstone; 1995

[26] Raynauld JP, Buckland-Wright C, Ward R, et al. Safety and efficacy of long-term intraarticular steroid injections in osteoarthritis of the knee: a randomized, double-blind, placebo-controlled trial [published correction in Arthritis Rheum 2003;48(11):3300]. Arthritis Rheum 2003;48(2):370-377

[27] Rifat SF, Moeller JL. Injection and aspiration techniques for the primary care physician. Compr Ther 2002; 28(4):222-229

[28] Saxena A, Fullem F. Plantar fascia ruptures in athletes. Am J Sports Med 2004;32(3):662-665

[29] Sölveborn SA, Buck F, Mallmin H, Adalberth G. Cortisone injection with anesthetic additives for radial epicondylalgia (tennis elbow). Clin Orthop Relat Res 1995;(316):99-105

[30] Stephens MB, Beutler AI, O' Connor FG. Musculoskeletal injections: a review of the evidence. Am Fam Physician 2008;78(8):971-976

[31] Tallia AF, Cardone DA. Diagnostic and therapeutic injection of the shoulder region. Am Fam Physician 2003;67(6):1271-1278

[32] Thumboo J, O' Duffy JD. A prospective study of the safety of joint and soft tissue aspirations and injections in patients taking warfarin sodium. Arthritis Rheum 1998;41(4):736-739

[33] Wernecke C, Braun HJ, Dragoo JL. The effect of intraarticular corticosteroids on articular cartilage: a systematic review. Orthop J Sports Med 2015;3(5): 2325967115581163

目　录

超声诊断与介入治疗

1

摘要

由于普遍使用性、扫查时间短以及动态评估组织和结构相互作用的能力，超声正在迅速成为研究许多肌肉骨骼系统疾病的首选方式。本章概述了肌腱、关节、滑囊、肌肉和神经的正常和常见病理性超声表现，以及如何在介入治疗过程中使用超声确保穿刺针准确置入。

除了评估和管理肌肉骨骼疾病的诊断能力外，与磁共振成像（MRI）相比，超声还可以作为一种提高介入治疗技术准确性的方式。

Eustace(1997) 证实，即使在肌肉骨骼专家的手中，也只有少数的肩痛注射治疗准确进行，仅有 29% 的肩峰下和 42% 的关节内注射达到了预期的目标。桡骨茎突狭窄性腱鞘炎患者已经证实了类似的结果（Zhingis，1998）。毫无疑问，治疗效果已被证明与注射的准确性显著相关，系统评价和 meta 分析证明超声引导下肩关节注射比解剖标志引导注射更准确和更有效（Aly 等，2014）。针置入较小的关节间隙是特别困难的，部分原因在于较小的关节很难抽吸，例如拇指的腕掌关节，使得将针精确地置入这些关节中非常困难。因此，在影像引导下进行注射变得越来越流行（Balint，1997；Ghozian，2000；Koski，2000；Weidner，2004）。图 1.1 和图 1.2 证明超声引导下注射的准确性。图 1.1 在拇指掌指关节水平处，屈肌腱鞘与拇长屈肌腱之间进行注射。图 1.2 将针恰放置在腕管内正中神经深方。

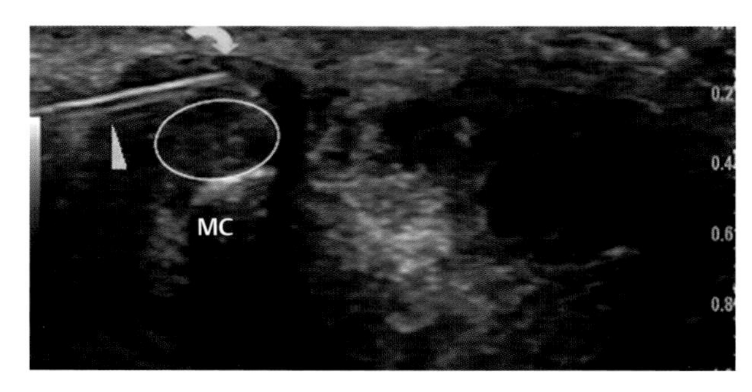

图 1.1　拇指（MC）掌指关节水平拇长屈肌腱鞘的超声引导下注射。可见针（黄三角箭头）从图像左侧进入，位于屈肌腱鞘（黄弧形箭头）和肌腱本身（白椭圆形）之间。在此图像中，腱鞘厚度约为 1mm，并显示了超声引导下针放置的精确性。

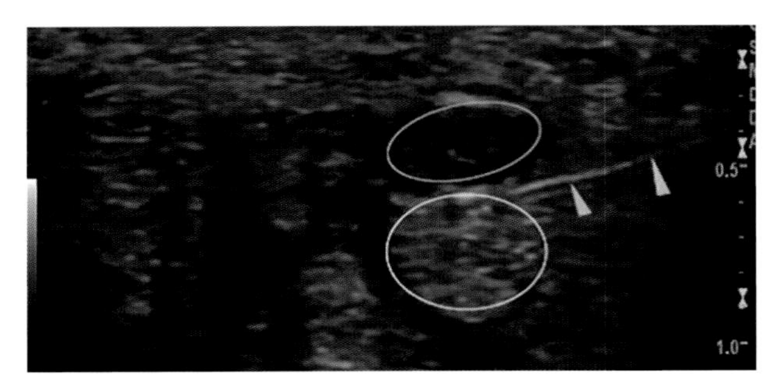

图 1.2 腕管的横向超声图像。正中神经表现为低回声椭圆形（黄椭圆形），指浅屈肌腱（白椭圆形）位于正中神经深方，恰在两者之间看到针（黄箭头）。

准确地将针置入对于深层的结构如髋关节也是重要的，以便注射位置正确并且避开神经血管结构。Leopold（2001）的一项研究评估了仅使用解剖学标志作为引导时髋关节内注射针置入的准确性。使用这种“盲”法，在 27% 的前路注射中针穿刺或接触股神经，并且在所有前路方法中 60% 距离股神经在 5 mm 内。使用侧方入路，针在任何注射中都不会距离神经血管结构 25 mm 以内；然而，只有 80% 的注射成功到达关节腔。图 1.3 展示了髋关节前面的注射。

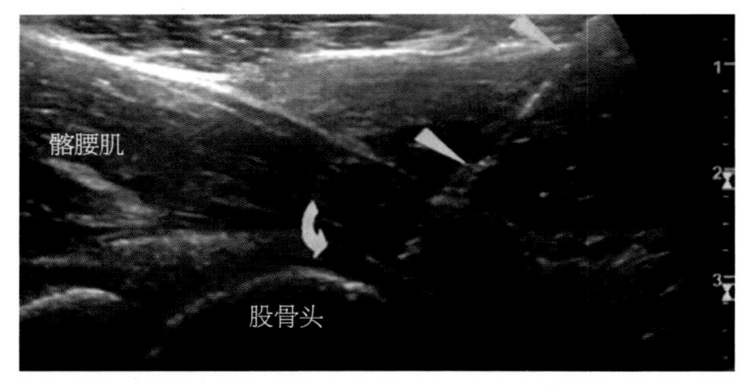

图 1.3 髋关节前面的纵向图像。可见针（三角箭头）在注射之前抵着前关节囊（弧形箭头）。

1.1 超声诊断和肌骨医学

1.1.1 肌腱

超声可以被认为是用于检查和研究肌腱的金标准，它可以显示 MRI 未能清楚看到的详细内部结构（Grass，2000；Joseph，2009）。除了高度的空间分辨率，超声还具有扫查时间相对较短的优势，可以作为床边检查进行，并且由于它的实时性，可以动态评估肌腱及其与周围组织界面的关系。

肌腱是胶原结构，还包括肌腱细胞、水和其他基质成分。肌腱通常被疏松结缔组织包绕，称为腱周组织，形成一个弹性套，可以使肌腱自由活动。当肌腱必须穿过狭窄的空间，或者与骨骼区域接触时，例如手腕的背侧间室，这种疏松结缔组织变为更特异化的腱鞘，有助于减少肌腱与周围结构之间的摩擦（Kannus，2000）。

非病理状态下，正常肌腱结构在超声图像上具有以下特征性表现：

- 纵向扫查时，可清晰显示由平行胶原纤维束产生的内部纤维结构。在这些高回声纤维之间，可以看到纤细的低回声线与肌腱内基质保持一致。横向成像时，这种解剖结构产生了典型的高回声点状外观，代表嵌入低回声基质中的胶原束。肌腱内部规则，显示为高度均匀的回声，这些外观可被认为类似于“一包意大利面”。
- 肌腱表现无增厚，轮廓清晰、边缘规则不同于周围组织。具有滑膜鞘的肌腱在肌腱和腱鞘之间可以看到纤细的无回声缘。腱鞘不应该增厚，腱鞘内也不应该有明显的积液和血管分布。
- 能量多普勒成像，肌腱显示内部没有血管，或者通常被称为“新生血管”。

图 1.4 和图 1.5 显示了跟腱纵向和横向平面的正常外观，可以清晰看到纤维结构。

肌腱病变可以被认为包含许多不同的类型，不应该看作是单一过程，而是一系列疾病，包括腱鞘内、腱周组织、肌腱止点以及肌腱本身的病变。在许多情况下，多种病变可能共存。表 1.1 概述了可能影响肌腱的独立病理过程，可以是孤

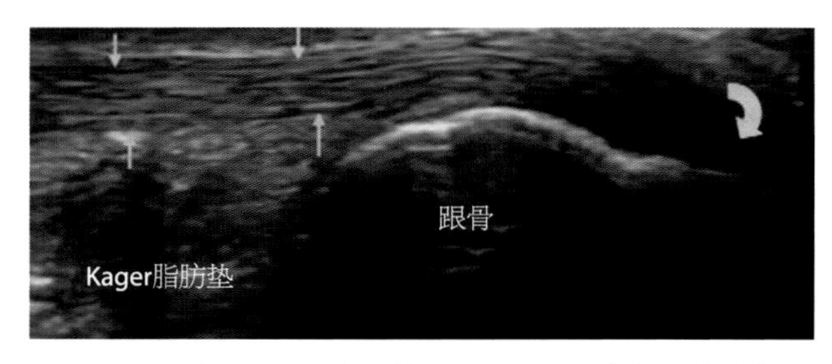

图 1.4 跟腱下 1/3 及其附着于跟骨后面（直形箭头）的纵向图像。肌腱的正常纤维形态清晰可见。注意附着处最远端的各向异性伪像（弧形箭头）。

表 1.1 肌腱病变概述

疾病	说明	病例	临床表现[a]
腱周炎	覆盖肌腱的疏松腱周组织疾病	跟腱腱周炎	疼痛，压痛，弥漫性肿胀，捻发感和发热
腱鞘炎	腱鞘疾病	桡骨茎突狭窄性腱鞘炎	疼痛，压痛，腱鞘内肿胀，捻发感和发热
肌腱病	一种腱内疾病	肩袖、髌腱、伸肌总腱起点	疼痛，局灶性压痛，可触及肿胀
末端病	一种影响肌腱起点或止点的腱内疾病	跟腱末端病	肌腱末端压痛和肿胀
撕裂	正常肌腱完整性消失导致部分或完全断裂	冈上肌腱、跟腱断裂	疼痛和无力，可能有明显的断端

注：[a] 这些临床表现多样，患者可能存在多种情况。例如，在桡骨茎突狭窄性腱鞘炎的慢性病例中，肌腱内可能存在一定程度的肌腱病，腱鞘内可能存在腱鞘炎。

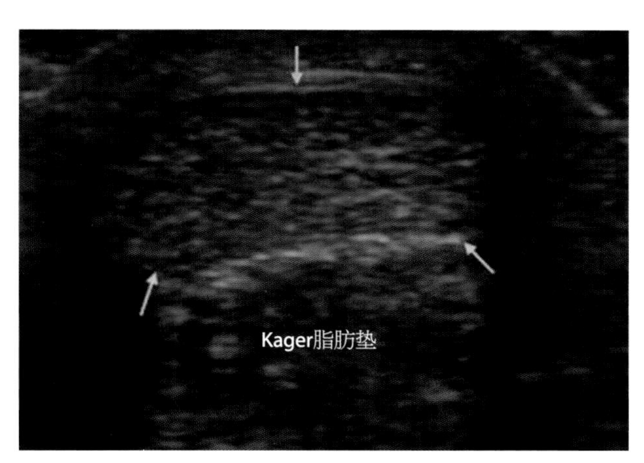

图 1.5 跟腱下 1/3 的横向图像（黄色箭头）。图像显示了横断面胶原束的点状外观。

立的或彼此结合的。

关于腱鞘炎和腱周炎，这两种情况被认为是与腱鞘相关，或者当腱鞘不存在时与肌腱周围结缔组织相关的病理过程。它们可能与全身性炎性病变有关，或者更常见的是由于机械性劳损。在许多病例肌腱本身相对正常，超声显示肌腱内无病理改变。

腱鞘病变的特征性超声表现包括由于液体增加引起的腱鞘增宽。尽管通常在外观上表现为无回声，但液体似乎含有回声灶提示蛋白质物质或者滑膜增生（图 1.6a~c 和图 1.7）。使用能量多普勒评估时，腱鞘滑膜内血流增加提示有活动性炎症（图 1.6c 和图 1.8）。

关于肌腱病和末端病，这两种情况可以被认为仅仅是肌腱内位置的不同，其中末端病是一种止点处的肌腱病。因此，肌腱病显示不存在或只有很少的炎性细胞浸润（Ollivierre，1996）。影响跟腱（Astrom，1995）、肩袖（Hashimoto，2003）、髌腱（Khan，1998）以及肘部伸肌总腱(Potter，1995) 的病变本质上被认为是“退行性变”更合适。肉眼观可见肌腱变得柔软和紊乱，组织看起来呈黄色或棕色外观，这种情况称为黏液样变性。另外，正常致密的束状胶原纤维也会消失（Khan，1999)。在显微镜下，存在胶原变性和解体伴纤维化（Maffulli，2000)，并且可能出现广泛的新生血管形成 (Khan，1999；Maffulli，2000)。重要的是，肌腱病可能没有症状，病理改变程度并不一定与临床症状密切相关（Maffulli，2003）。

虽然术语“肌腱病”已经取代了肌腱炎，鉴于存在类似退行性改变，最近的证据表明这可能过于简单化了，炎症反应的因素很可能在肌腱损伤的进展或延续中发挥作用。Schubert(2005) 证实慢性跟腱病中存在巨噬细胞、T 淋巴细胞和 B 淋巴细胞，这一点也得到了其他研究的支持。这些研究表明在慢性肌腱病中巨噬细胞源性白细胞介素 1 (IL-1) (Go toh，1997)、环氧化酶 1 (COX-1) (Sullo，2001）、COX-2 (Zhang，2010；Khan，2005)、IL-6 (Legerlotz，2012)、转化生长因子 β (TGF-β) 亚型 (Fen-wick，2000) 的水平升高，并且 P 物质增加（Gotoh，1998）。特别重要的是，

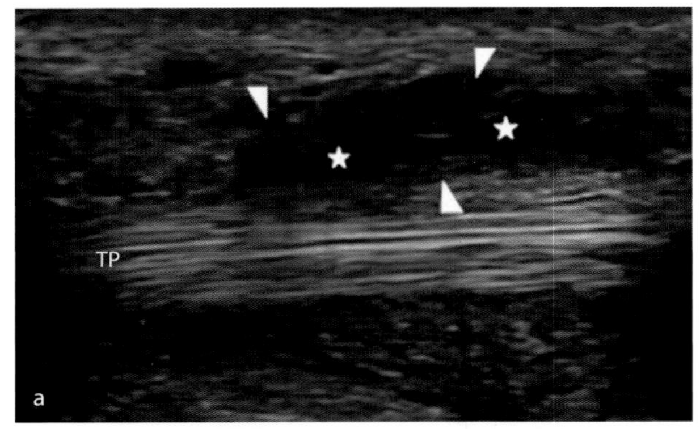

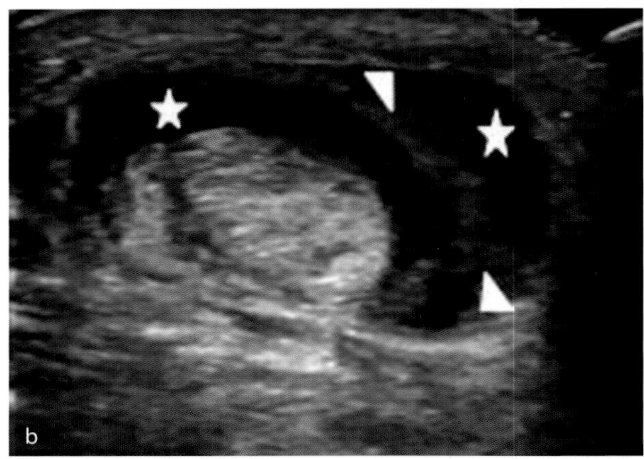

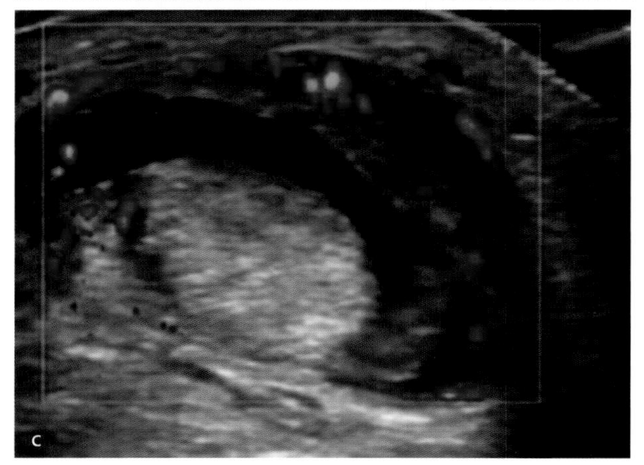

图 1.6 a. 胫后肌腱（TP）的纵向图像。肌腱本身表现完整并具有良好的纤维形态。然而，腱鞘内肌腱周围有明显的滑膜增厚（箭头）和积液（白星）。这些发现符合腱鞘炎。b. 胫后肌腱的横向图像。肌腱表现完整。然而，肌腱周围有明显的积液（白星）和滑膜增厚（箭头），表现符合腱鞘炎。c. 图 c 和图 b 是同一图像。能量多普勒显示除了滑膜增厚和积液外，增厚滑膜内血流增多。

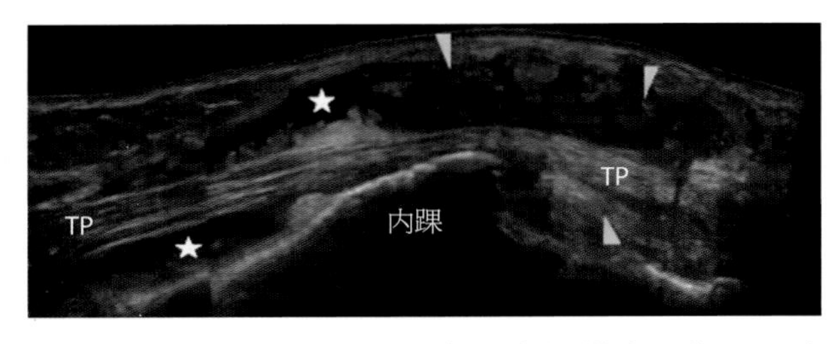

图 1.7 内踝周围胫后肌腱（TP）的纵向图像。肌腱本身表现为良好的回声和纤维形态。然而，腱鞘内有明显的滑膜增厚（黄箭头）和积液（白星），符合慢性腱鞘炎。

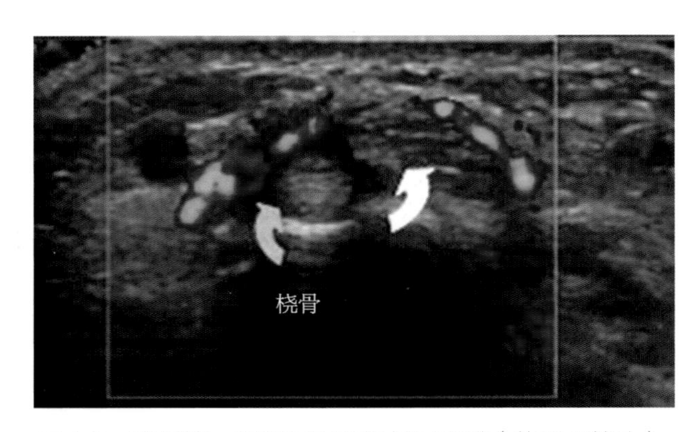

图 1.8 腕部第一背侧间室和拇长展肌腱（黄弧形箭头）、拇短伸肌腱（白弧形箭头）的横向图像。虽然腱鞘内似乎没有积液或滑膜增厚，但能量多普勒成像显示明显的滑膜炎符合桡骨茎突狭窄性腱鞘炎。

P 物质已被证明是一种促炎介质 (Garrett，1992)，并且与降钙素基因相关肽 (CGRP) 这些伤害性介质一起在慢性肌腱病中显著表达。除了作为促炎介质外，P 物质还显示可对肌腱细胞发挥增殖作用，促使Ⅲ型相对Ⅰ型胶原 mRNA 的比例增加，从而有助于形成肌腱病腱体中较小的胶原纤维（Fong，2013）。因此，虽然不支持“肌腱炎”这一概念，但有证据表明，肌腱病被认为是一种持续的肌腱退化过程，确实含有炎症介导反应的许多因素。

在临床实践和超声检查中，值得注意的是患者可能出现腱鞘炎或肌腱病变，但两种病变的组合也不少见（图 1.9）。

在超声上，肌腱病变可能表现为以下一项或多项特征：

- 肌腱增粗伴回声不均。
- 低回声灶代表肌腱内撕裂（定义为线样低回声灶伴肌腱纤维不连续）。

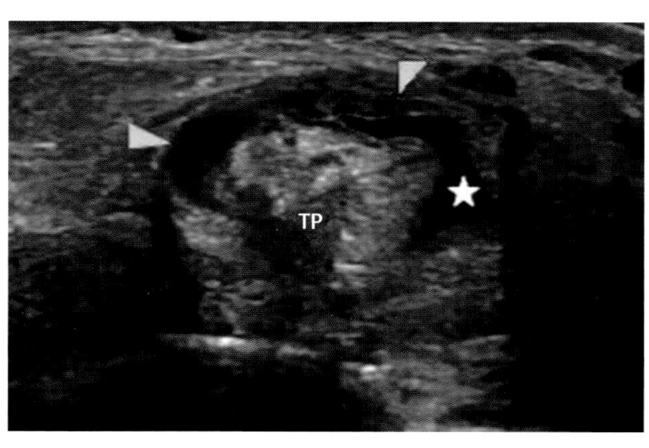

图 1.9 胫后肌腱（TP）的横向图像。滑膜增厚（黄箭头）和积液（白星）符合腱鞘炎。此外，正常椭圆形肌腱消失，表现为不均质回声。这些发现既符合肌腱腱鞘炎，也符合影响肌腱本身的肌腱病。

- 肌腱附着处钙化和骨质增生。
- 能量多普勒上新生血管形成(Levin，2005；Zanetti，2003)(图 1.10 和图 1.11)。

虽然肌腱内撕裂被认为是肌腱病的特征之一，但超声也能够评估更明显的撕裂和完全断裂，这可能是慢性肌腱病、创伤或两者兼而有之的结果(图 1.12 和图 1.13)。

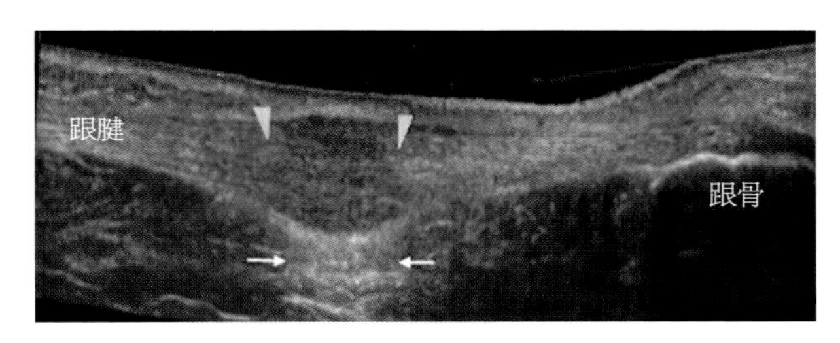

图 1.10 跟腱的纵向图像。肌腱实质内有明显的梭形肿胀伴回声消失（黄箭头）。肌腱深方有明显的回声增强（白箭头），表明肌腱虽然有增厚但不致密。这些发现符合肌腱实质的肌腱病。

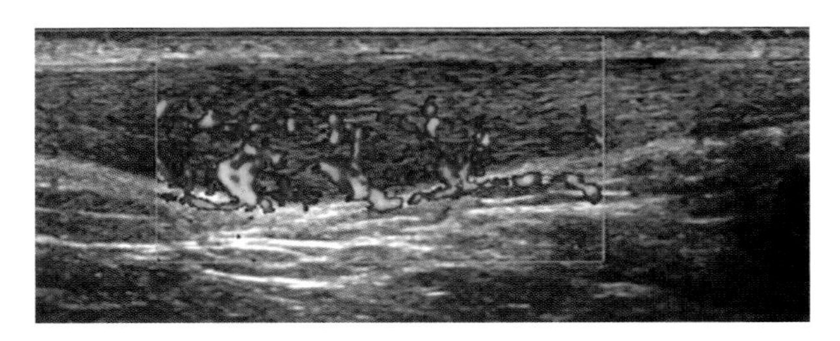

图 1.11 跟腱的纵向图像。肌腱实质内除了有明显的梭形肿胀，能量多普勒成像显示有显著的新生血管。

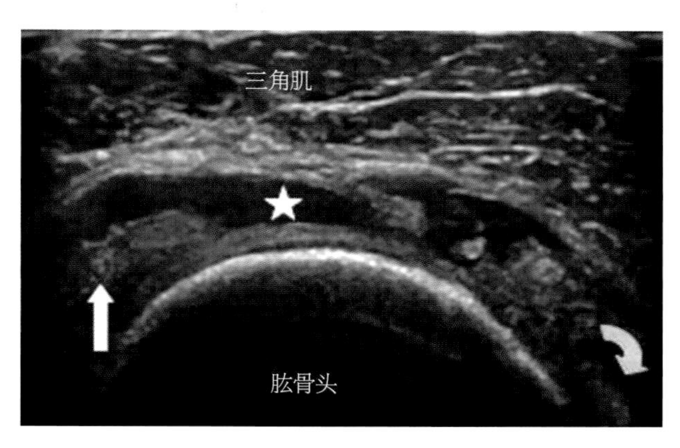

图 1.12 肱骨头上方的横向图像。冈上肌的正常肌腱结构完全消失，间隙充满积液（白星）。前方可见肱二头肌长头腱（黄弧形箭头）。后方可见冈下肌腱（白箭头）。这些发现提示冈上肌腱断裂伴肌腱近端回缩。

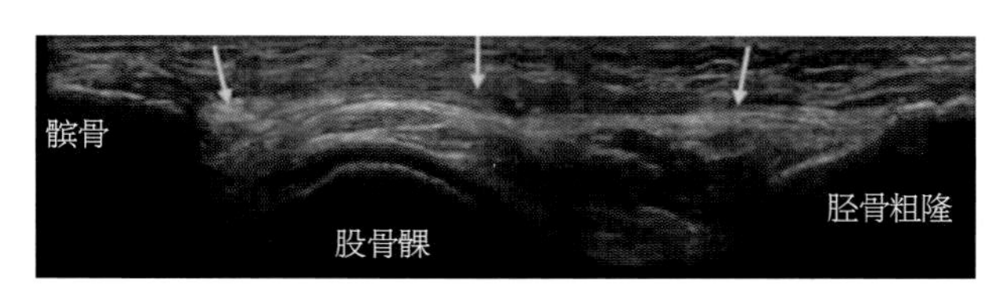

图 1.13 髌下区的纵向图像。图像显示正常髌腱结构完全缺失（黄箭头），符合肌腱慢性完全断裂并继发高位髌骨。

1.1.2 关节

超声可用于评估四肢骨骼的关节，并能够提供与急性损伤、退行性变及炎症过程有关的详细信息。然而，临床医生应该认识到它在深部关节的局限性，如在肩关节，尤其是在髋关节能够确认的内部结构有限（Koski，1990；Hermann，2003）。

当评估关节时，要考虑的结构是骨、软骨和关节囊以及支持韧带，其可能表现为关节囊增厚或者是与关节囊轻微分离的独立结构。除静态评估这些结构外，应使用超声评估关节和支持韧带的动态完整性。动态评估关节的被动和主动活动，可以显示一些静态图像中看不见的关节内部结构，并能显示关节内液体的流动和可能存在的游离体。

超声下骨表现为一条明显的强回声线，很容易显示。正常软骨表现为纤细低回声层覆盖于骨，骨软骨和软骨滑膜边界均清晰。滑液正常表现为无回声，少量滑液存在于关节内软骨和关节囊滑膜层之间认为是正常的（图 1.14）。超声能够显示存在的影响关节内和关节周围结构的病变。在急性创伤或急、慢性滑膜炎中，关节腔积液扩张是最具特征性的表现，关于积液性质超声可提供有用信息。单纯渗出液表现为相对的无回声，而慢性炎症状态或关节感染可能含有混合回声积液，提示有蛋白质物质或滑膜增生。

除了滑膜增生外，活动性滑膜炎还有一个特征是滑膜内血流显著增加，使用能量多普勒成像能很好地显示。在这方面，超声提供了关于关节炎症程度和活动性的详细和早期客观的定量和定性信息（Karim，2004；Koski，1990；Backhaus，1999）（图 1.15a、b）。

超声可检测骨关节炎或炎症性关节炎患者的一系列软骨改变，包括失去正常边界清晰的外缘、失去软骨层本身的透明性、软骨变薄和软骨下骨的不规则。高分辨率超声可以识别炎症性关节炎患者早期和微小的软骨下骨的变化，小到 1mm 的骨侵蚀都可显示，尤其是在已知的早期骨重吸收区域如第二掌指关节（Grass，2001）。在早期类风湿性关节炎方面，超声已被证明能够比普通X线发现更多的骨侵蚀（Wakefield，2000）（图 1.16）。

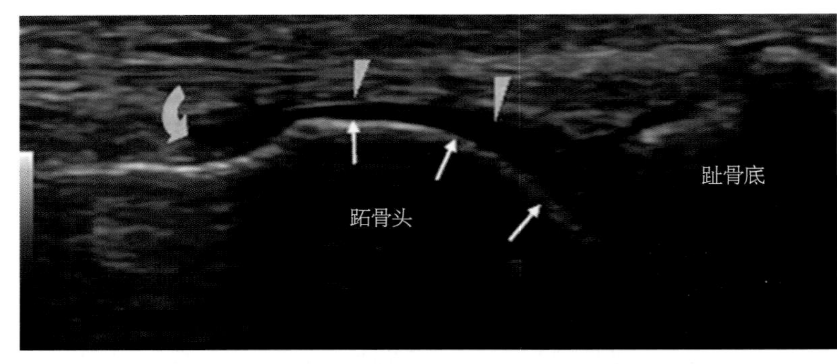

图 1.14 蹲趾第一跖趾关节的纵向图像。跖骨头的软骨下骨呈强回声线（白箭头）。上覆的软骨表现为低回声层，表面有一条亮线（黄三角箭头）。跖骨隐窝含有少量无回声积液，认为是正常范围（黄弧形箭头）。

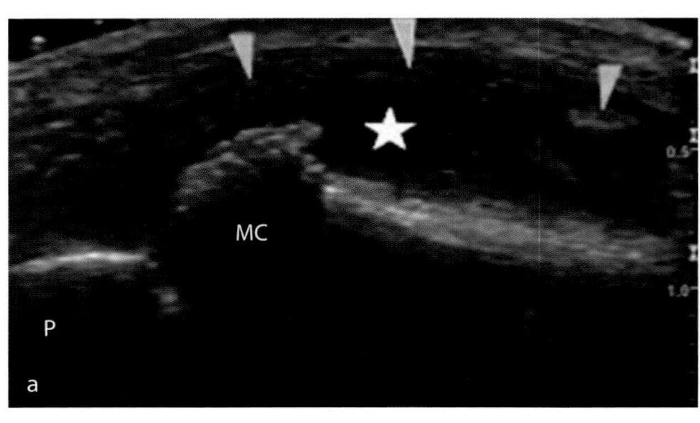

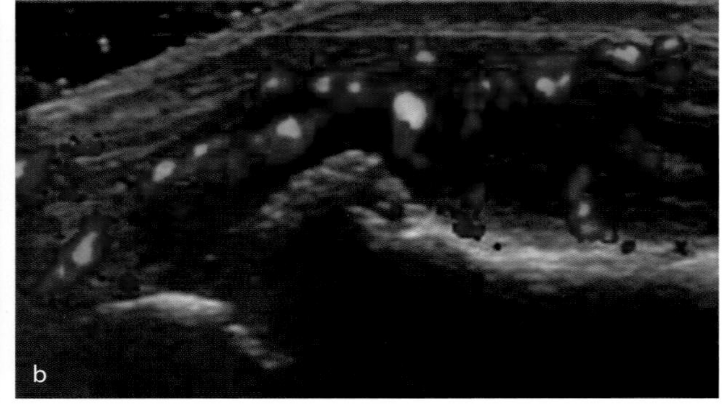

图 1.15 a. 拇指掌指关节的纵向图像。掌骨（MC）头相对于指骨（P）突起提示半脱位。此外，有明显的积液（白星）和滑膜增厚（黄箭头）。患者有慢性活动性类风湿性关节炎。b. 与图 a 是同一图像，能量多普勒成像显示增厚的滑膜是活动性炎症。

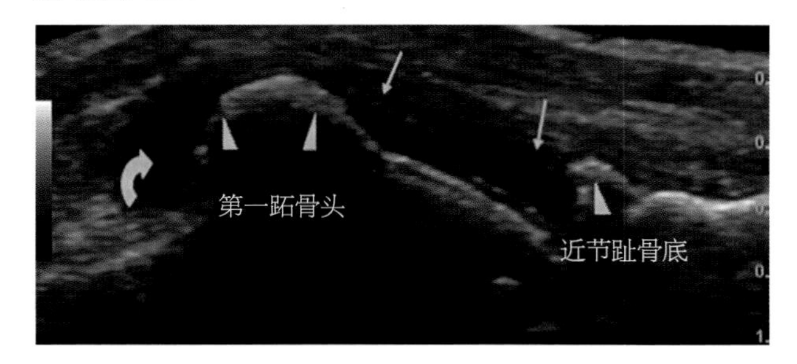

图 1.16 蹲趾第一跖趾关节的纵向图像。图像显示明显的退行性改变，跖骨头和近节趾骨底有骨性外生骨疣（黄三角箭头）。注意关节内和跖骨隐窝有积液（黄弧形箭头）。关节囊肥大伴滑膜增厚（黄细箭头）。

1.1.3 滑囊

在非病理性状态下，大多数滑囊是不能清晰识别的。当它们在超声上可见时，通常表现为一条低回声线被同样纤细的高回声边界包绕，对应组织－液体－组织界面（图 1.17）。

在病理状态下，滑囊可能表现为增厚和（或）积液扩张。一般情况下，表现为典型的无回声，但在含有蛋白质物质或滑膜增生的情况下，滑囊内容物将显示一定程度的回声，与潜在病因和症状持续时间相关（图 1.18）。

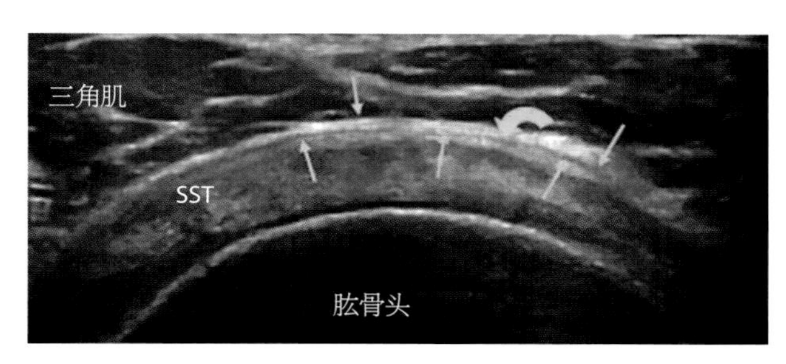

图 1.17 冈上肌腱（SST）上覆的肩峰下滑囊的横向图像。可见滑囊由一条纤细的低回声线（黄弧形箭头）被两条高回声边界包绕组成（黄细箭头），对应组织 - 液体 - 组织界面。

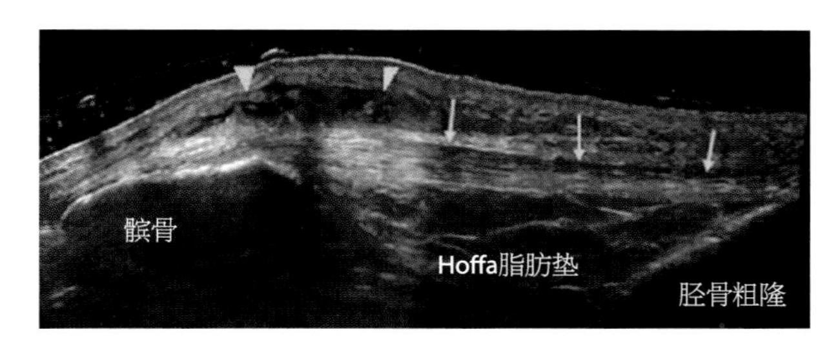

图 1.18 膝关节髌骨和髌下区的纵向图像。髌腱（黄细箭头）表现完整；然而，在覆盖髌骨下半和髌腱上 1/3 部（注意后方回声增强）可以看到混合的无回声 / 低回声肿胀（黄三角箭头）。这些发现提示髌前滑囊炎。

1.1.4 肌肉

高分辨率超声可以彻底检查肌肉的各种病变。在肌肉骨骼和运动医学范围内，超声评估肌肉挫伤和撕裂尤其有用，因为它能够评估病变的程度并监测肌肉的修复，以便能够指导康复（Peetrons，2002）。

在纵向图像上，正常肌肉组织通常表现为低回声束，并有高回声线包绕，代表内部的纤维间隔、肌束膜和肌内膜。整个肌肉依次被高回声筋膜鞘、肌外膜包裹。在纵向平面上，肌束膜通常平行于肌肉的长轴或者呈“人”字形排列朝向中央腱，如大腿股直肌。在横向平面上，肌束膜表现为一系列高回声点或短线分布在代表肌纤维的低回声背景中（图 1.19 和图 1.20）。

创伤可能导致肌肉的挫伤、拉伤或撕裂，在肌腹内或更常见于肌肉肌腱连接部。肌肉撕裂一般分为Ⅰ级、Ⅱ级或Ⅲ级。Ⅰ级肌肉拉伤在超声图像上表现正常或只显示微小的改变，包括肌肉内的低回声或高回声区以及可能的筋膜周围水肿

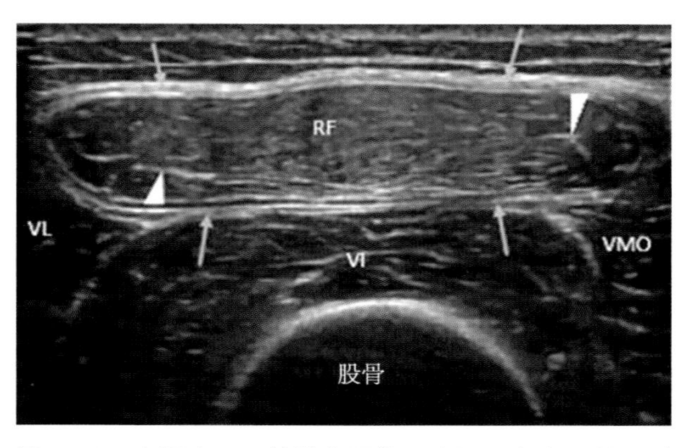

图 1.19 大腿中 1/3 的横向图像。在股骨上方可以看到股四头肌的四个部分，股外侧肌（VL）、股内侧肌（VMO）、股中间肌（VI）和股直肌（RF）。可见内部的肌束膜显示为高回声短线，而内部的肌外膜显示为稍粗和较长的线（白箭头）。周围的肌外膜显示为高回声的边界（黄箭头）。

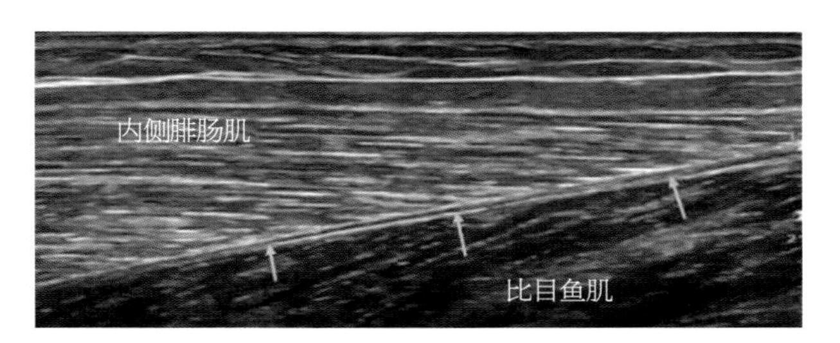

图 1.20 内侧腓肠肌和比目鱼肌在小腿中段连接到内侧腱膜（黄箭头）的纵向图像。内部的肌束膜可以看作是由低回声肌纤维包围的一系列高回声线。

（Takebayashi，1995）。

Ⅱ级肌肉拉伤代表肌内部分撕裂，超过 5% 的肌肉纤维破坏。超声显示肌肉纤维不连续和高回声肌束膜。能量多普勒可能显示周围血管增生。此外，肌肉纤维回缩形成的腔隙可能出现血肿。最初，血肿可表现为高回声，但在 2 ~ 3 天内，血肿将表现为无回声伴周围高回声晕（Bianchi，1998）。Ⅱ级肌肉拉伤也可以发生在肌肉肌腱连接部，例如在“网球腿”中，腓肠肌内侧头从与比目鱼肌的共有腱膜撕脱（图 1.21）。当撕裂愈合时，中心无回声区域会随着高回声纤维组织向内生长而皱缩（图 1.22）。Ⅲ级肌肉拉伤代表肌肉的完全撕裂，在肌腹中部或通常在肌肉骨骼连接处，有明显的缺损或经常出现软组织肿块。在超声图像上，表现为肌纤维完全断裂，失去正常的肌肉结构并伴血肿（图 1.23）。回缩的肌肉残

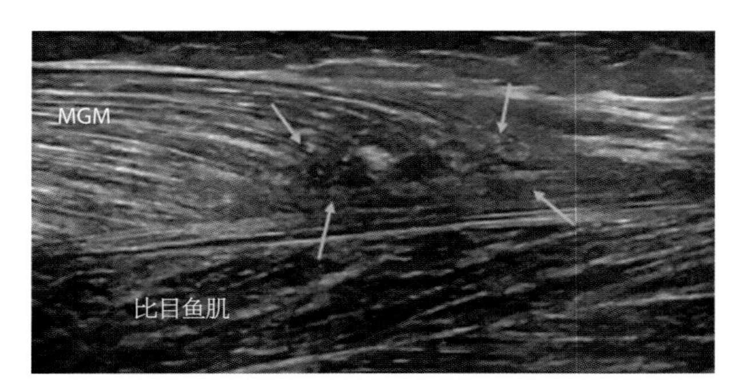

图 1.21 小腿内侧的纵向图像。腓肠肌内侧头（MGM）在其远端内侧腱膜附着处显示失去正常的纤维结构（黄箭头）。深方的比目鱼肌表现完整。该图像符合内侧腓肠肌的Ⅱ级撕裂。

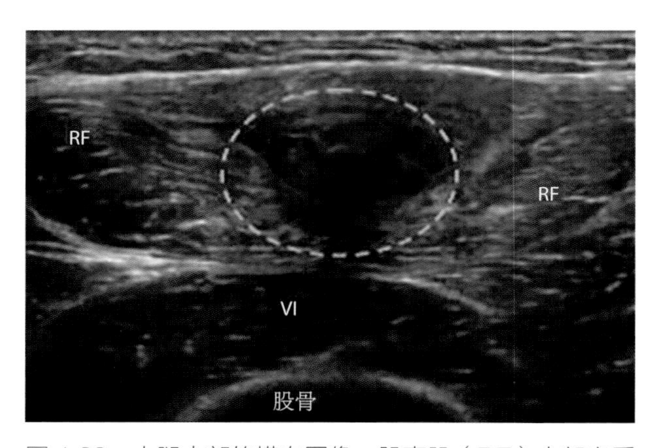

图 1.22 大腿中部的横向图像。股直肌（RF）中部实质内含有大面积的低回声并失去了正常的肌束膜。该图像符合实质内大撕裂（黄椭圆形）。深方的股中间肌（VI）表现完整。

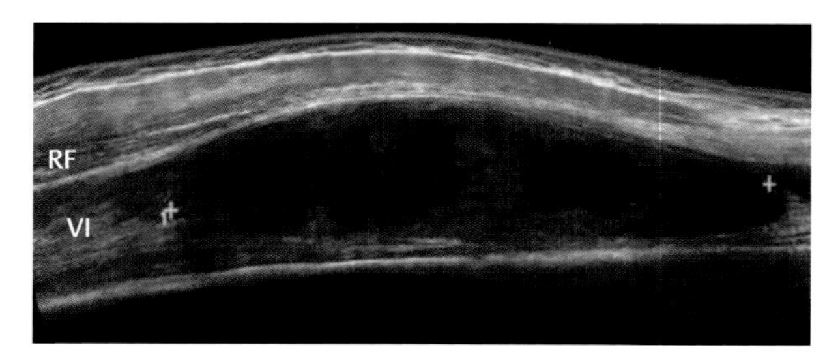

图 1.23 大腿前方的纵向图像。股中间肌（VI）内可见一个大的低回声积液区，长约 16 cm（白十字）。上覆的股直肌（RF）表现完整。患者描述在空手道训练时踢腿动作后突发疼痛。该图像符合股中间肌的Ⅲ级断裂并继发血肿。

端被低回声血肿包围。

当肌肉撕裂愈合时，产生的瘢痕组织可能表现为低回声，不应被误认为是急性撕裂（图 1.24）。

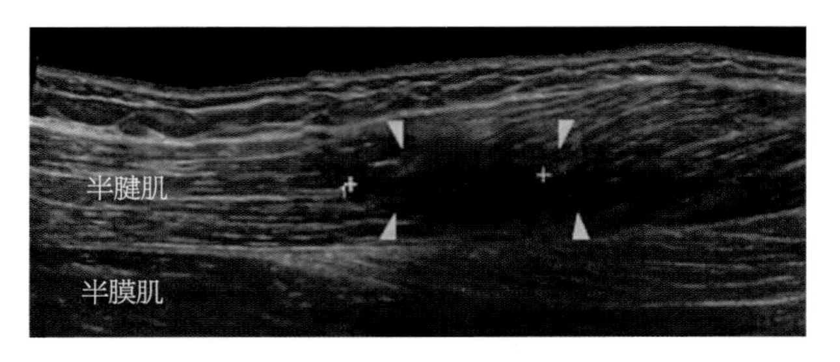

图 1.24 大腿后内侧腘绳肌的纵向图像。上覆的半腱肌显示一个低回声区（黄箭头），其内正常结构消失。深方半膜肌表现完整。这些发现符合累及半腱肌的慢性腘绳肌撕裂，并继发纤维化。

在更多的慢性病例中，可能出现软组织肿块伴丰富的周围血流。这可能是早期骨化性肌炎的表现，随后出现特征性钙化，在病灶周围尤其明显（图 1.25）。然而，在这些病例即使有外伤的情况下也应小心，因为仅凭超声不能排除肉瘤等更危险的病变。

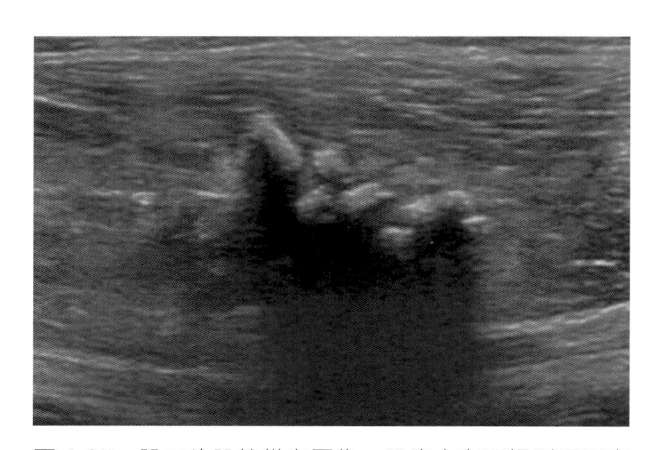

图 1.25 股二头肌的纵向图像。肌腹内有不规则强回声灶，周围肌肉正常结构消失，强回声灶后伴声影。患者是一位 32 岁足球运动员，自述几个月前有腘绳肌拉伤史。康复未完全缓解症状，随后进行了超声检查。该图像符合股二头肌骨化性肌炎。

1.1.5 神经

超声能够根据已知的解剖位置和其特征性的内部结构来检测周围神经。虽然神经在纵向和横向平面上与肌腱相似，但由于神经的表现更粗糙，所以可将神经的回声与肌腱的回声区分开（图 1.26 和图 1.27a、b）。这种纵向平面呈带状回声和横向平面呈点状回声的特征性表现对应神经内的结

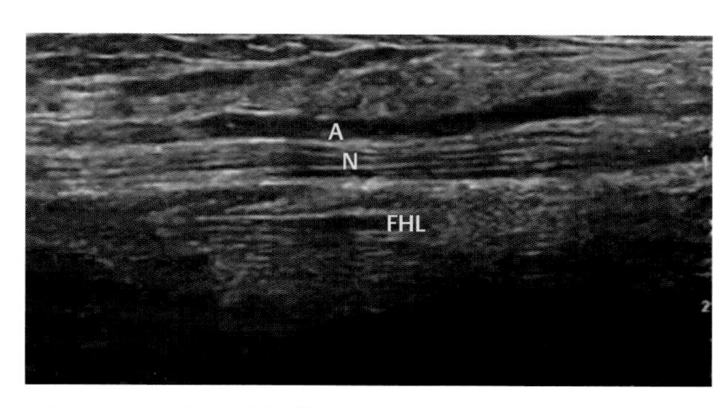

图 1.26 踝部踝管的纵向图像。可见胫神经（N）位于胫后动脉（A）和踇长屈肌腱（FHL）之间。神经的特征性表现是具有相对“粗糙”的内部结构。

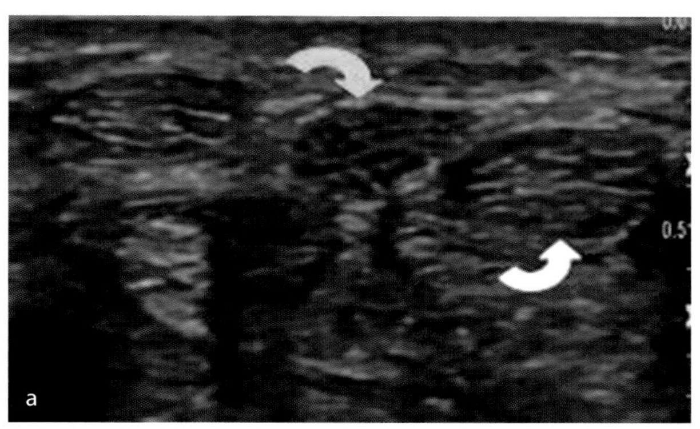

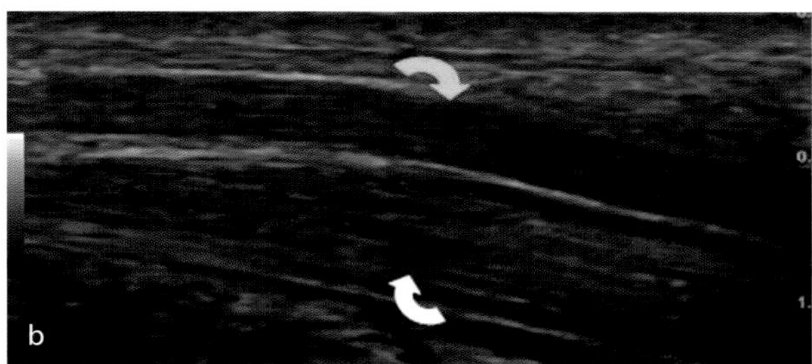

图 1.27 a. 腕部腕管内正中神经的横向图像。可见正中神经（黄箭头）位于某一屈肌腱（白箭头）左侧。图像显示，与肌腱相比神经内部结构更粗糙、回声更低。b. 腕部正中神经的纵向图像。可见正中神经（黄箭头）位于屈肌腱上方（白箭头）。神经比肌腱回声更低，对应神经内结缔组织[①]。

缔组织。这一显著特征被称为“胡椒罐”或束状外观（Silvestri，1995）。

超声虽然在神经功能方面作用有限，但能够清楚地识别神经卡压病例中的神经肿胀，如腕管综合征。在腕管的评估中，超声具有高度的特异性和敏感性，分别为 100% 和 99%（Klauser，2009；Hobson-Webb，2008）。在超声图像上，卡压的神经表现为扁平和增粗，正常横截面积增加（图 1.28），也可能伴有神经内血流增多（图 1.29）（Ammar，2006）。

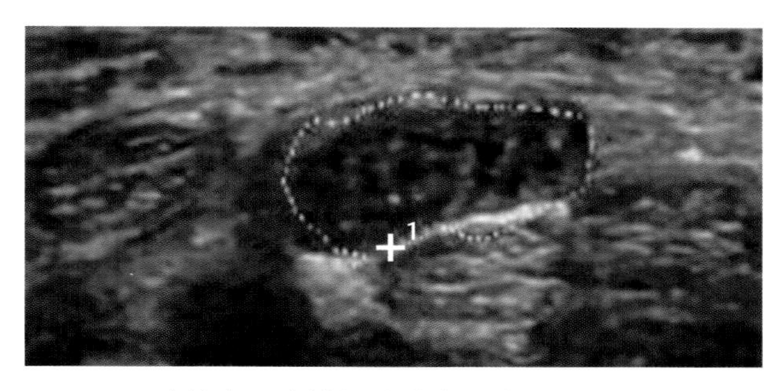

图 1.28 腕管内正中神经的横向图像。神经表现为扁平和增粗。腕部正中神经的正常横截面积约为 7~9 mm^2。在此病例中，神经横截面积为 22 mm^2。

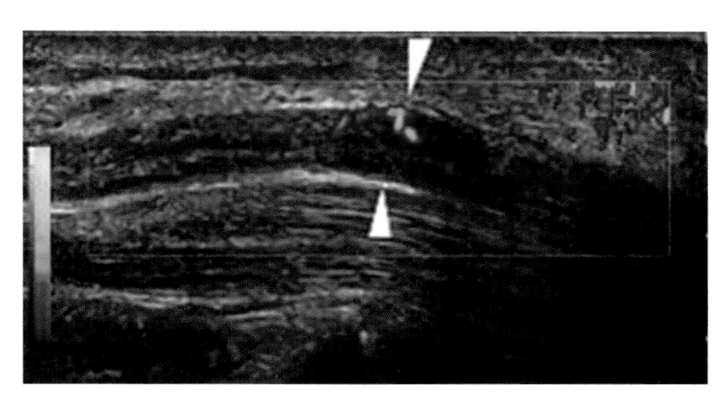

图 1.29 腕管水平正中神经的纵向图像。正中神经进入腕管时轻度肿胀（白箭头）。多普勒成像显示神经内少量血流，提示腕管综合征。

① 原文有待商榷，译者认为应改为“对应神经内神经纤维”。——译者注

肩关节：超声诊断 2

摘要

肩关节超声检查是肌肉骨骼超声的最常应用之一，既可以作为诊断工具，也可以作为精准介入的辅助。本章概述了患者的体位和探头的正确位置，以确保准确显示肩关节周围的关键结构。检查肩关节时，尤其重要的是要对结构之间的相互作用进行整体评估，例如肩袖全层撕裂时，肩峰下滑囊和肱二头肌腱鞘内积液的相关性。应使用较大接触面的高频线阵探头（7 ~ 15 MHz）进行超声诊断，可提供充分的解剖分辨率。

关键词

肱二头肌长头腱，肩胛下肌，喙突下，冈上肌，冈下肌，横韧带，喙肩韧带，肩峰下滑囊，盂肱关节，肩锁关节，胸锁关节，肩胛上切迹

2.1 肩关节的超声诊断：简介

考虑到肩袖、滑囊、肱二头肌长头腱和肩锁关节之间的相互作用，应该将肩关节视为一个整体。特别是，肩关节超声检查应包括对结构进行动态扫查以评估撞击综合征。超声影像包括以下内容：

- 肱二头肌长头腱。
- 肩胛下肌腱。
- 动态评估肱二头肌长头腱半脱位和喙突下/前撞击。
- 冈上肌腱和肩峰下滑囊。
- 肩胛下肌腱和后盂肱关节。
- 肩胛上切迹和肩胛上神经。
- 肩锁关节。
- 胸锁关节。

2.1.1 肱二头肌长头腱

横向扫查

患者坐位，肘部屈曲 90°，手臂支撑在枕头上。手臂可稍微向内旋转。探头位于解剖学横向平面，以便将其横向放置在肱骨大、小结节之间肱二头肌间沟内长头腱上方。尽可能地向近端扫查直到肌腱位于肩峰下，向远端扫查直到胸大肌腱水平肌肉肌腱连结部（图 2.1~ 图 2.5）。

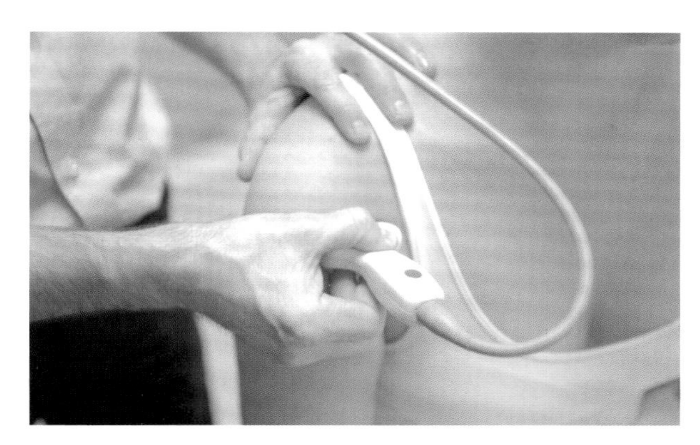

图 2.1　横向扫查肱二头肌沟内的长头腱。

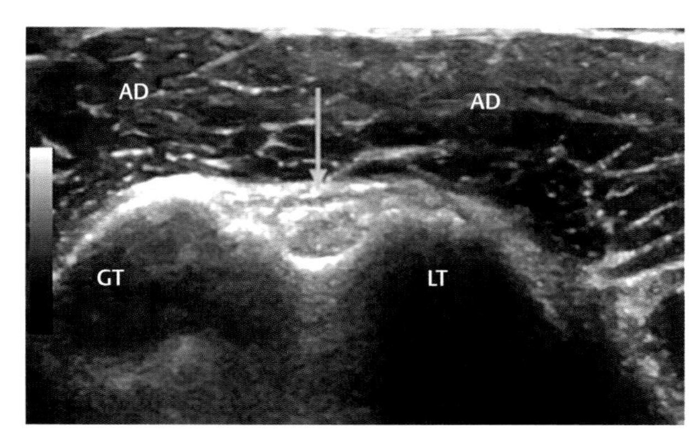

图 2.2　肱二头肌间沟内肱二头肌长头腱的横向图像。AD，前三角肌；GT，大结节；LT，小结节。

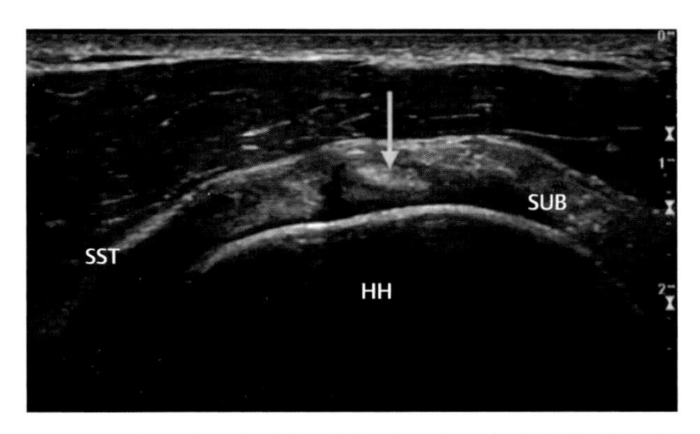

图 2.3　肱二头肌间沟近端的肱二头肌长头腱的横向图像。注意当长头腱向内越过肱骨头时，肌腱的外观为椭圆形。HH，肱骨头；SST，冈上肌腱；SUB，肩胛下肌腱。

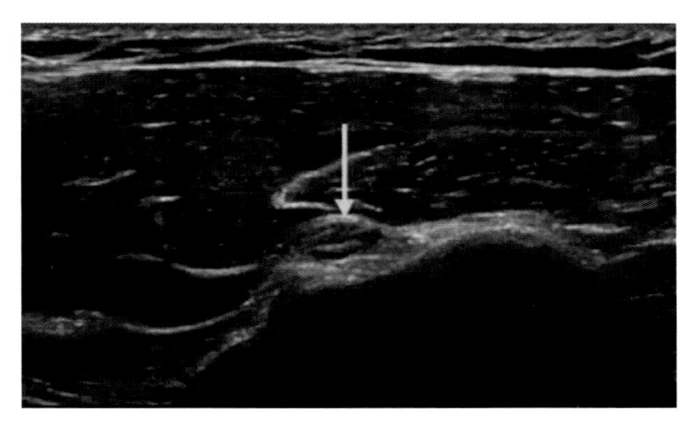

图 2.4　肱二头肌间沟远端胸大肌肌腱水平的肱二头肌长头腱横向图像（黄箭头）。

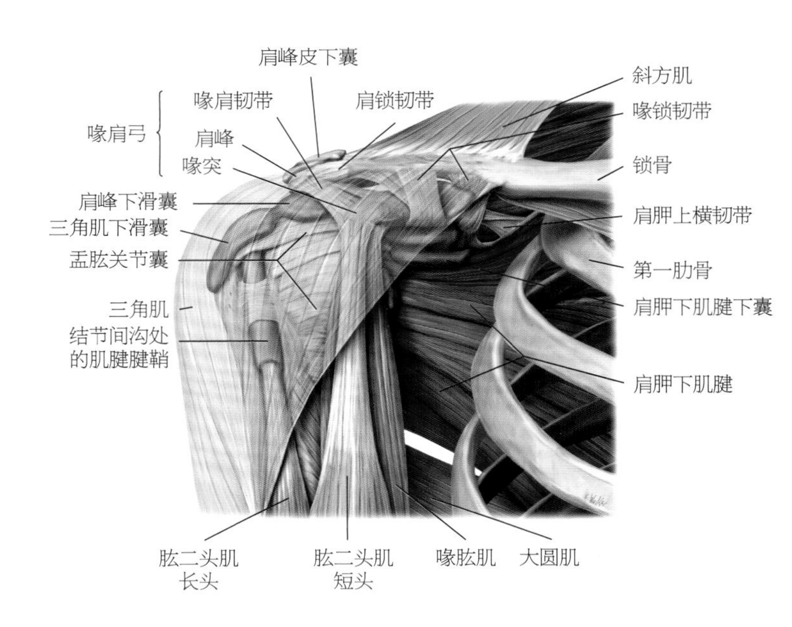

图 2.5　右侧盂肱关节和肩锁关节的前面冠状视图。肩峰下滑囊是位于肩峰下方的滑膜腔，大多数人与三角肌下滑囊相通，形成了所谓的肩峰下－三角肌下滑囊（SSB）。SSB 位于三角肌和喙肩弓的深方，向外延伸超过肩袖的肱骨附着部，向前覆盖结节间沟，向内达肩锁关节，向后覆盖肩袖。扫查这一区域时随滑囊到其最下缘非常重要，因为通常会在此处看到积液。肱二头肌腱鞘可向下方延伸低于大、小结节。扫查应包括此区域，以确保不会遗漏任何肱二头肌腱鞘的积液扩张（经允许引自 Schuenke, Schulte, and Schumacher，Atlas of Anatomy, 2nd edition, ©2014，Thieme Publishers, New York. Illustration by Karl Wesker/Markus Voll）。

肩峰下－三角肌下滑囊（SSB）位于三角肌和喙肩弓的深方，向外延伸超过肩袖的肱骨附着部，向前覆盖结节间沟，向内达肩锁关节，向后覆盖肩袖。扫查这一区域时随滑囊到其最下缘非常重要，因为通常会在此处看到积液。

肱二头肌腱鞘可向下方延伸低于大、小结节。扫查应包括此区域，以确保不会遗漏任何肱二头肌腱鞘的积液扩张。

纵向扫查

探头返回到肱二头肌间沟的水平并旋转90°，以便定位在解剖矢状平面内显示肌腱长轴（图 2.6 和图 2.7）。

肱二头肌长头腱：病变

见图 2.8~ 图 2.13。

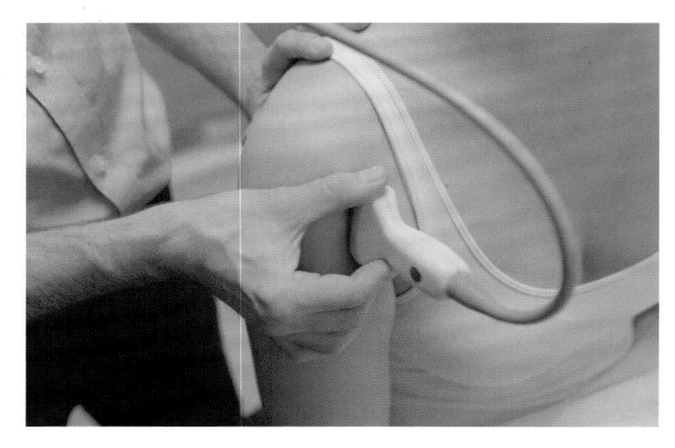

图 2.6　肱二头肌长头腱的纵向扫查。探头放置在解剖矢状平面肱二头肌间沟内肌腱上方。

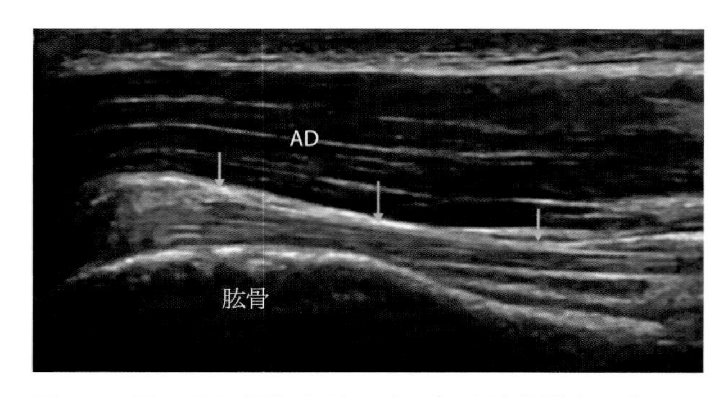

图 2.7　肱二头肌间沟内肱二头肌长头腱的纵向图像。肌腱在前三角肌（AD）深方显示为纤维带（黄箭头）。

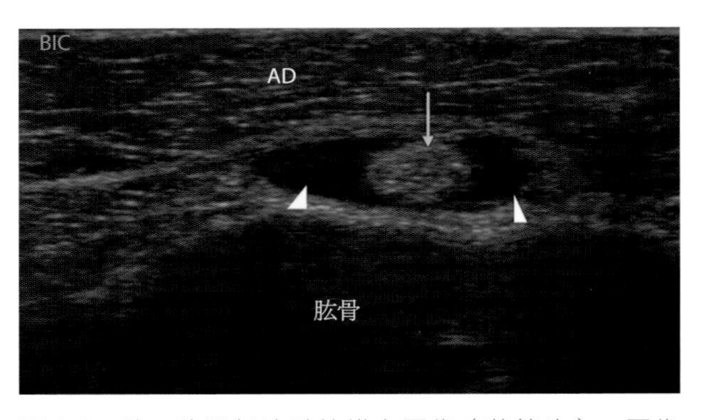

图 2.8　肱二头肌长头腱的横向图像（黄箭头）。图像显示肱二头肌腱鞘内肌腱周围的液体（白箭头）。由于探头的压力，肌腱周围的液体向内侧和外侧延伸。在肌腱上进行纵向扫查不会显示出任何液体。AD，前三角肌。

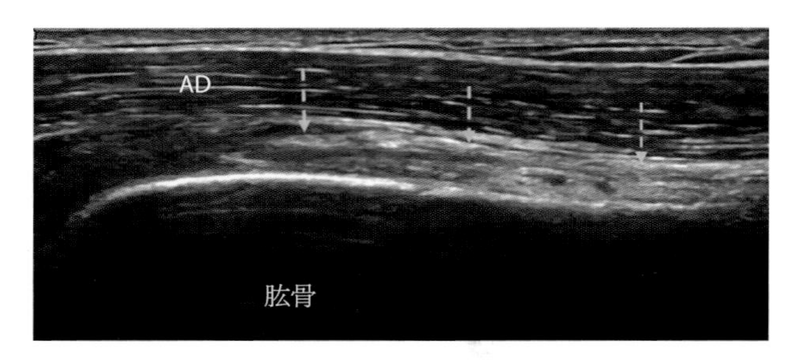

图 2.9　肱二头肌间沟的纵向图像。该图像未能显示肌腱的正常线样纤维形态，符合肌腱断裂。取而代之的是，肱二头肌间沟充满低回声物质（黄虚线箭头）。AD，前三角肌；黄虚线箭头，肱二头肌间沟显示没有清晰的肱二头肌长头腱。

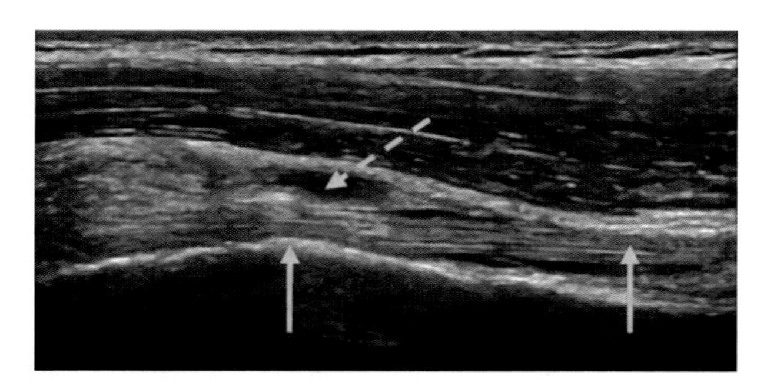

图 2.10　肱二头肌长头腱（黄实线箭头）的纵向图像。肌腱表现完整伴良好的纤维形态。但是，在肱二头肌间沟内肌腱周围发现了液体和滑膜增厚（黄虚线箭头）。

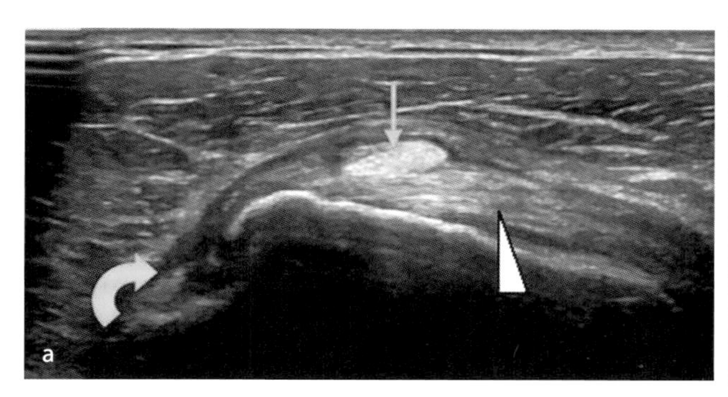

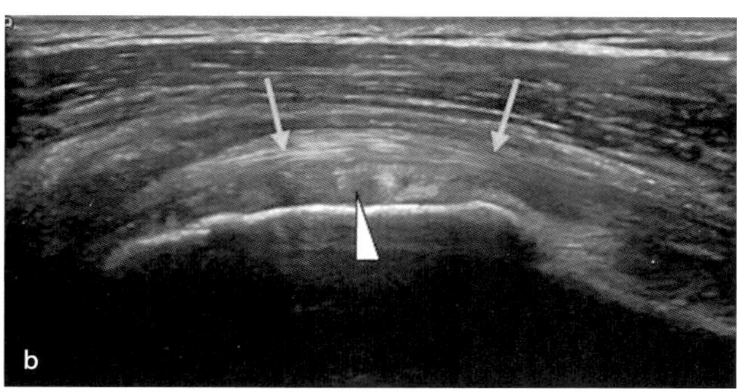

图 2.11 a. 在肱二头肌间沟水平肱二头肌长头腱的横向图像。图像显示肱二头肌长头腱（黄直形箭头）内侧半脱位并覆盖肩胛下肌腱（白箭头）。肱二头肌间沟显示为空（黄弧形箭头）。b. 纵向图像证实肱二头肌长头腱完好无损（黄箭头），但内侧半脱位并覆盖肩胛下肌腱（白箭头）。

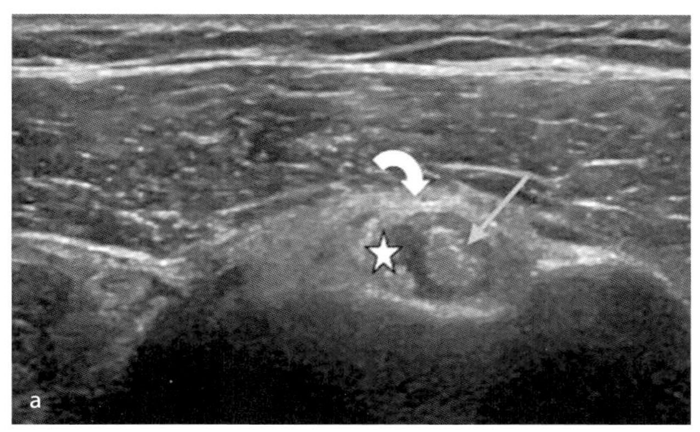

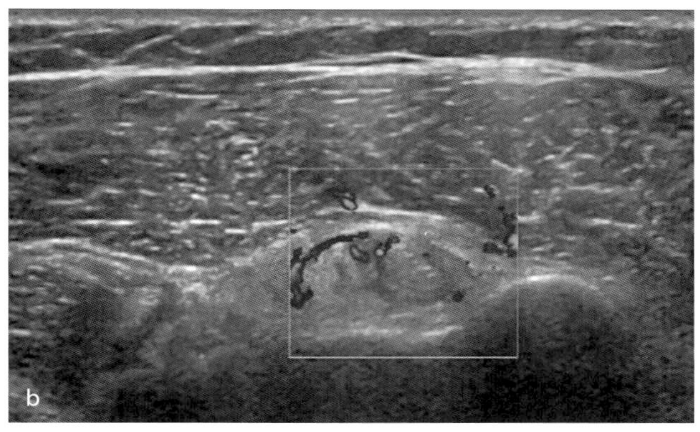

图 2.12 a、b. 肱二头肌间沟的横向图像。该图像显示肱二头肌长头腱病变（黄箭头）。另外，肱二头肌腱鞘内滑膜增厚（白星）伴横韧带弯曲（白弧形箭头）。右图显示肱二头肌腱鞘内伴随多普勒信号，提示腱鞘炎。

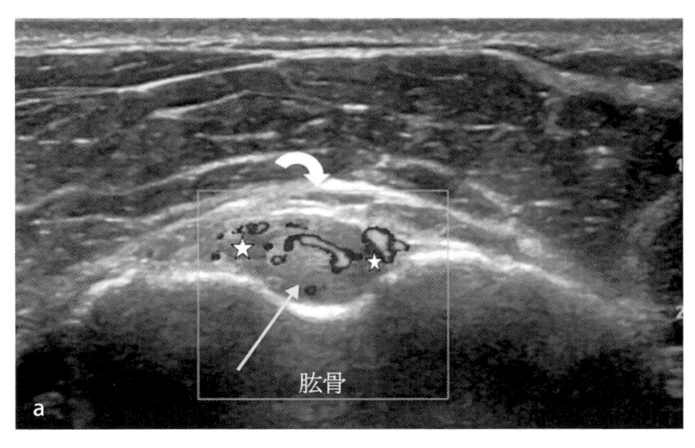

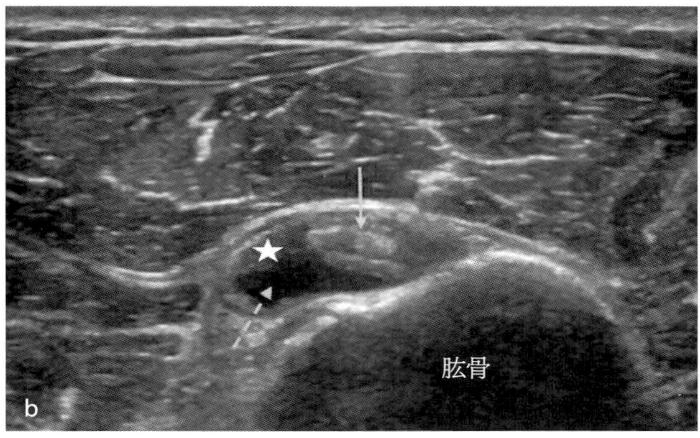

图 2.13 a. 肱二头肌长头腱的横向图像。显示在肱二头肌间沟水平的肌腱病（黄箭头），伴横韧带弯曲（白弧形箭头）且滑膜增厚（白星）。多普勒成像还显示伴随的滑膜炎。b. 该图像取自肱二头肌间沟的远端，显示腱鞘内的液体（黄虚线箭头）。

2.1.2 肩胛下肌腱

纵向扫查

患者坐位，肘部屈曲 90° ，手臂支撑在枕头上。手臂应稍微向外旋转。肱二头肌长头腱可作为定位标记。探头放置在解剖横向平面以显示肩胛下肌腱长轴。手臂应进行内旋和外旋，以最大程度地观察肌腱并评估前撞击（图 2.14 和图 2.15）。

横向扫查

要横向显示肩胛下肌腱，将探头旋转 90° 定位在矢状平面。如果探头略微向后外侧倾斜，则可以获得更好的图像（图 2.16 和图 2.17）。

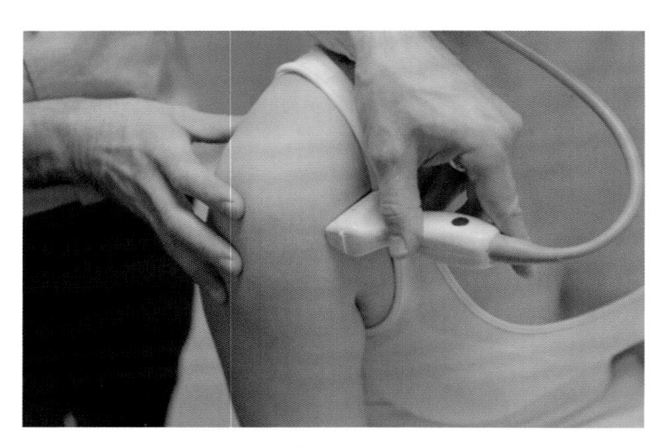

图 2.14 肩胛下肌腱的纵向扫查。探头放置在解剖横向平面，其外侧缘位于可作为定位标记的肱二头肌间沟上。

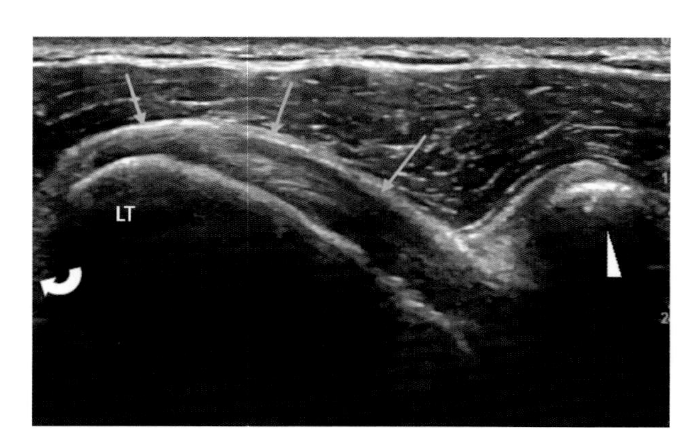

图 2.15 肩胛下肌腱（黄箭头）的纵向图像。可见肌腱从喙突（白三角箭头）下方延伸，并向外走行附着于小结节（LT）。肱二头肌间沟可以作为定位标记，可见恰位于图像左侧（白弧形箭头）。

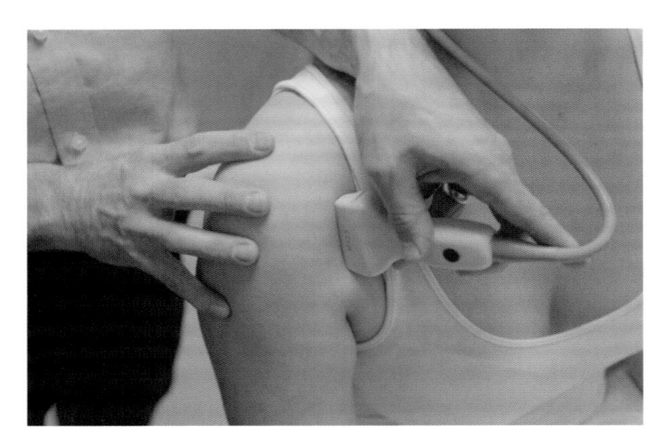

图 2.16 肩胛下肌腱的横向扫查。探头放置在肌腱上方的解剖矢状平面。如果探头略微向后外侧倾斜，则可以获得更好的图像。

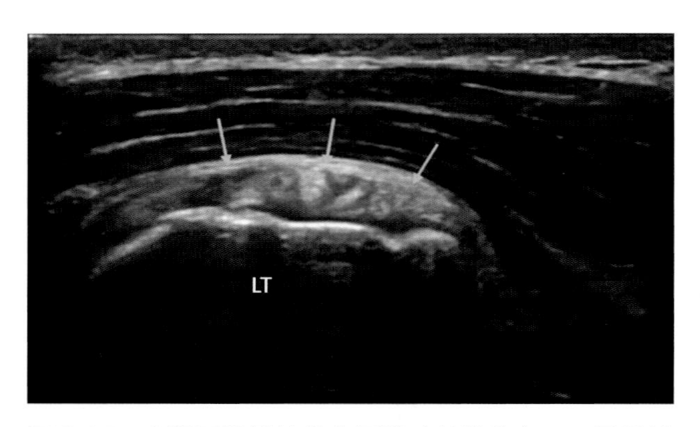

图 2.17 肩胛下肌腱的横向图像（黄箭头）。可见肌腱覆盖在小结节（LT）上。注意完全正常肌腱的束状形态。

2.1.3 喙突下撞击的动态检查

见图 2.18。

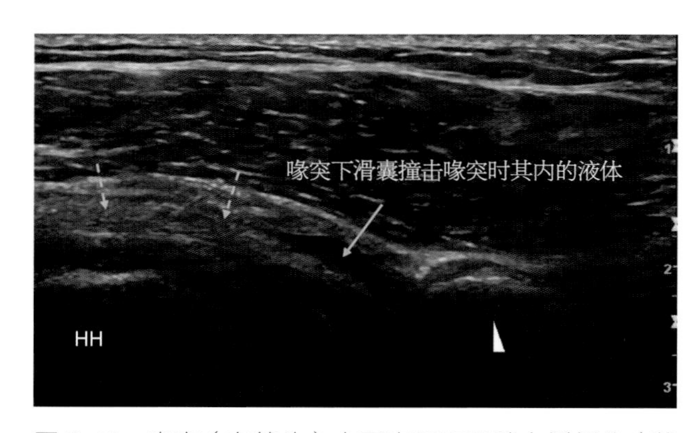

图 2.18 喙突（白箭头）水平肩胛下肌腱内侧部分（黄虚线箭头）的纵向图像。要求患者内旋肩关节。当喙突下滑囊撞击到喙突外侧缘时，其内可见少量液体（黄实线箭头）。HH，肱骨头。

肩胛下肌：病变

见图 2.19 a~c。

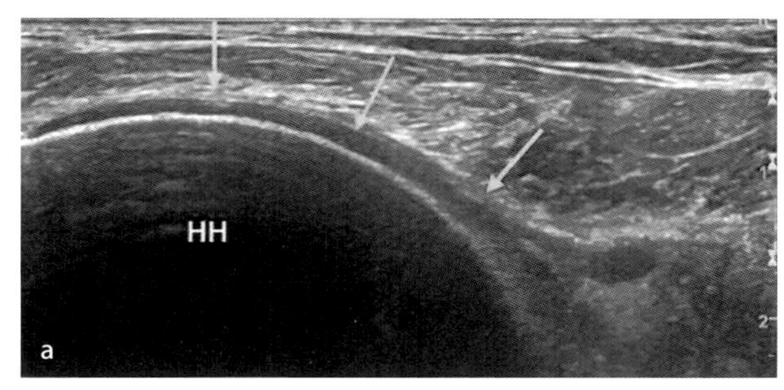

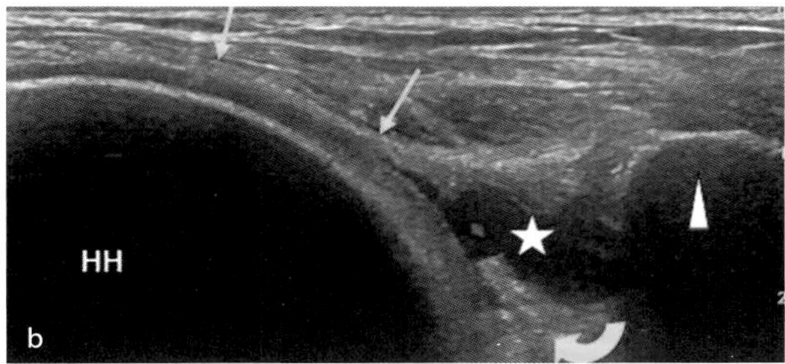

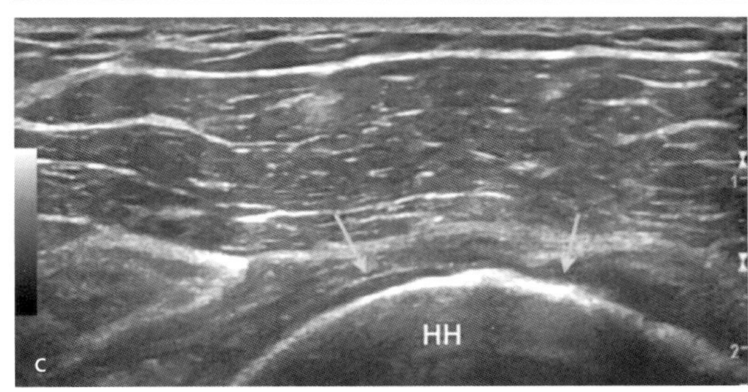

图 2.19 a. 肩胛下肌腱的纵向图像未能显示出肱骨头（HH）前方的肌腱，符合完全断裂（黄直形箭头）。b. 此外，肌腱的近端部分回缩（弧形箭头），并且喙突深方可见液体（白星）。c. 肩胛下肌腱的横向图像也未能显示肱骨头（黄直形箭头）前方有肌腱。白三角箭头，喙突。黄直形箭头，肱骨头前方无肩胛下肌腱。

2.1.4 冈上肌腱和肩峰下滑囊（包括动态成像所示）

横向扫查

要求患者将其手放在臀部后侧，同时保持肘部向内弯曲。在横向视图中找到肱二头肌长头腱，然后向后移动探头以在横向切面中显示冈上肌腱。重要的是，冈上肌腱要向远端扫查直至大结节，近端扫查直到其消失在肩峰下（图 2.20~ 图 2.22）。

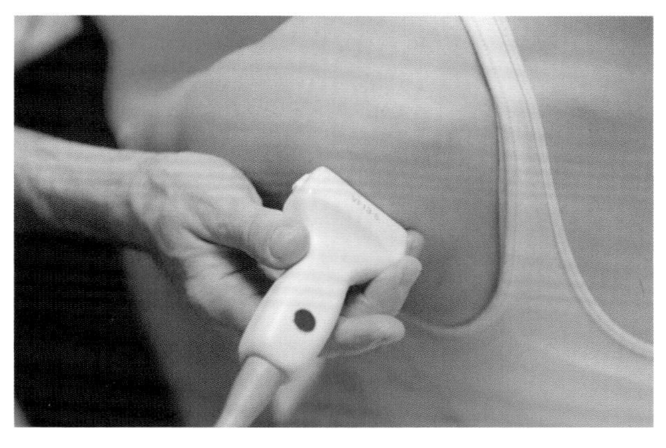

图 2.20 冈上肌腱的横向扫查。探头内侧缘放置在肩袖间隙内肱二头肌长头腱上方，以确保冈上肌腱的前游离缘和中部均能显示。

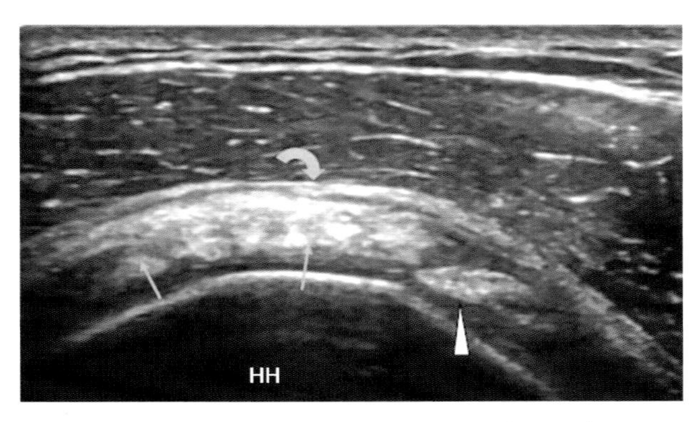

图 2.21 冈上肌腱的横向图像。注意肩袖间隙内的肱二头肌长头腱（白三角箭头）。可见肩峰下滑囊（黄弧形箭头）覆盖冈上肌腱（黄直形箭头）。在此图像中滑囊未增厚。HH，肱骨头。

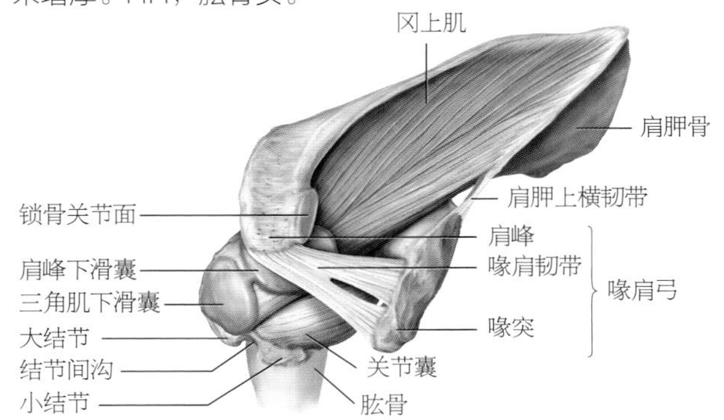

图 2.22 右侧盂肱关节上方横向视图。在插图内已移除锁骨，以显示肩峰下 / 三角肌下滑囊和深方的冈上肌及肌腱。注意滑囊在由肩峰、喙肩韧带和喙突形成的喙肩弓下方延伸的程度。扫查冈上肌腱时，探头应移至喙肩弓的最外侧缘以确保肌腱的最大可视化。注意肩胛上切迹的肩胛上横韧带的位置（经允许引自 Schuenke, Schulte, and Schumacher, Atlas of Anatomy, 2nd edition, ©2014, Thieme Publishers, New York. Illustration by Karl Wesker/Markus Voll）。

纵向扫查

将探头旋转 90°，以找到肩袖间隙内纵向走行的肱二头肌长头腱。向外上方向移动探头以完全显示冈上肌腱，从前游离缘经中部直到后方的冈下肌腱（图 2.23 和图 2.24）。

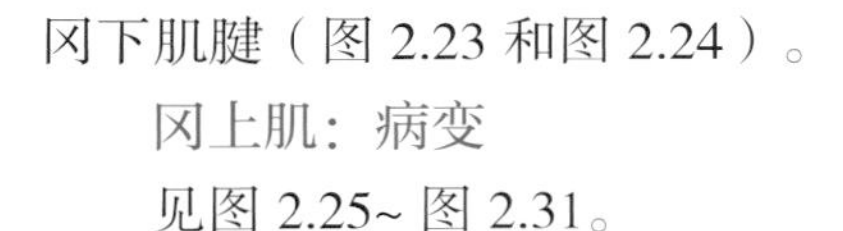

冈上肌：病变

见图 2.25~ 图 2.31。

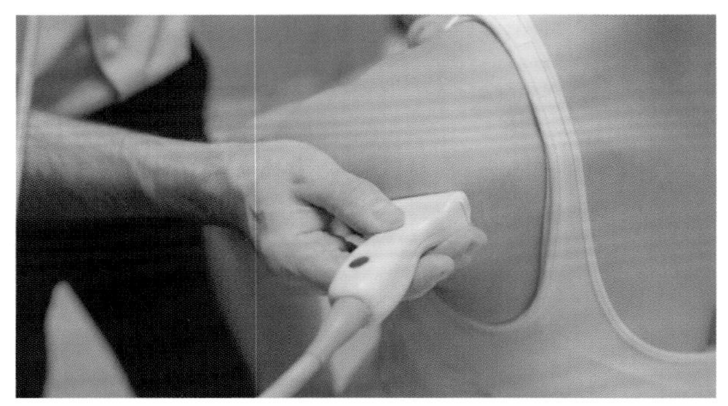

图 2.23 冈上肌腱的纵向扫查。纵向切面可见肱二头肌长头腱位于肱二头肌间沟内。然后将探头向后移动以显示冈上肌腱。

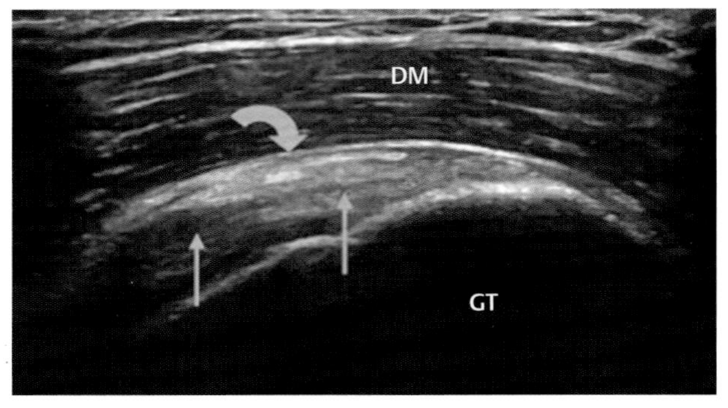

图 2.24 冈上肌腱的纵向图像（黄直形箭头）。可见肩峰下滑囊（黄弧形箭头）覆盖肌腱。在非病理状态下，肩峰下滑囊表现为被低回声中心区域分隔开的两条平行的高回声线。DM，三角肌；GT，肱骨大结节。

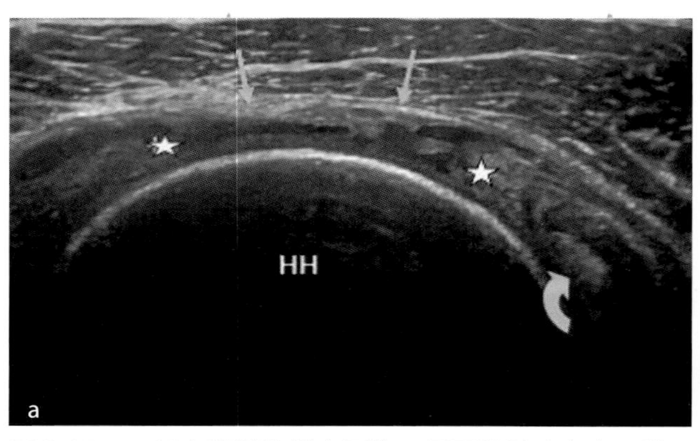

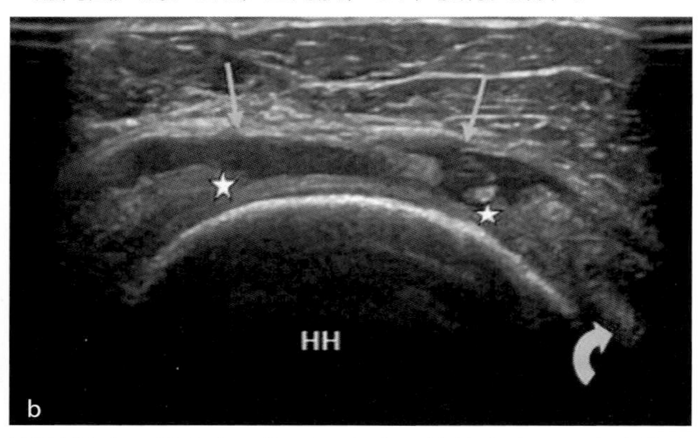

图 2.25 a. 冈上肌腱的横向图像，显示肱骨头上方正常肌腱结构消失，符合全层撕裂。上方覆盖的肩峰下滑囊（黄直形箭头）已经塌陷到肱骨头上。撕裂的范围在白星之间，测量为 2 cm。可见肱二头肌长头腱（黄弧形箭头）位于图像右侧底部。b. 冈上肌腱的横向图像。除减少探头压力外，此图像与图 a 相同（注意图像边缘无接触）。压力降低使液体通过全层撕裂填充肩峰下滑囊（黄直形箭头）。HH，肱骨头。

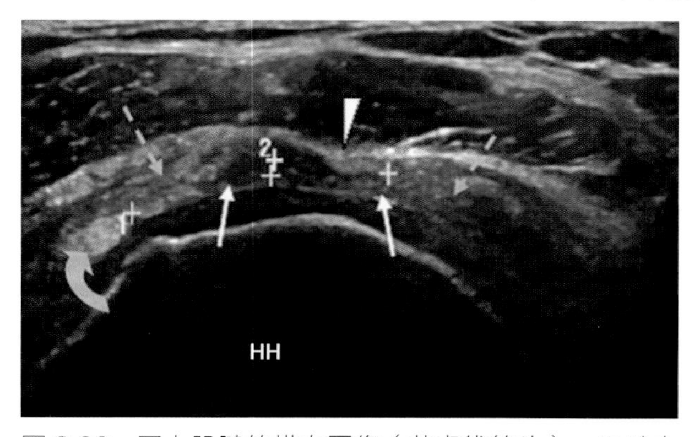

图 2.26 冈上肌腱的横向图像（黄虚线箭头）。肌腱中部低回声伴上方覆盖的肩峰下滑囊向该区域弯曲（白三角箭头）。另外，可见“关节软骨征”（白细箭头）。这些发现符合全层撕裂。撕裂的长度约为 7 mm（测量 2），距离肌腱前缘约 9 mm（测量 1）。黄弧形箭头，肱二头肌长头腱；HH，肱骨头。

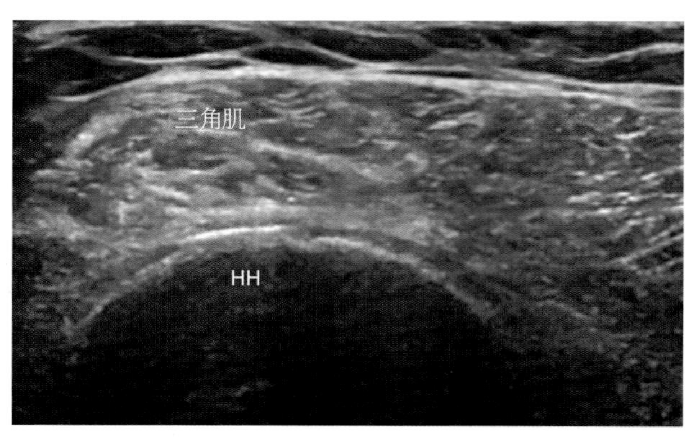

图 2.27 肱骨头上方的横向图像。冈上肌腱显示不清，上方覆盖的三角肌与肱骨头直接接触，符合冈上肌腱完全断裂并向近端挛缩。HH，肱骨头。

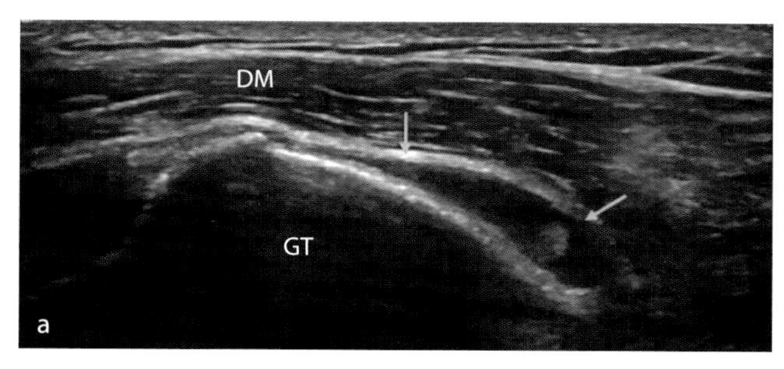

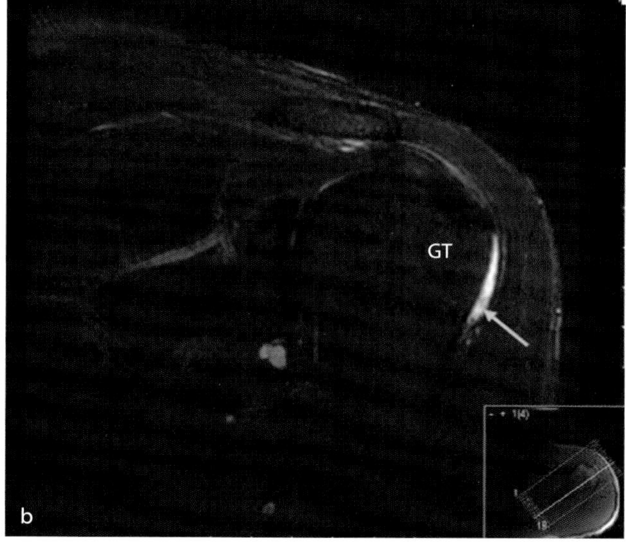

图 2.28 a. 肱骨大结节的纵向图像。可见覆盖大结节（GT）外侧面的肩峰下滑囊扩张（黄箭头）。b.MRI（冠状 STIR）。本图与图 a 是同一肩关节，显示肩峰下滑囊内的高信号（黄箭头）。DM，三角肌。

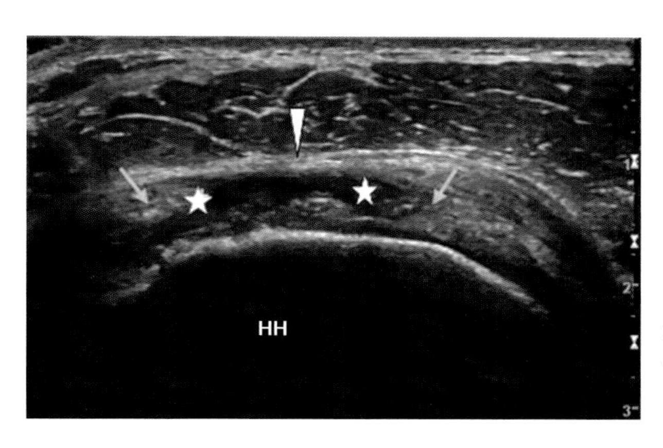

图 2.29 冈上肌腱的横向图像（黄箭头）。冈上肌腱实质邻近大结节附着处可见低回声区，测量约 1.3 cm（白星），符合全层撕裂。上方覆盖的肩峰下滑囊似乎缩进了撕裂的肌腱（白箭头）。HH，肱骨头。

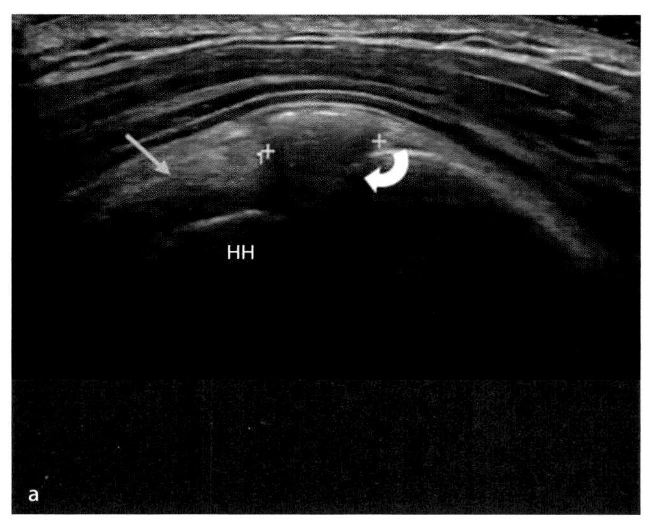

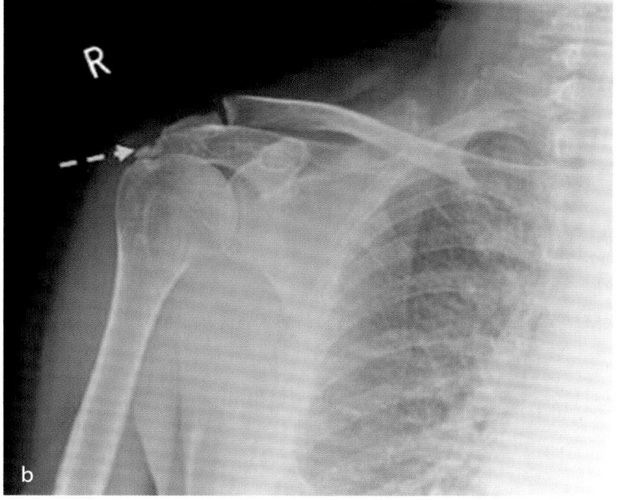

图 2.30 a. 冈上肌腱的纵向图像（黄箭头）。肌腱远端邻近大结节附着处可见一个较大的钙化区域（白十字），约为 0.8 cm。注意后方声影（白弧形箭头）。b. 与图 a 同一肩关节的 X 线检查显示钙化灶（黄虚线箭头）。HH，肱骨头。

2

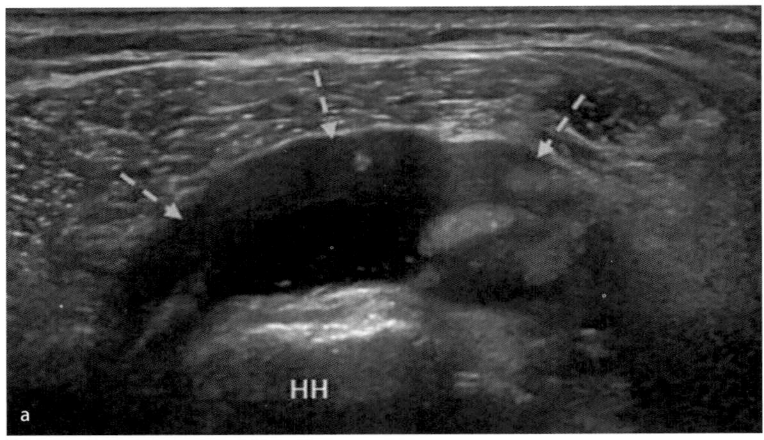

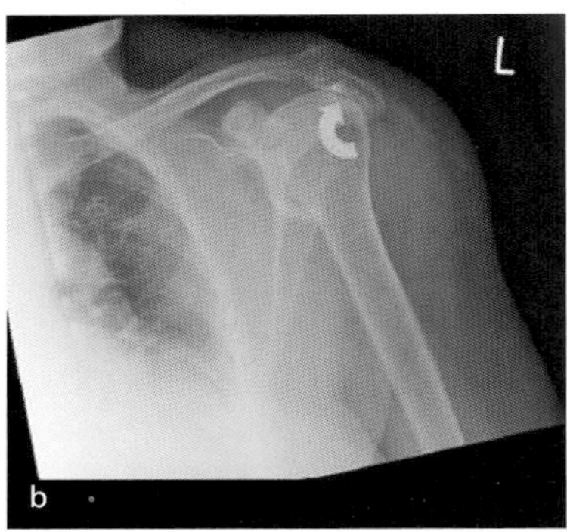

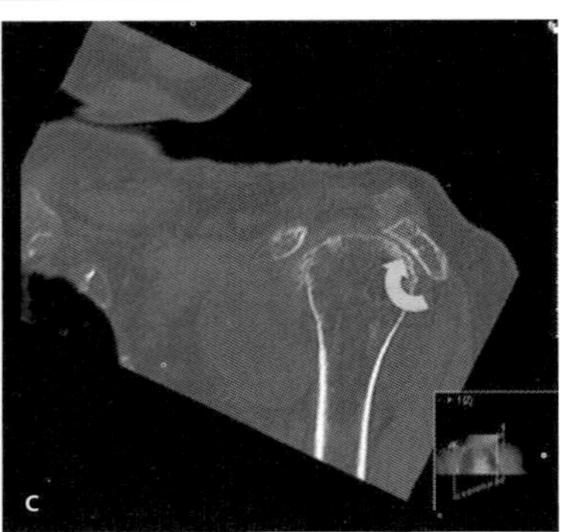

图 2.31　a. 冈上肌腱的横向图像。肱骨头上方看不到肌腱，符合完全断裂。此外，肩峰下滑囊大量积液伴滑囊增厚(虚线箭头)。b. 同一肩关节的X线显示肩肱关节间隙明显减小，符合冈上肌腱完全断裂（弧形箭头）。c. 同一肩关节的 CT 显示累及盂肱关节的晚期骨关节炎，关节间隙明显减小，较大骨赘形成，软骨下硬化和囊肿形成以及肩肱关节间隙减小（弧形箭头）。HH，肱骨头。

2.1.5　冈下肌腱

纵向扫查

要求患者将要检查肩关节的手放在对侧肩上，肘部置于胸前。在这个位置，冈下肌腱水平走行，平行并恰位于肩胛冈下方。扫查从肱骨头后方肌肉肌腱连接部直到相对靠外侧的肌腱肱骨大结节附着处（图 2.32 和图 2.33a、b）。

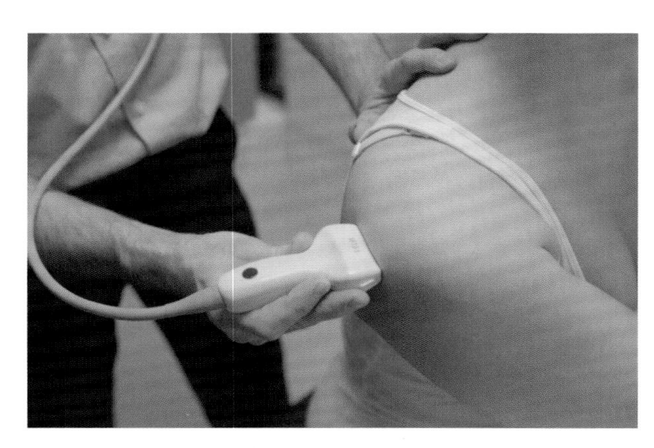

图 2.32　冈上肌腱纵向扫查。探头平行并恰位于肩胛冈下方。肌腱附着点相对靠外侧。

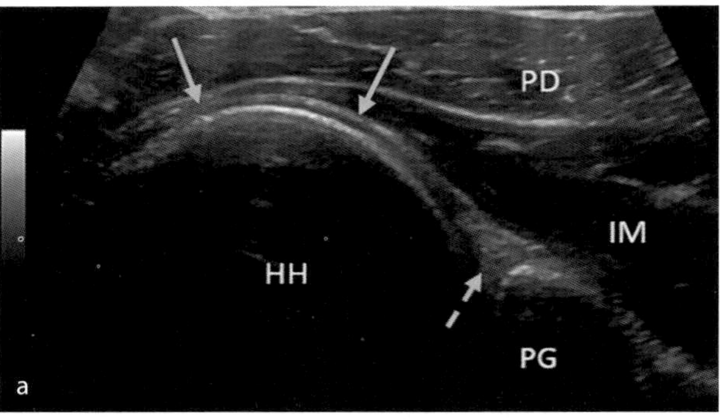

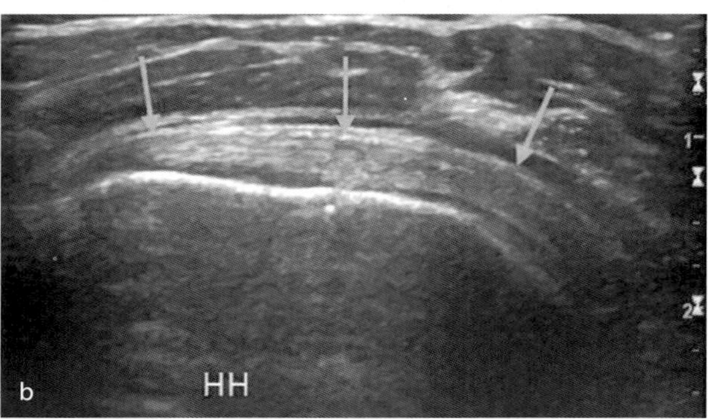

图 2.33　a. 肩关节后面的纵向图像。可见冈下肌腱（黄实线箭头）和冈下肌（IM）位于后三角肌（PD）深方。注意此处的后盂唇显示为高回声三角形（黄虚线箭头）。b. 冈下肌腱的纵向图像（黄箭头）。可见肌腱附着在肱骨大结节的后面。HH，肱骨头；IM，冈下肌；PD，后三角肌；PG，后盂唇。

冈下肌：病变

见图 2.34 和图 2.35。

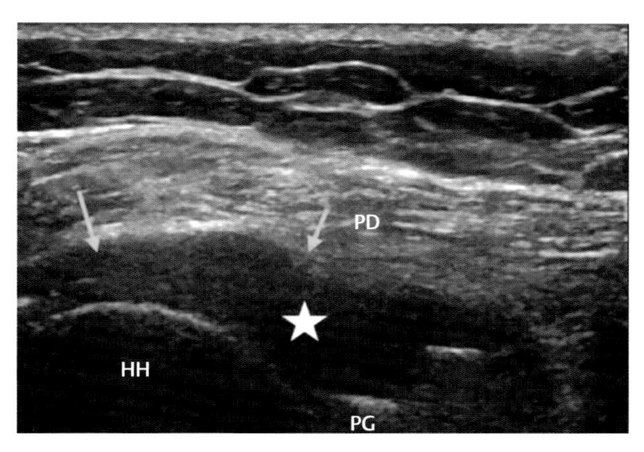

图 2.34 肱骨头（HH）和盂肱关节后面的纵向图像。此处看不到冈下肌腱，符合肌腱完全断裂伴近端挛缩（黄箭头）。另外，从盂肱关节后侧向外延伸出大量积液（白星），这使后三角肌从肱骨头抬起。PD，后三角肌；PG，后盂唇。

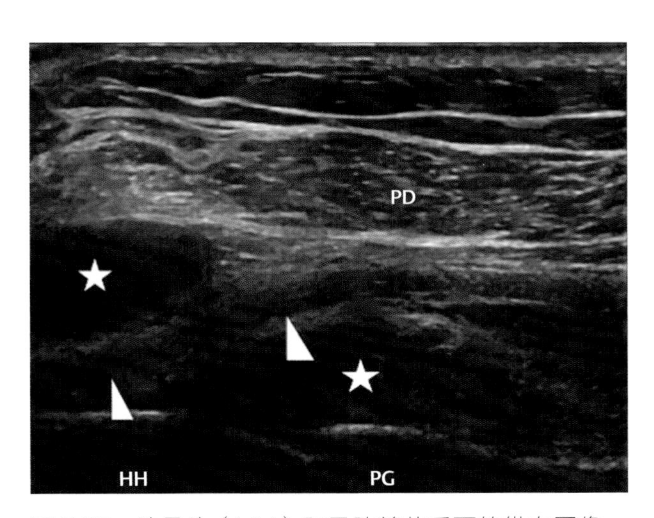

图 2.35 肱骨头（HH）和盂肱关节后面的纵向图像。冈下肌腱深方有积液并延伸至肌腱浅方（白星）。肌腱本身表现完整（白箭头）。PD，后三角肌；PG，后盂唇。

2.1.6 肩胛上切迹和肩胛上神经

患者坐位，手臂放于体侧。探头放置在冈上窝的冠状斜面。纵向切面可见肩胛上切迹和神经恰位于肩锁关节内侧，上斜方肌和冈上肌深方（图 2.36~ 图 2.38）。

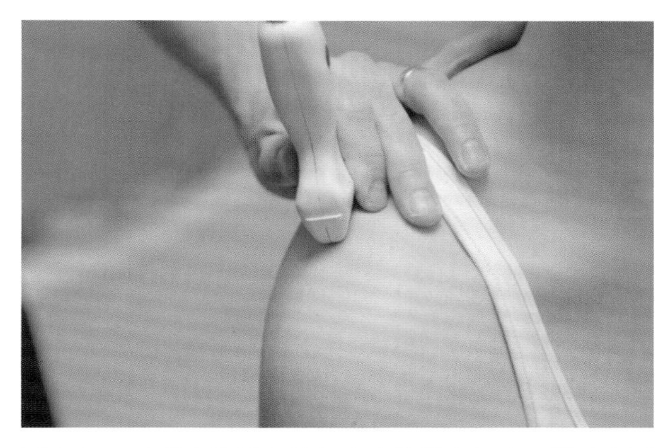

图 2.36 肩胛上切迹和神经上方的纵向扫查。探头应置于冠状斜面使其位于冈上窝上方。可见肩胛上切迹位于上斜方肌和冈上肌深方。

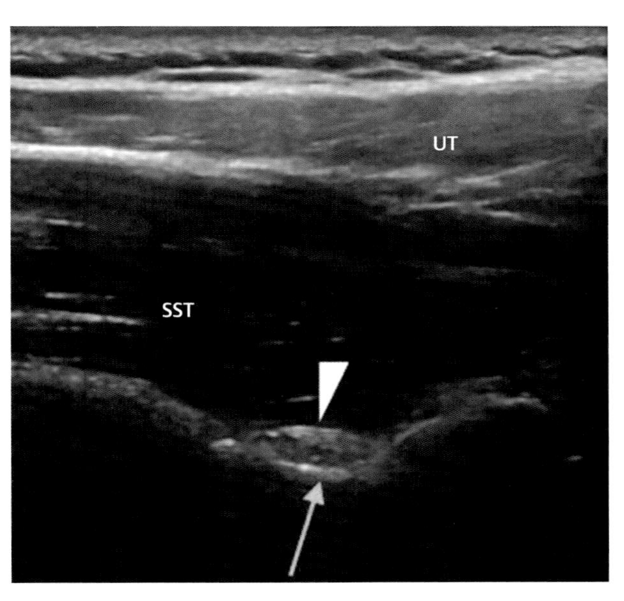

图 2.37 位于肩胛上切迹（黄箭头）内的肩胛上神经（白箭头）的横向图像。可见覆盖神经的是冈上肌（SST）和上斜方肌（UT）的肌腹部[①]。

① 以译者经验，正常肩胛上神经很难直接显示，此图可能有误。——译者注

2

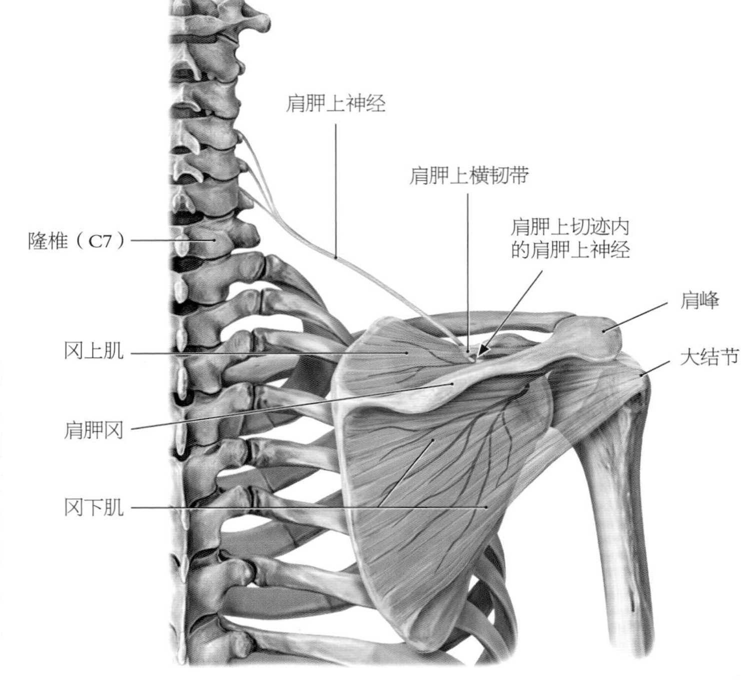

图 2.38 右盂肱关节和肩胛上切迹的后冠状位视图。注意上横韧带和肩胛上切迹内的肩胛上神经。肩胛上动脉走行于上横韧带浅方。上横韧带可能骨化。当退行性改变和肩袖大撕裂保守治疗无效且无法进行手术时，在这里注射可以缓解相关的肩痛症状（经允许引自 Schuenke, Schulte, and Schumacher，Atlas of Anatomy, 2nd edition, ©2014，Thieme Publishers, New York. Illustration by Karl Wesker/Markus Voll）。

2.1.7 肩锁关节

患者手臂放于体侧。探头放置在冠状斜面，纵向观察肩锁关节（图 2.39~ 图 2.41）。

肩锁关节：病变

见图 2.42~ 图 2.45。

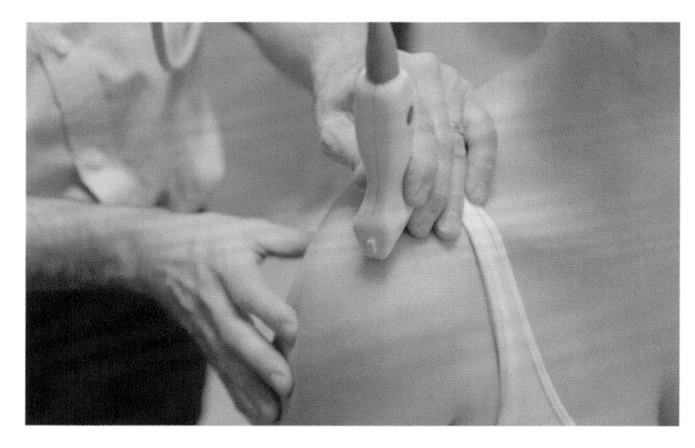

图 2.39 肩锁关节纵向扫查。探头放置在关节上方的冠状斜面。

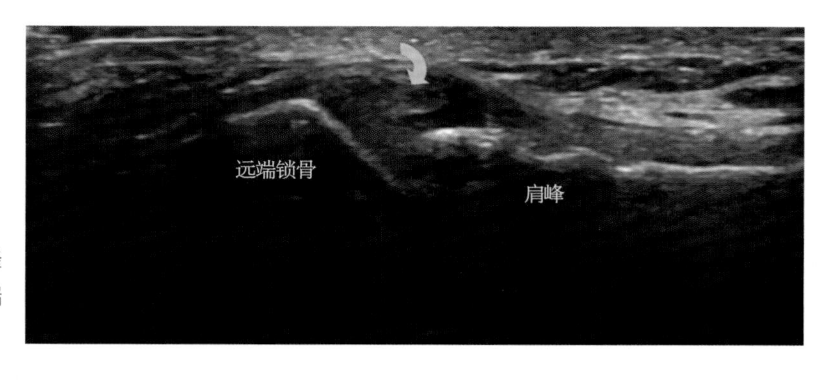

图 2.40 肩锁关节的纵向图像。可见肩峰位于图像右侧，低于位于图像左侧的远端锁骨。弧形箭头，肩锁关节囊。

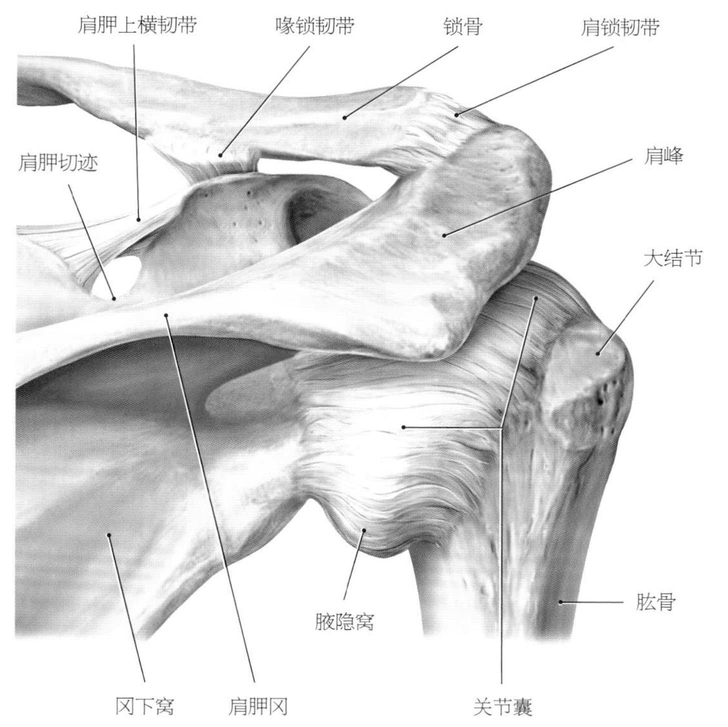

图 2.41　右侧盂肱关节和肩锁关节的后冠状位视图。该图还显示了肩胛上切迹，肩胛上神经从上横韧带深方穿过此处。肩胛上动脉走行于韧带浅方（经允许引自 Schuenke, Schulte, and Schumacher, Atlas of Anatomy, 2nd edition, ©2014, Thieme Publishers, New York. Illustration by Karl Wesker/Markus Voll）。

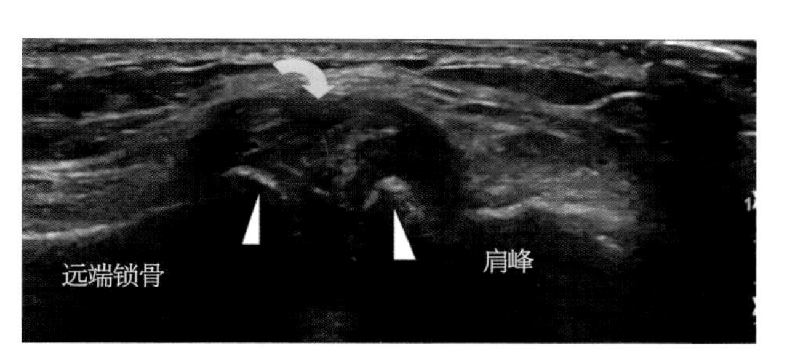

图 2.42　肩锁关节的纵向图像显示明显的退行性改变，伴有骨赘（白箭头）。此外，有明显的关节肥大（弧形箭头）。

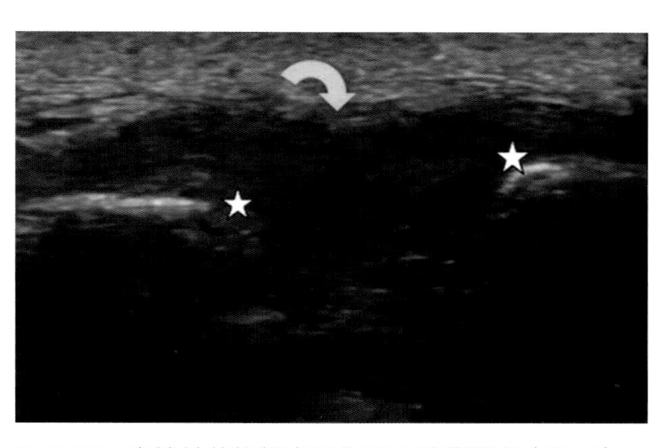

图 2.44　肩锁关节的超声图像显示关节增宽（白星），符合既往锁骨远端手术切除。此外，还可见关节囊增厚（弧形箭头）。

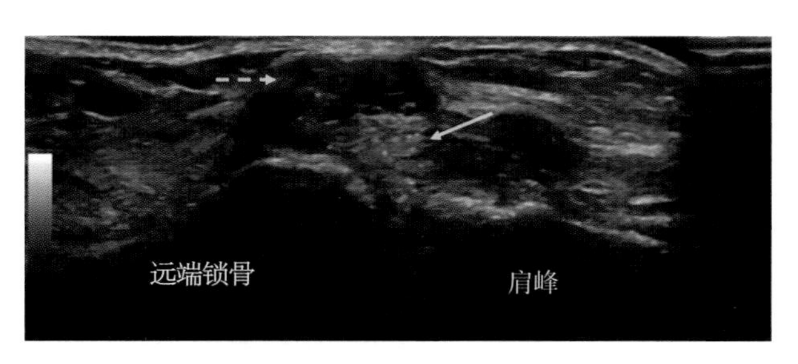

图 2.43　肩锁关节的超声图像显示退行性改变伴纤维软骨挤出（黄实线箭头）。此外，关节囊因积液而扩张，还有伴发囊肿（黄虚线箭头）从关节延伸到肩峰上方，纵轴长约 3 cm。

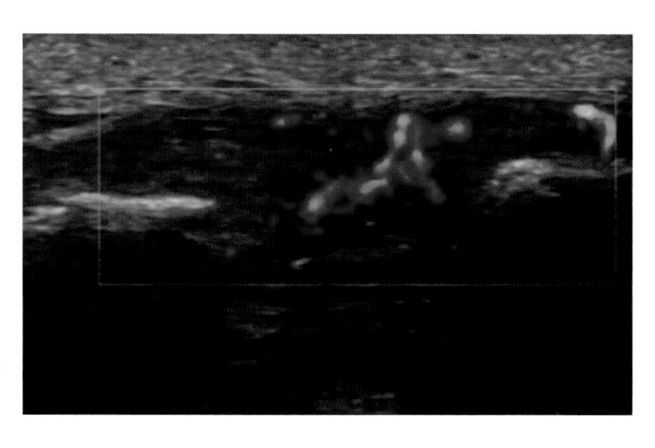

图 2.45　图 2.44 描述的肩锁关节的超声图像。能量多普勒显示除了关节囊增厚以及滑膜血流增加，符合滑膜炎。

2.1.8 胸锁关节

患者仰卧位，手臂放于腹部。探头纵向放置在胸锁关节上方（图 2.46~ 图 2.48）。

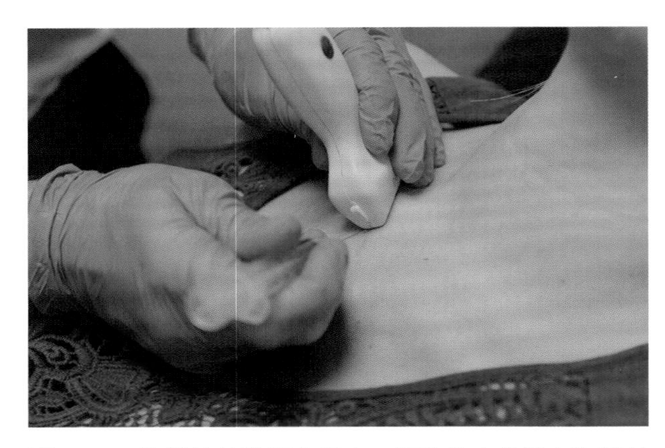

图 2.46 胸锁关节的超声扫查。探头纵向放置在胸锁关节上方。在此图中，探头用于引导针刺入关节。

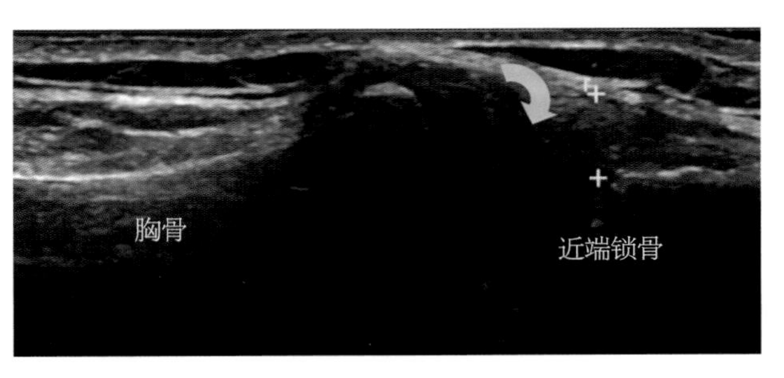

图 2.47 胸锁关节的纵向图像。近端锁骨在图像左侧而胸骨在右侧。关节由弧形箭头指示。通常可见近端锁骨略高于胸骨（白十字）。

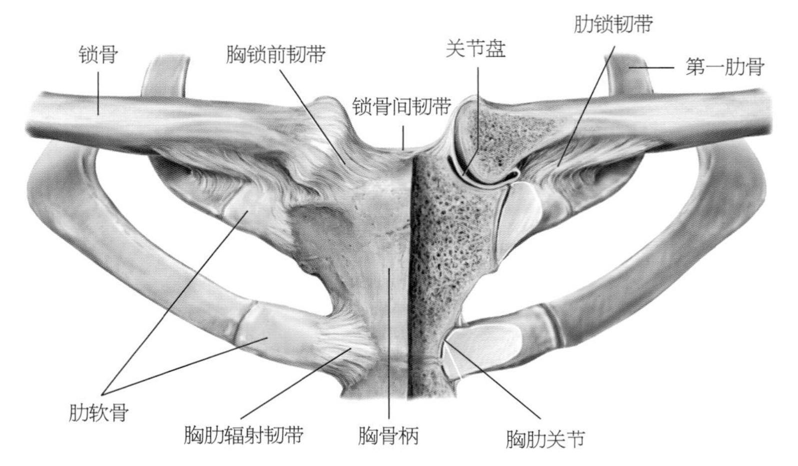

图 2.48 胸骨柄和胸锁关节的前冠状位视图。胸锁关节在结构上被分类为滑膜双平面关节，而在功能上被分类为连接关节。注意胸锁关节正常对齐时近端锁骨比胸骨柄高。这是在冠状平面看到的，但是当在关节的前缘纵向扫查时，近端锁骨相对于胸骨会显得更高（经允许引自 Schuenke, Schulte, and Schumacher, Atlas of Anatomy, 2nd edition, ©2014, Thieme Publishers, New York. Illustration by Karl Wesker/Markus Voll）。

胸锁关节：病变

见图 2.49 a、b。

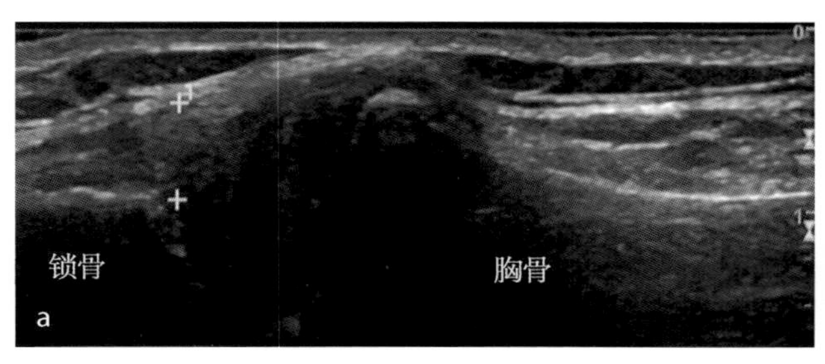

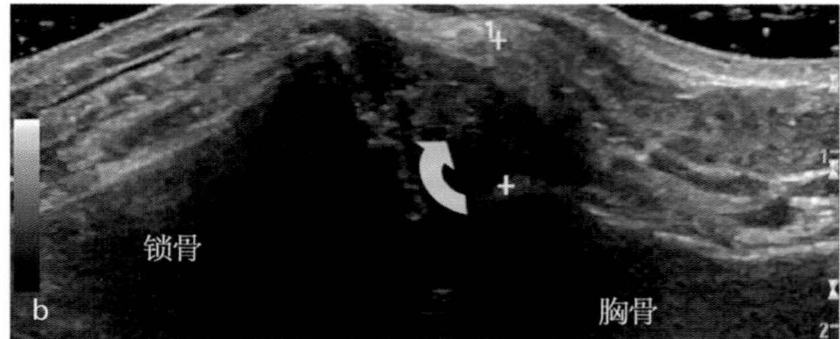

图 2.49 a. 无症状胸锁关节的纵向图像。没有证据表明关节半脱位或关节囊增厚。可见胸骨与近端锁骨的正常关系（白十字）。b. 上述同一患者的有症状肩锁关节的纵向图像。该图像显示锁骨内侧端相对于胸骨的前上半脱位（白十字），还标记了关节囊的伴发增厚（弧形箭头）。

肩关节：介入治疗技术 3

摘要 本章概述肩关节周围常用的介入治疗技术。目的是详细说明探头和针的位置关系以及校正方式，以便精准置入目标组织。另外，每种病变均给出了简要的临床表现以及一些需要注意的解剖学考虑。所提供的药物、剂量和体积是作者诊所使用的。

关键词 肱二头肌长头，肩峰下，喙突下，冈上肌，冈下肌，横韧带，喙肩韧带，肩峰下滑囊，盂肱关节，肩锁关节，胸锁关节，肩胛上切迹

3.1 盂肱关节注射：急、慢性关节囊炎（“冻结肩”）

3.1.1 病因

- 最常见的病因是特发性的。
- 可能是由于潜在的骨关节炎或类风湿性关节炎引起的。
- 继发于创伤或术后。

3.1.2 临床表现

- 肩部疼痛并传到上臂。
- 疼痛偶尔可能会放射到手部。
- 肩关节表现为典型的关节囊型活动受限，并因疼痛丧失以下功能：
  - ◇ 大部分外旋功能，并伴僵硬感。
  - ◇ 部分外展功能。
  - ◇ 少量内旋功能。

3.1.3 物品准备

见表 3.1。

表 3.1 盂肱关节注射所需的物品：急、慢性关节囊炎（“冻结肩”）

注射器	针	皮质类固醇	局麻药	探头
10 mL	21 G–2 in(5.1 cm)或腰穿针	40 mg 甲泼尼龙	10 mL 1% 利多卡因（±20~40 mL 生理盐水）	大的线阵探头

3.1.4 解剖考虑

最安全、最简单的方法是使用后方入路。如果使用此入路，临床医生不用担心任何大的血管或神经，并且肱骨头的后部弧线为针的引导提供了清晰的角度。

3.1.5 操作过程

- 患者坐位，面向超声仪器，待注射的患肢前臂放在上腹部。
- 识别肩胛冈，并将探头直接平行置于其下方。
- 针从后外到前内方向与探头成大约 45° 插入。
- 以肱骨头的后部弧线为指导，将针插入冈下肌和后盂唇深方。
- 注射以团注方式进行，且药液应自由流动。

3.1.6 注射

见图 3.1 和图 3.2。

3.1.7 注意事项

在急性期，每月最多可注射 3 次，同时应立即进行相关的活动度训练。如果肩关节主要表现为较长期的运动受限而不是疼痛，那么应该注射更大的剂量以促进关节囊的松解（水扩张）。这在糖尿病性冻结肩中可能尤其有用。

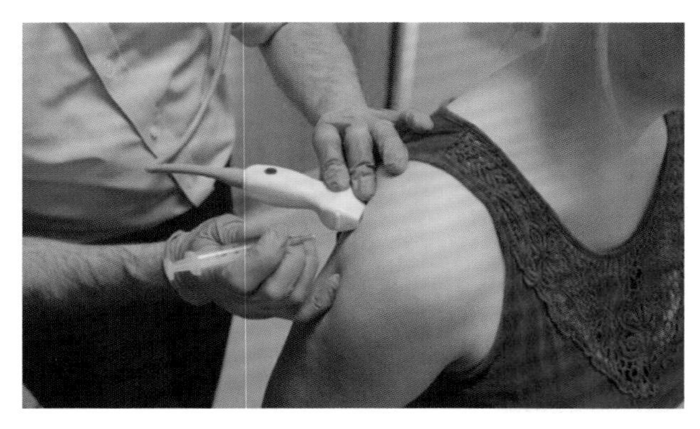

图 3.1 盂肱关节注射。盂肱关节最好从后外侧入路注射。探头放置在肩胛冈正下方盂肱关节后面。针从后外到前内方向大约与探头成 45° 插入。以肱骨头的后部弧线为指导，将针插入冈下肌和后盂唇深方。

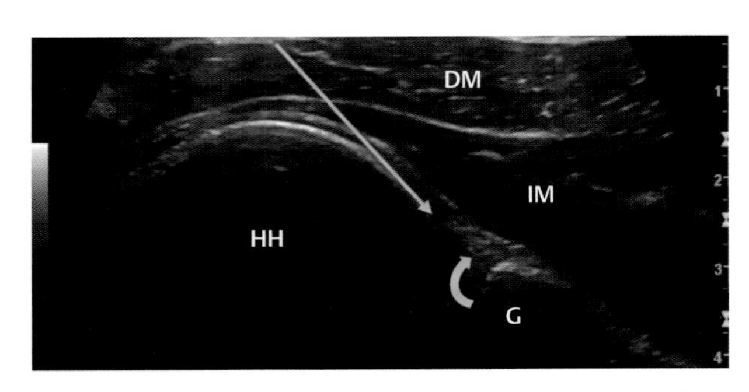

图 3.2 肱骨头（HH）和关节盂（G）后面的超声图像。可见冈下肌（IM）位于后三角肌（DM）深方。还可见三角形回声的后盂唇（弧形箭头）从关节盂延伸出来。引导针应紧靠肱骨头的后面直到盂唇和后关节囊深方（黄直形箭头）。

如果需要水扩张作用，则可以使用上述技术，但是除了注射皮质类固醇和局部麻醉剂外，还要注射高达 40 mL 的生理盐水。如果采用此技术，使用低压管是有用的，其中一名临床医生使用超声引导针，另一名临床医生控制注射器。为了达到最佳效果，必须立即进行充分的伸展。

3.2 肩峰下 / 三角肌下滑囊注射

3.2.1 病因

- 劳损 / 过度使用。
- 外伤。
- 特发性的。

3.2.2 临床表现

- 肩部区域感觉到疼痛，并传到前臂直到肘部。有时，疼痛可能会放射到手或肩胛区域。
- 急性期可能会在各个方向上感觉到疼痛，但要注意没有关节囊型活动受限。
- 中度屈曲和外展可能会产生疼痛弧，伴 Neer 征和 Hawkins-Kennedy 试验阳性。

3.2.3 物品准备

见表 3.2。

表 3.2　肩峰下 / 三角肌下滑囊注射所需的物品

注射器	针	皮质类固醇	局麻药	探头
急性：10 mL	21 G–2 in (5.1 cm)	20 mg 甲泼尼龙	5 mL 左右 1% 利多卡因	大的线阵探头
慢性：10 mL	21 G–2 in (5.1 cm)	20 mg 甲泼尼龙	10 mL 左右 1% 利多卡因（± 20 mL 生理盐水）	大的线阵探头

3.2.4　解剖考虑

肩峰下滑囊从肩峰下方延伸，位于肱骨头的前外侧。如果是慢性病变，它的大小和位置可能会有所变化。

3.2.5　操作过程

- 患者坐位，面向超声仪器，前臂伸展，手放在同侧髋部。
- 探头横向放置在肩峰下滑囊和冈上肌腱的上方，紧贴肩峰前缘下方。
- 针从后外到前内方向与探头成大约 45° 插入。
- 注射以团注方式进行，且药液应自由流动伴滑囊扩张。

3.2.6　注射

见图 3.3 和图 3.4。

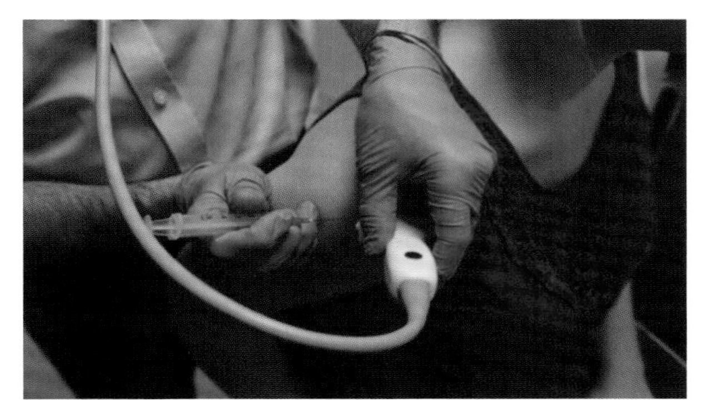

图 3.3　肩峰下 / 三角肌下滑囊注射。探头横向放置在肩峰前缘下方的肩峰下滑囊和冈上肌腱上。针从后外到前内方向与探头成大约 45° 插入。

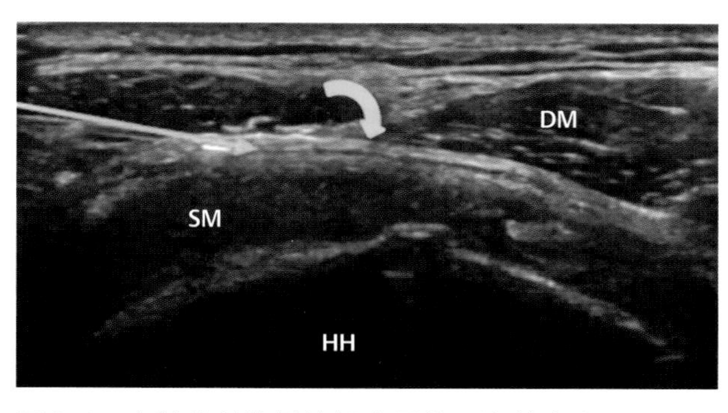

图 3.4　肩关节前外侧的超声图像。这基本上是冈上肌（SM）的横向图像，可见覆盖了肱骨头（HH）。肩峰下滑囊（弧形箭头）位于三角肌（DM）深方并覆盖冈上肌呈高回声线。注射以团注方式进行，且药液应自由流动伴滑囊扩张。直形箭头指示针的方向。

3.2.7　注意事项

超声可以对肩关节进行动态成像，这对肩峰下疾病尤其有用，可以实时评估撞击综合征。

超声成像可观察到滑囊扩张，通常这些情况对低剂量注射效果显著。但是，在大多数肩峰下撞击病例，没有图像证据显示肩峰下滑囊扩张，反而滑囊通常会增厚；在这些情况下，高剂量注射更有效。

如果看到了深方的肩袖撕裂，滑囊注射应看作是可能的外科修复的一部分。这项技术可以使深方冈上肌腱钙化患者获得显著而持久的缓解，因此应考虑在更具侵入性的技术前进行。

图 3.5 演示了肩峰下滑囊注射。从屏幕右侧可以看到针正在接近。这些连续图像显示如何注入液体使滑囊扩张（图 3.5a~d）。

3.3　肩锁关节注射

3.3.1　病因

- 劳损过度使用：可能表现为骨质溶解。
- 外伤。
- 骨关节炎。

3.3.2　临床表现

- 在肩锁关节区域感觉到疼痛，很少有症状

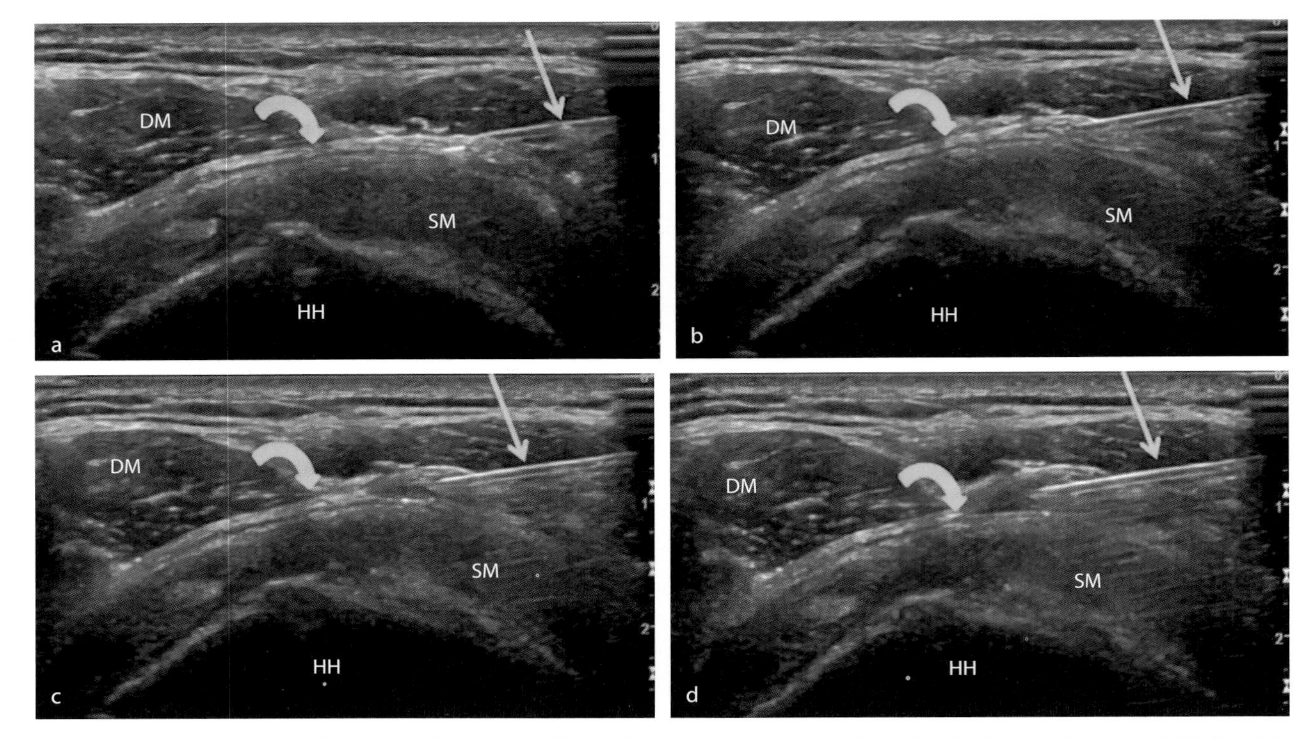

图 3.5 a~d. 肩关节前外侧的超声图像。a. 这一横向图像显示冈上肌（SM）覆盖肱骨头（HH）并位于三角肌（DM）深方。肩峰下滑囊（弧形箭头）显示为高回声线。可见针从图像右侧插入滑囊（直形箭头）。b~d. 在这些连续图像可见注射液体后滑囊（而非肌肉或肌外膜）扩张。

的转移。

- 通常在过度运动时会感觉到疼痛，尤其是在过度水平内收以及过度外展和内旋结合时。
- 可能会出现强烈的疼痛感。

3.3.3 物品准备

见表 3.3。

表 3.3 肩锁关节注射所需的物品

注射器	针	皮质类固醇	局麻药	探头
2 mL	25 G–1 in (2.5 cm)	20 mg 甲泼尼龙	1 mL左右 1% 利多卡因	小的曲棍球棒探头

3.3.4 解剖考虑

肩锁关节线呈矢状面走行，且锁骨远端相对肩峰较高。关节线是从后外侧到前内侧的斜行角度，并包含一个半月纤维软骨。

3.3.5 操作过程

- 患者坐位，面向超声仪器，手臂放于大腿上。
- 探头放置在关节上方的冠状平面。
- 针从外侧朝向锁骨远端与探头大约成 45° 插入关节。
- 注射以团注方式进行，且药液应自由流动。如果遇到阻力，可能提示针尖位于纤维软骨内，方向应更加垂直。

3.3.6 注射

见图 3.6 和图 3.7。

3.3.7 注意事项

肩锁关节是骨关节炎的常见部位，特别是关节承受过重负担的患者，如举重运动员。在这些病例可以尝试多次注射，通常可以长期缓解症状。如果注射不成功，应考虑手术。

肩锁关节除了骨关节炎外，过度和长时间负重可能导致骨质溶解，超声成像中已充分显示。

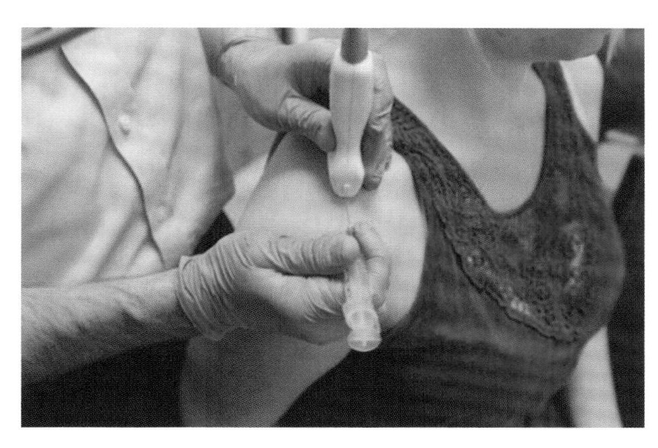

图 3.6 肩锁关节注射。探头放置在关节上方的冠状平面。针从外侧朝向锁骨远端与探头大约成 45° 插入关节。注射以团注方式进行，且药液应自由流动。

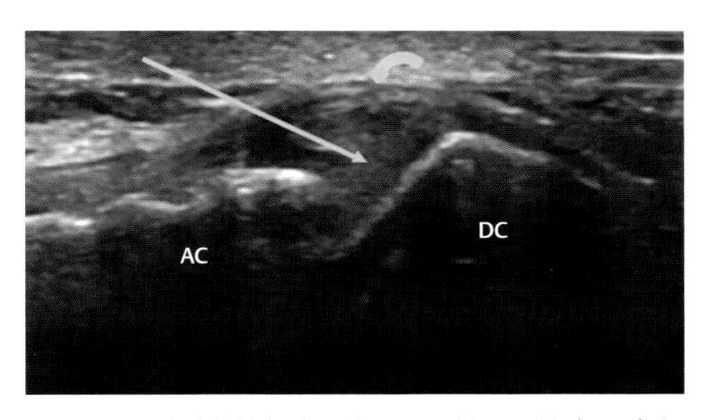

图 3.7 肩锁关节的超声图像。可见锁骨远端（DC）相对于肩峰（AC）位置更高。这有助于从关节的外侧朝向锁骨的外侧面进行注射（直形箭头）。弧形箭头表示关节囊。

如果再考虑到适当的运动调整，注射疗效会更显著。

3.4 胸锁关节注射

3.4.1 病因

- 过度使用。
- 外伤。
- 炎症。

3.4.2 临床表现

- 疼痛位于胸锁关节上方，很少有症状的转移。
- 末端疼痛，所有肩关节活动尤其是水平内收。
- 由于半脱位，关节常常显得非常突出。

3.4.3 物品准备

见表 3.4。

表 3.4 胸锁关节注射所需的物品

注射器	针	皮质类固醇	局麻药	探头
2 mL	25 G–1 in (2.5 cm)	20 mg 甲泼尼龙	1 mL 左右 1% 利多卡因	小的曲棍球棒探头

3.4.4 解剖考虑

胸锁关节线从上内侧到下外侧倾斜走行。关节包含一个小的半月纤维软骨。锁骨的近端高于胸骨，如果从内侧到外侧方向则有助于注射。

3.4.5 操作过程

- 患者仰卧位，手臂放于腹部。
- 探头放置在关节上方的横向平面，以使其沿着锁骨线。
- 针从内侧向外朝向锁骨近端与探头大约成 45° 插入关节。
- 注射以团注方式进行，且药液应自由流动。如果遇到阻力，可能提示针尖位于纤维软骨内，方向应更加垂直。

3.4.6 注射

见图 3.8 和图 3.9。

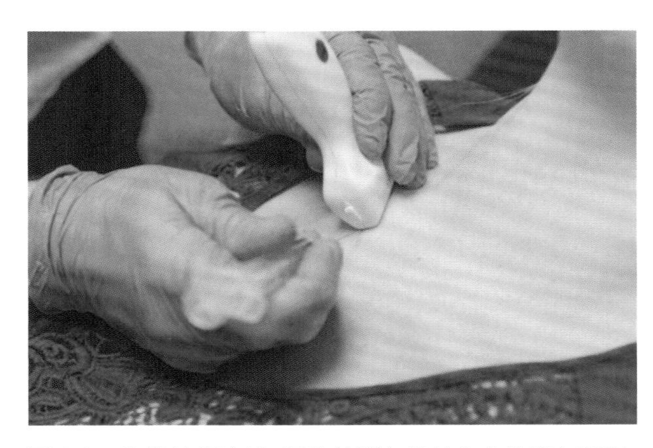

图 3.8 胸锁关节注射。探头放置在关节上方的横向平面，以使其沿着锁骨线。针从内侧向外朝向锁骨近端与探头大约成 45° 插入关节。

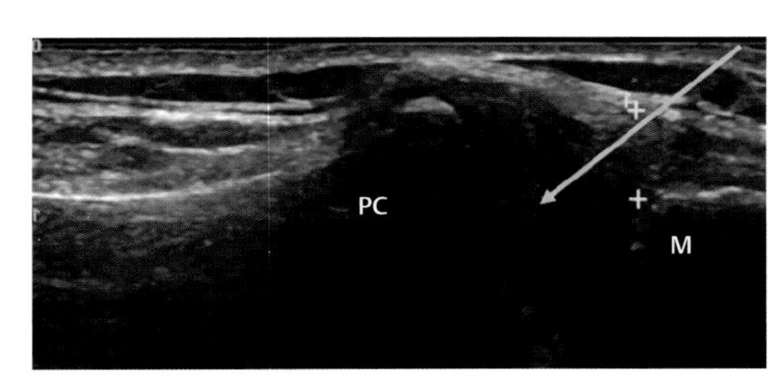

图 3.9 胸锁关节的超声图像。锁骨（PC）近端相对于胸骨（M）（白十字）更靠前。针应指向锁骨近端（直形箭头）。

3

3.4.7 注意事项

胸锁关节可表现为跌倒后的急性拉伤，或更多见于退行性改变和炎症相关的慢性病变。两种情况下的注射相似，但急性病例疗效通常更好。

3.5 肱二头肌腱鞘注射

3.5.1 病因

- 劳损 / 过度使用。
- 炎症。

3.5.2 临床表现

- 疼痛位于肩关节前面肱二头肌长头上方。通常很少有疼痛的转移。
- 因前屈时肱二头肌长头撞击到肩峰以及水平内收时撞击到喙突而经常感到疼痛。
- 抵抗肘部屈曲和前臂旋后也可能引起疼痛。

3.5.3 物品准备

见表 3.5。

表 3.5 肱二头肌腱鞘注射所需的物品

注射器	针	皮质类固醇	局麻药	探头
10 mL	23 G–1 in (2.5 cm)	20 mg 甲泼尼龙	5 mL 左右 1% 利多卡因	小的曲棍球棒探头

3.5.4 解剖考虑

肱二头肌腱鞘注射最好考虑使用短轴入路，这样使针的显示更好。如果从外侧面进针，则医生不需要担心解剖结构。

3.5.5 操作过程

- 患者坐位，手臂放在大腿上。
- 探头放置在横断面肱二头肌间沟上方。
- 针从外侧向内侧与探头成大约 45° 插入，使针尖刺穿横韧带并紧贴肌腱。手臂适当外旋使结节间沟外缘向后可能有帮助，这有利于针直接进入。
- 注射以团注方式进行，且药液应自由流动。如果遇到阻力，可能提示针尖位于肌腱内应轻轻移动。
- 探头旋转 90° 纵向显示肱二头肌腱鞘非常有用，以确保注射后药液在近端和远端自由流动。

3.5.6 注射

见图 3.10 和图 3.11。

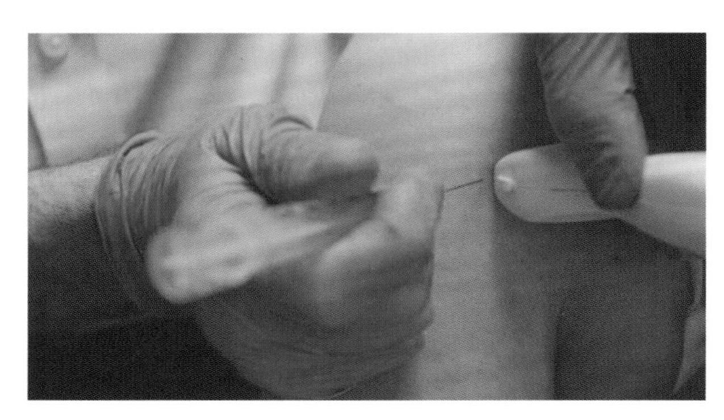

图 3.10 探头放置在横向平面肱二头肌间沟上方。针从外侧向内侧与探头成大约 45° 插入，使针尖刺穿横韧带并紧贴肌腱。手臂适当外旋使结节间沟外缘向后可能有帮助，这有利于针直接进入。

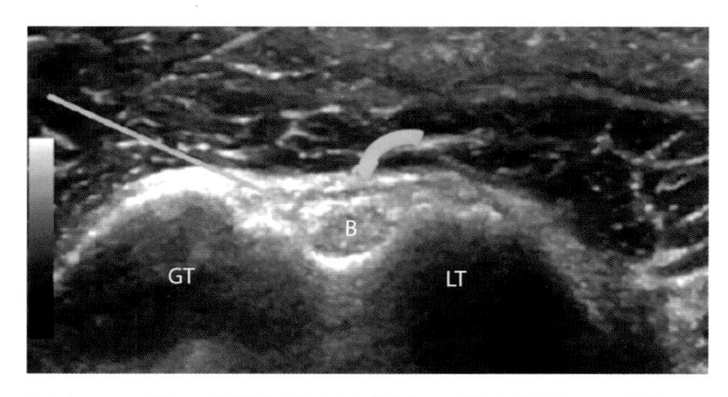

图 3.11 肱二头肌腱的超声图像：横向视图。可见肱二头肌腱（B）呈等回声椭圆形结构，位于横韧带深方（弧形箭头）。针从外侧插入到腱鞘内（直形箭头）。GT，大结节；LT，小结节。

3.5.7 注意事项

肱二头肌长头的病变可能表现为腱鞘炎或肌腱病，或两者兼而有之。后者的表现在中年慢性病例中更常见。

如果表现为腱鞘炎，则尽管肌腱本身看起来很完整，但在肌腱周围可能会出现积液和滑膜炎。只要临床医生意识到急性炎症活动需要处理，注射通常会对这些病例有很好的效果。

关于肌腱病的表现，肌腱本身变得增厚和不规则，并失去正常的纤维形态。如果肌腱可能已经处于薄弱状态，注射可能会加剧，对这些病例进行注射则必须谨慎。另外，如果这样的患者没有考虑适当的康复计划，则注射可能不会有持久的效果。

3.6 肩胛上神经阻滞

3.6.1 病因

- 顽固性肩痛。

3.6.2 临床表现

患者肩痛且口服药物或物理疗法无效，可考虑肩胛上神经阻滞。对于显著的退行性改变或明显的肩袖撕裂，但不适合或不想手术的患者，通常应将神经阻滞作为最后的选择。

3.6.3 物品准备

见表 3.6。

表 3.6 肩胛上神经阻滞所需的物品

注射器	针	皮质类固醇	局麻药	探头
10 mL	21 G–2 in (5.1 cm)	20 mg 甲泼尼龙	5 mL 左右 1% 利多卡因	线阵探头

3.6.4 解剖考虑

肩胛上神经起源于第五和第六颈神经汇合所形成的臂丛上干。它支配冈上肌和冈下肌。肩胛上神经向外走行于斜方肌深方，通过肩胛上横韧带深方的肩胛上切迹进入冈上窝。神经阻滞就是在这一点。然后，肩胛上神经进入冈上窝并分出两个分支：一支到冈上肌，另一支到肩关节。在冈下窝中，肩胛上神经再次发出两个分支：一支到冈下肌，另一支到肩关节。应该注意的是，肩胛上动脉恰位于横韧带上方并且扫查时不易显示。与所有注射一样，应在注射前尝试抽吸以确保针尖不在动脉内。

3.6.5 操作过程

- 患者坐位，手臂放在大腿上。
- 探头放置在冈上窝上方冠状斜面内。
- 针紧邻肩峰内侧缘成大约 45° 插入。
- 针尖定位应恰在肩胛上切迹内神经的上方。
- 注射以团注方式进行，且药液应自由流动。

3.6.6 注射

见图 3.12 和图 3.13。

3.6.7 注意事项

对于不适合或者不想手术的患者，肩胛上神经阻滞是治疗肩关节骨关节炎和（或）严重肩袖病变引起的顽固性肩痛的安全且有效的治疗方法。可以根据需要定期重复治疗。

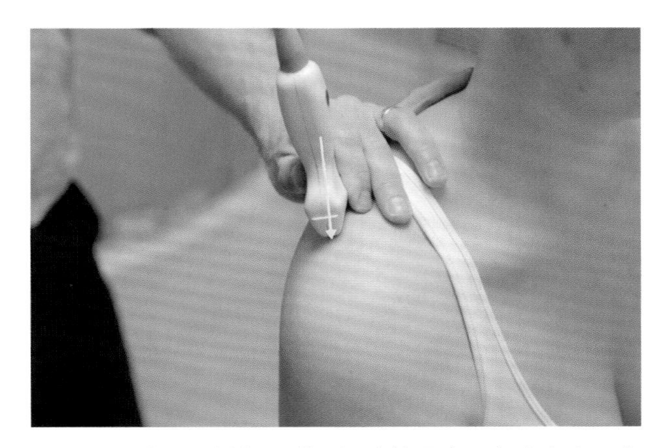

图 3.12 肩胛上神经阻滞，探头放置在冈上窝上方冠状斜面内。针紧邻肩峰内侧缘成大约 45° 插入。针尖定位应恰在肩胛上切迹内神经的上方。

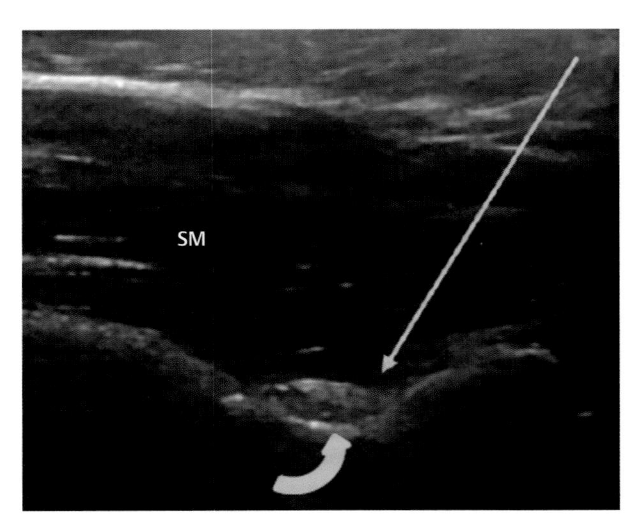

图 3.13 冈上窝和冈上肌（SM）的超声图像。可见肩胛上切迹位于冈上肌深方。肩胛上神经在肩胛上切迹内呈等回声椭圆形结构（弧形箭头）。如直形箭头所示，针指向肩胛上神经[①]。直形箭头，针的方向。

① 以译者经验，正常肩胛上神经很难直接显示。——译者注

肘关节：超声诊断　4

摘要

肘关节超声检查价廉、无创，还可以动态评估关节周围的肌腱和神经以及多个关节韧带。肘关节超声检查最常见的适应证是关节外侧或内侧疼痛（“网球肘”和“高尔夫球肘”）。超声也可以帮助临床医生评估各种其他疾病，包括创伤（部分和完全的肌腱断裂、韧带撕裂和骨折）、过度使用的问题（外侧和内侧髁炎、肱三头肌腱病）、炎症性疾病（骨关节炎、类风湿性关节炎和滑囊炎）和神经病变（尺神经或桡神经卡压病变和神经不稳）。超声还能够发现临床未识别的少量关节积液、滑膜增生以及相关的关节边缘侵蚀。

应使用较大接触面的高频（7~15 MHz）线阵探头进行超声诊断，可提供充分的解剖分辨率。检查应包括适当的动态评估。

关键词

肘关节，肱桡关节，肱尺关节，肱二头肌远端，桡骨结节，肱二头肌桡骨滑囊，伸肌腱，外上髁，屈肌腱，内上髁，冠状窝，鹰嘴，鹰嘴窝，肱三头肌腱

4.1　肘关节的超声诊断：简介

肘关节可被看作由四个象限组成，即前面、内侧、外侧和后面。根据临床诊断，超声通常只聚焦在这四个象限中的一两个。

超声影像包括以下内容：

- 前面。
  - 肱肌。
  - 肱动脉和肱静脉。
  - 正中神经。
  - 前肱桡关节。
  - 桡骨窝。
  - 前肱尺关节。
  - 冠状窝。
  - 肱二头肌腱远端。
- 外侧。
  - 外上髁和伸肌总腱。
  - 桡侧副韧带，包括所示的动态内翻应力。
  - 肱桡关节。

- 内侧。
  - ◇ 内上髁和屈肌总腱。
  - ◇ 尺侧副韧带，包括所示的动态外翻应力。
  - ◇ 肱尺关节。
  - ◇ 尺神经，包括所示的动态扫查半脱位。
- 后面。
  - ◇ 肱三头肌腱。
  - ◇ 鹰嘴突和鹰嘴滑囊。
  - ◇ 鹰嘴窝和关节后方。

4.1.1 前面

横向扫查

患者坐位面向临床医生，手臂放在桌上。肘部应伸直并完全手心向上。如果怀疑有积液，肘关节可以适当屈曲，因为完全伸展会把液体从肘关节前面挤出从而导致假阴性结果。探头放置在肘关节前面的解剖横向平面（图 4.1~ 图 4.3）。

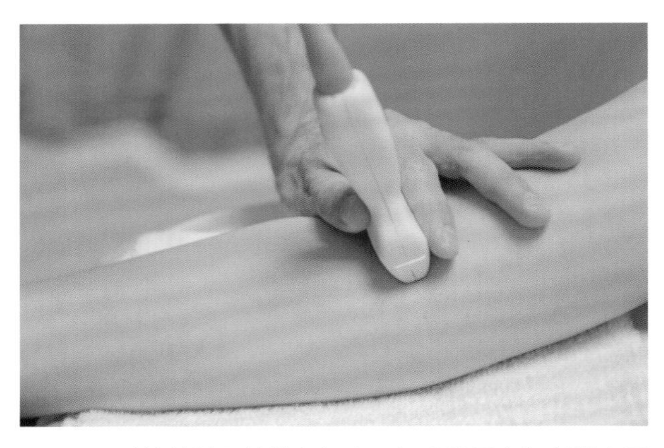

图 4.1 肘关节前面的横向扫查。探头放置在解剖横向平面。探头应从关节上方几厘米的位置向远端移动直到显示桡骨和尺骨干，以确保评估了整个关节。

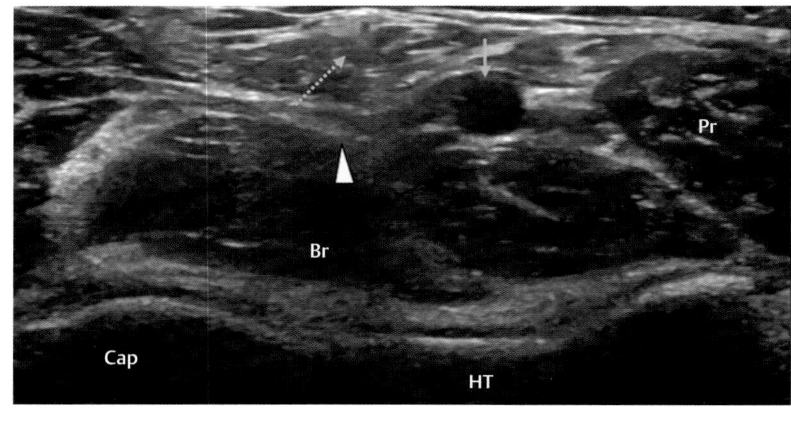

图 4.2 肘关节前面的横向图像。在此图像中，探头放置在肱骨远端以观察肱骨滑车和肱骨小头。Cap，肱骨小头；HT，肱骨滑车；Br，肱肌；Pr，旋前圆肌；白色箭头，正中神经；黄实线箭头，肱动脉；黄虚线箭头，肱二头肌远端肌腱。

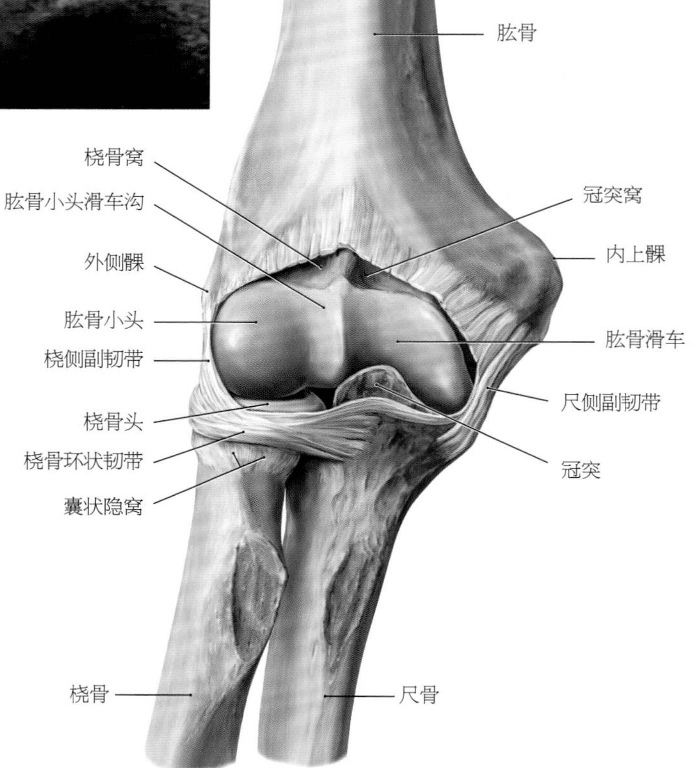

图4.3 右肘关节的前冠状位视图。关节囊已被切除以显示肱骨远端、桡骨和尺骨近端的骨质结构。超声检查应分别包括肱骨远端的横断面图，肱尺关节和肱桡关节的内侧和外侧纵断面图（经允许引自 Schuenke, Schulte, and Schumacher, Atlas of Anatomy, 2nd edition, ©2014, Thieme Publishers, New York. Illustration by Karl Wesker/Markus Voll）。

纵向扫查

由于肘关节由两个不同的关节组成，因此需要两个单独的纵向视图：一个是外侧的肱桡关节，另一个是内侧的肱尺关节。

肱桡关节

肘关节应伸直并完全手心向上。探头放置在肘前窝前外侧的矢状平面。

肱尺关节

肘关节维持伸直并完全手心向上。探头保持在矢状平面并向内侧移动到肘前窝的前内侧（图4.4~ 图 4.8）。

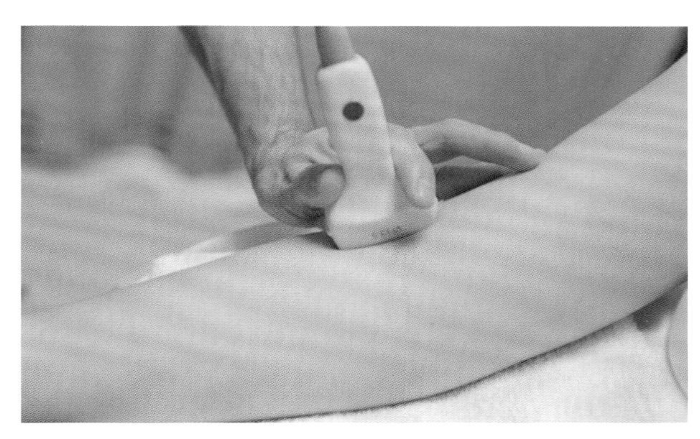

图 4.4 肘关节外侧包括肱桡关节的纵向扫查。探头放置在矢状平面。

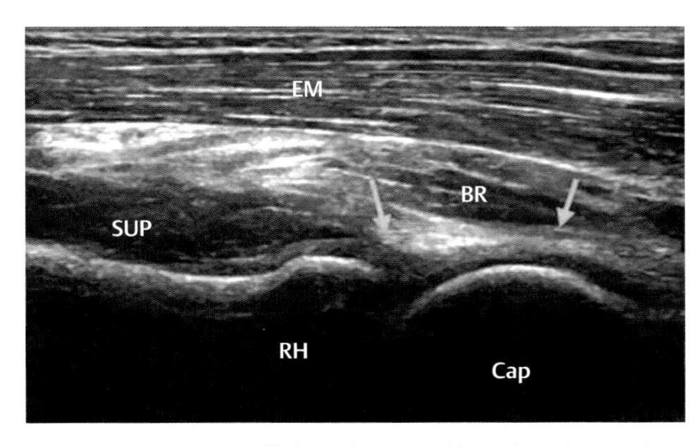

图 4.5 肱桡关节的纵向图像，显示桡骨头、肱骨小头和上覆肌肉。BR，肱肌；Cap，肱骨小头；EM，伸肌；RH，桡骨头；SUP，旋后肌；黄箭头，前关节囊。

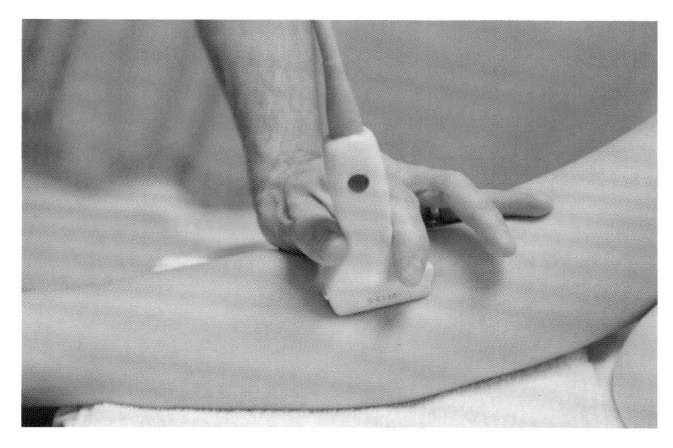

图 4.6 肘关节内侧包含肱尺关节的纵向扫查。探头位于矢状平面。

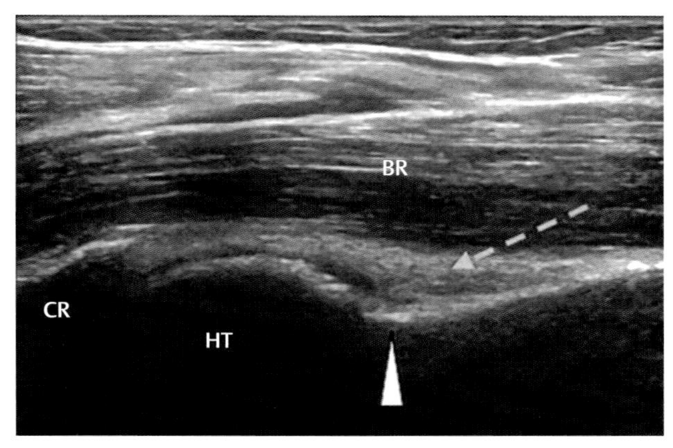

图 4.7 肱尺关节的纵向图像，显示冠状突（CR）、肱骨滑车（HT）和冠状窝。BR，肱肌；白箭头，冠状窝；黄虚线箭头，前方的脂肪垫。

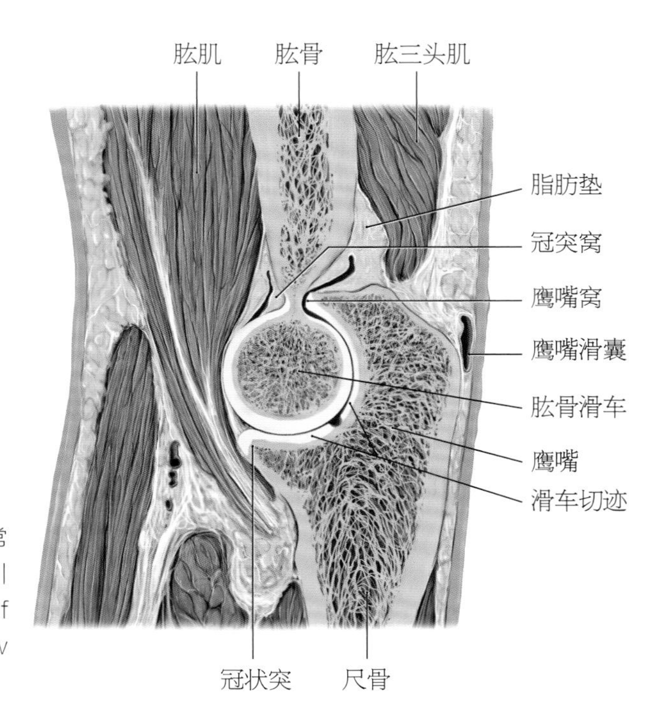

图 4.8 肘部通过肱尺关节的中矢状切面。注意冠状窝、鹰嘴窝和脂肪垫的相对位置。非病理情况下，超声通常不能显示覆盖肱三头肌附着处的浅表鹰嘴滑囊（经允许引自 Schuenke, Schulte, and Schumacher, Atlas of Anatomy, 2nd edition, ©2014, Thieme Publishers, New York. Illustration by Karl Wesker/Markus Voll）。

4.1.2 肱二头肌腱远端

纵向扫查

肱二头肌腱远端最好进行纵向检查。由于各向异性，横向成像几乎没有实用价值。

前臂应完全伸展并掌心向上，以将桡骨结节置于前位。探头倾斜并向外指向桡骨。另外，探头可以远端加压以更好地显示肱二头肌腱。即使这样对于前臂肌肉发达的患者，或者病变累及肌腱和由于疼痛限制不能进行体位配合的患者，也很难对肌腱进行成像（图 4.9~ 图 4.11）。

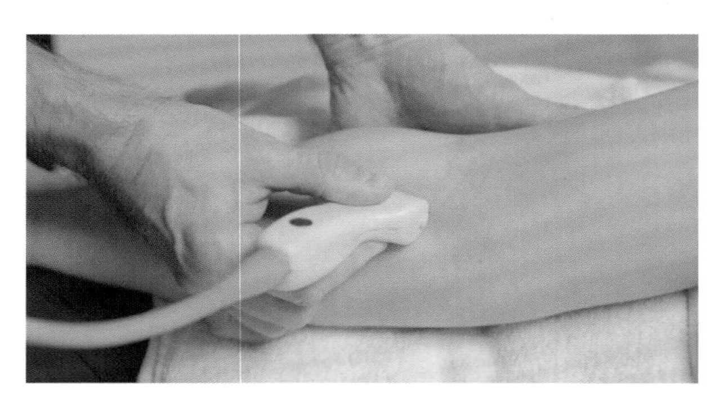

图 4.9 肱二头肌腱远端的纵向扫查。探头倾斜并向外指向桡骨。另外，探头可以远端加压以更好地显示肌腱。

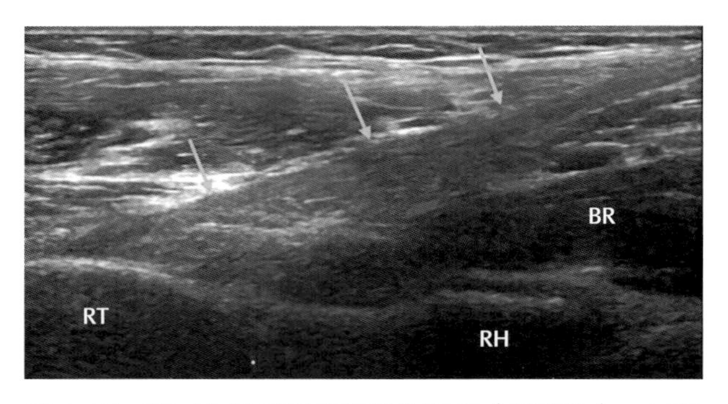

图 4.10 肱二头肌腱远端的纵向图像（黄箭头）。可见肌腱从近端浅表延伸到远端深处附着于桡骨结节（RT）。BR，肱肌；RH，桡骨头。

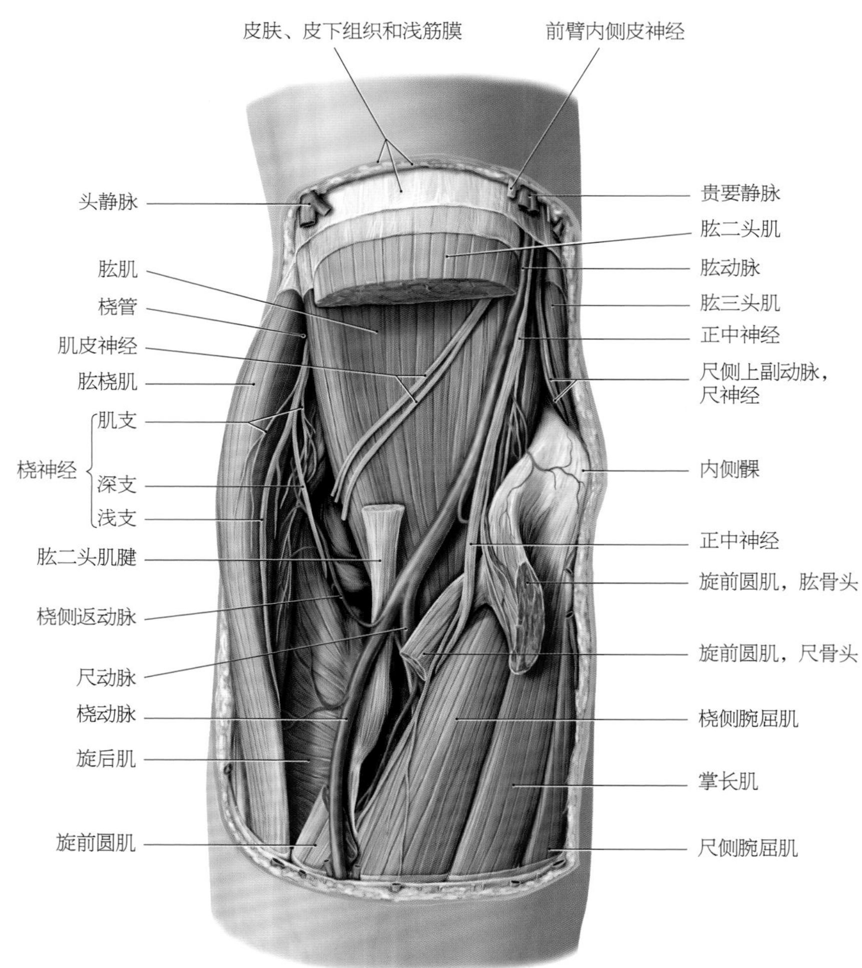

图4.11 右侧肘窝的前冠状位视图，显示肌肉、神经和肱二头肌腱远端的关系和相对位置。肘窝的边界由连接肱骨内、外侧上髁的假想水平线形成。内侧为起源于肱骨内上髁的旋前圆肌的外侧缘；外侧为起源于肱骨外上髁的肱桡肌的内侧缘；它的顶点由外侧和内侧边界的交汇点形成。肘窝的底部由肱肌和旋后肌形成。肘窝有四个主要的垂直结构，从外到内分别是位于肱桡肌和肱肌之间的桡神经、肱二头肌腱、肱动脉[可能在肘窝顶附近分叉成桡动脉（浅表）和尺动脉（深层）]和正中神经（经允许引自 Schuenke, Schulte, and Schumacher, Atlas of Anatomy, 2nd edition, ©2014, Thieme Publishers, New York. Illustration by Karl Wesker/Markus Voll）。

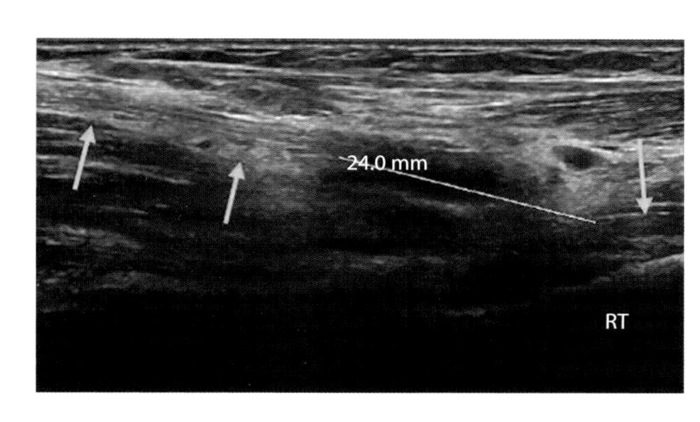

图 4.12 肱二头肌腱远端的纵向图像（黄箭头）。图像左侧的近端肌腱呈正常纤维形态。远端在图像的右下方可见一些肌腱纤维。但是，肌腱内有 24 mm 的缺损，提示完全断裂。RT，桡骨结节。

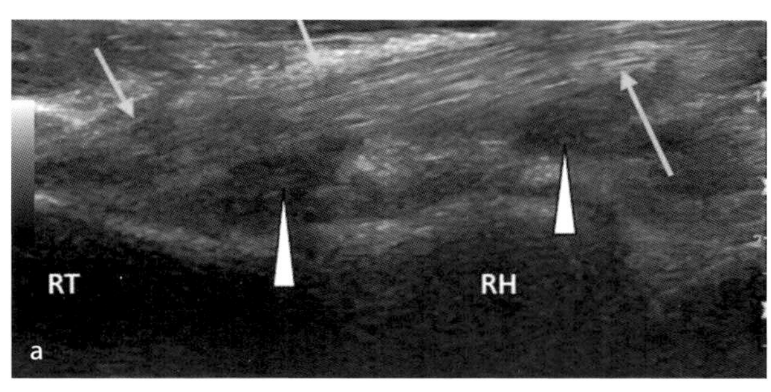

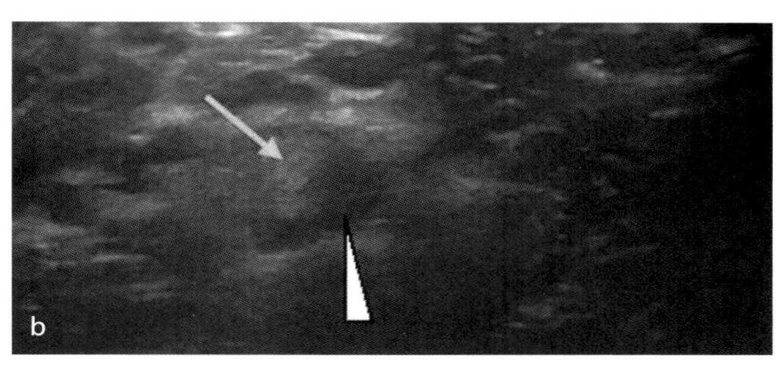

图 4.13 a. 肱二头肌腱远端的纵向图像。肌腱表现完整；但是，肌腱深方有低回声积液（白箭头）。b. 同一肌腱（黄箭头）的横向图像，可见肌腱周围有低回声包绕（白箭头）。该患者是一名 32 岁的登山者，患有偶发性肘关节疼痛，自感关节深方疼痛伴过度内旋时加重。结果提示肱二头肌桡骨滑囊积液，符合“登山肘”的诊断。RH，桡骨头；RT，桡骨结节；黄箭头，肱二头肌腱远端；白箭头，肱二头肌腱远端周围积液伴滑膜增厚。

肱二头肌腱远端：病变

见图 4.12 和图 4.13a、b。

4.1.3 外侧

纵向扫查

患者坐位面向临床医生，手臂放在桌上。肘屈曲至 90°，前臂旋前。探头放置在冠状面，其近端在肱骨外上髁上。在没有病变的情况下，桡侧副韧带很难与上覆的伸肌总腱区分（图 4.14~图 4.17）。

肘关节外侧：病变

见图 4.18a~c 和图 4.19。

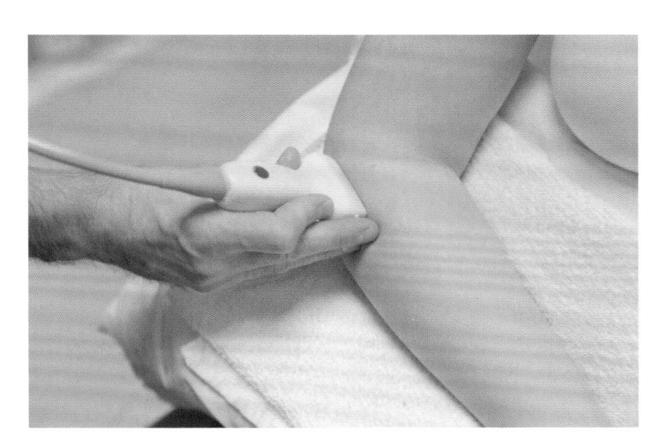

图 4.14 肘关节外侧面的纵向扫查。探头近端放置在冠状平面的外上髁上。

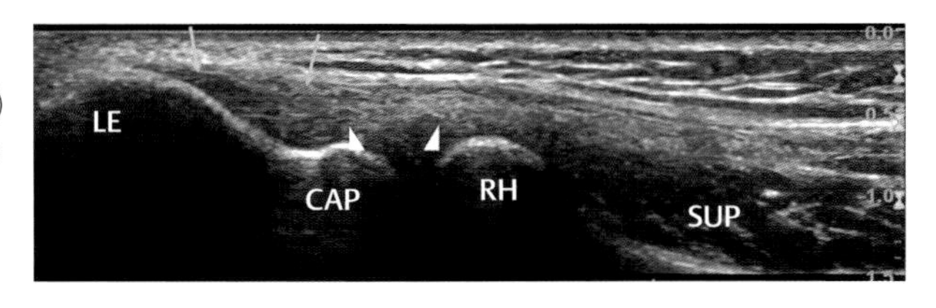

图 4.15 肘关节外侧面的纵向图像，显示伸肌总腱（黄箭头）和深方的肱桡关节的正常表现。在正常情况下，桡侧副韧带（白箭头）很难与上覆的伸肌总腱区分。CAP，肱骨小头；LE，外上髁；RH，桡骨头；SUP，旋后肌。

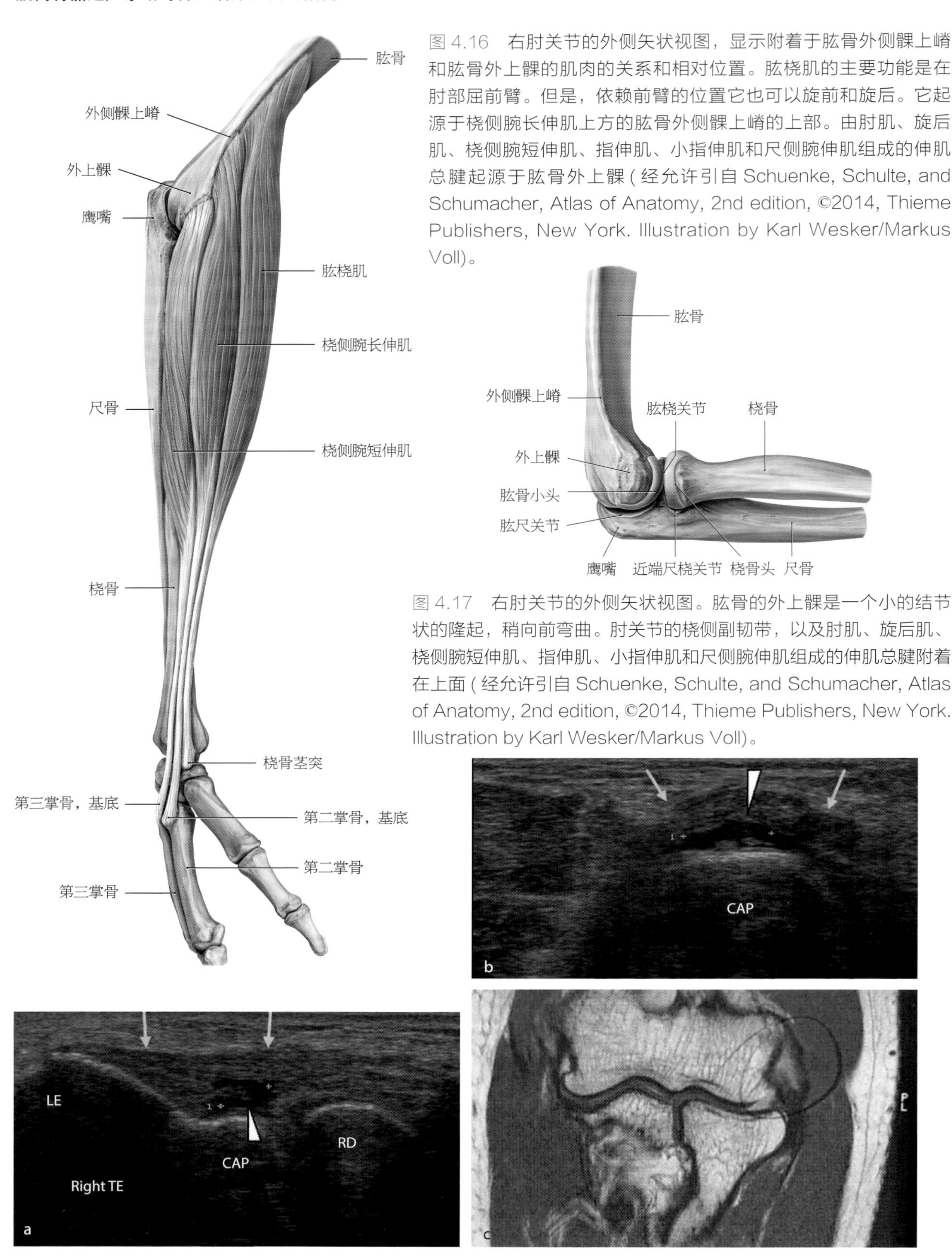

图 4.16 右肘关节的外侧矢状视图，显示附着于肱骨外侧髁上嵴和肱骨外上髁的肌肉的关系和相对位置。肱桡肌的主要功能是在肘部屈前臂。但是，依赖前臂的位置它也可以旋前和旋后。它起源于桡侧腕长伸肌上方的肱骨外侧髁上嵴的上部。由肘肌、旋后肌、桡侧腕短伸肌、指伸肌、小指伸肌和尺侧腕伸肌组成的伸肌总腱起源于肱骨外上髁（经允许引自 Schuenke, Schulte, and Schumacher, Atlas of Anatomy, 2nd edition, ©2014, Thieme Publishers, New York. Illustration by Karl Wesker/Markus Voll）。

图 4.17 右肘关节的外侧矢状视图。肱骨的外上髁是一个小的结节状的隆起，稍向前弯曲。肘关节的桡侧副韧带，以及肘肌、旋后肌、桡侧腕短伸肌、指伸肌、小指伸肌和尺侧腕伸肌组成的伸肌总腱附着在上面（经允许引自 Schuenke, Schulte, and Schumacher, Atlas of Anatomy, 2nd edition, ©2014, Thieme Publishers, New York. Illustration by Karl Wesker/Markus Voll）。

图 4.18 a. 肘关节外侧的纵向图像，显示伸肌总腱深部的低回声区（白箭头），符合撕裂。可见撕裂在两个标尺之间呈倒 C 形。b. 图 a 同一患者的横向图像。可见肌腱深部的低回声区（白箭头）几乎累及了整个肌腱的宽径。c. 图 a 和图 b 中同一肘关节的 MRI（T1 冠状位）。虽然 MRI 显示伸肌总腱内的信号增高，但是超声图像能够提供有关实际撕裂及其大小的更多信息。CAP，肱骨小头；LE，外侧髁；RD，桡骨头；白箭头，撕裂；黄箭头，伸肌总腱。

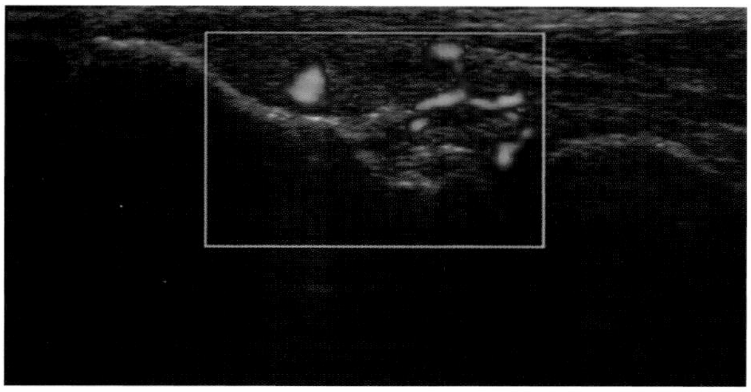

图 4.19 肘关节外侧的纵向图像，显示整个伸肌总腱的新生血管增多，符合显著的肌腱病。

4.1.4 内侧

纵向扫查

患者坐位，面向临床医生，手臂放在桌上。肘屈曲至 90°，前臂旋后。手臂外旋。探头放置在冠状平面，其近端在肱骨内上髁上（图 4.20~ 图 4.23）。

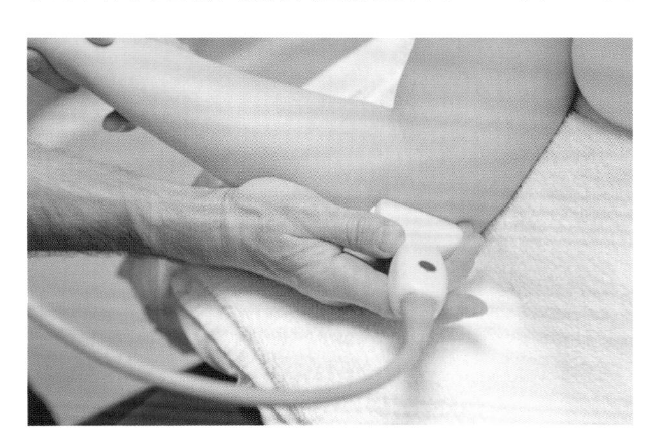

图 4.20 肘关节内侧面的纵向扫描。探头近端放置于冠状平面的内上髁上，探头在屈肌总腱和肱尺关节上方。

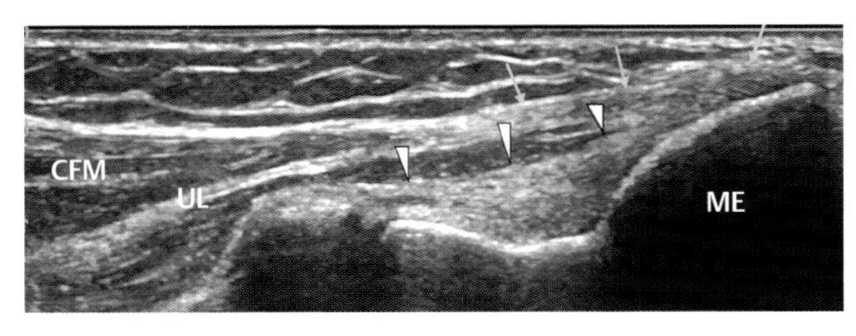

图 4.21 肘关节内侧面的纵向图像。可见屈肌总腱（黄箭头）覆盖尺侧副韧带（白箭头）。CFM，屈肌总腱；ME，内上髁；UL，尺骨。

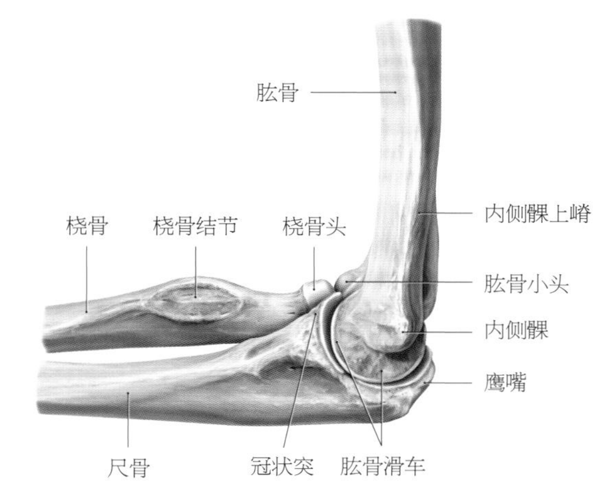

图 4.22 右肘关节的内侧矢状视图。内上髁比外上髁更大并且更突出，并且在解剖位置上指向后方。内上髁有尺侧副韧带、旋前圆肌，以及桡侧腕屈肌、尺侧腕屈肌、指浅屈肌和掌长肌的总腱（屈肌总腱）附着（经允许引自 Schuenke, Schulte, and Schumacher, Atlas of Anatomy, 2nd edition, ©2014, Thieme Publishers, New York. Illustration by Karl Wesker/Markus Voll）。

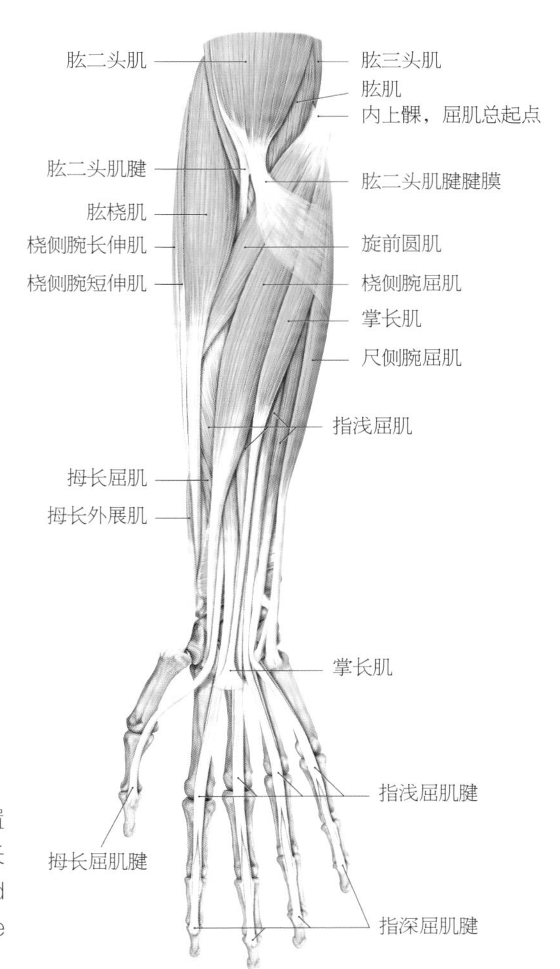

图 4.23 右肘区和前臂的前冠状视图。注意前臂肌肉的相对位置和走行，尤其是前间室的屈肌，由旋前圆肌、桡侧腕屈肌、掌长肌、尺侧腕屈肌和深层的指浅屈肌组成（经允许引自 Gilroy and MacPherson, Atlas of Anatomy, 3rd edition, ©2016, Thieme Publishers, New York. Illustration by Karl Wesker/Markus Voll）。

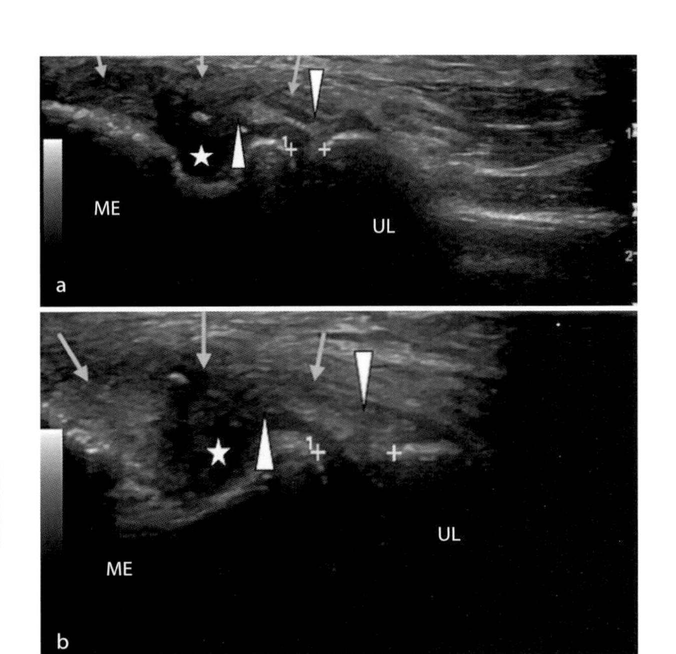

图 4.24　a. 肘关节内侧面的纵向图像。可见屈肌总腱（黄箭头）增厚且回声减低。尺侧副韧带（白箭头）远端回缩伴无回声区（白星），此处近端撕裂。在此图像中肘关节处于静止状态——注意标尺之间的间隙在正常范围内。b. 图 a 同一肘关节的纵向图像。在此图像中给予肘关节一定的外翻应力。注意标尺之间的间隙增大提示不稳定。ME，内上髁；UL，尺骨；白十字，测量标尺；白星，尺侧副韧带近端撕裂。

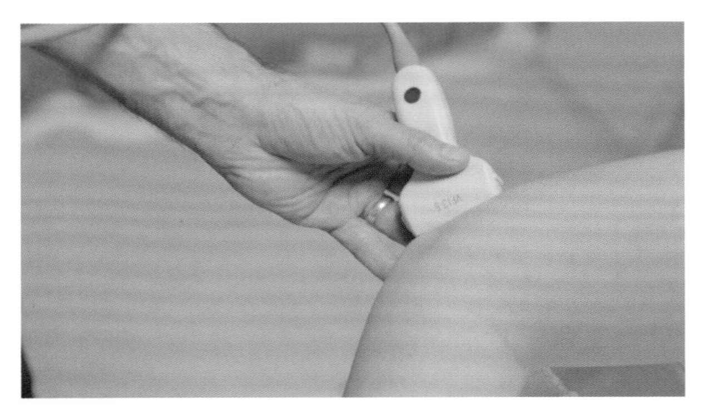

图 4.25　肘关节后面的纵向扫查。探头远端放置于肱骨鹰嘴上，与肱三头肌腱、肘关节后面和鹰嘴窝对齐。

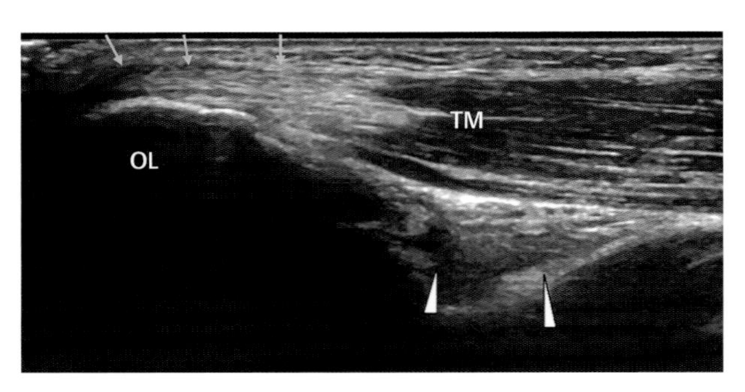

图 4.26　肘关节后面的纵向图像。可见肱三头肌腱（黄箭头）和肱三头肌（TM）覆盖在鹰嘴窝和鹰嘴脂肪垫上（白箭头）。OL，鹰嘴。

肘关节内侧：病变

见图 4.24a、b。

4.1.5　后面

纵向扫查

患者坐位，面向临床医生，肩关节外展 90°，肘关节屈曲至 90°，手放在患者面前的桌上。探头远端放置于鹰嘴后面，在矢状面与肱三头肌腱对齐（图 4.25~ 图 4.27）。

横向扫查

患者坐位，面向临床医生，肘关节屈曲至 90°，手臂放在桌上。探头放置在鹰嘴窝和肱三头肌腱后面的横向平面（图 4.28~ 图 4.30）。

肘关节后面：病变

见图 4.31。

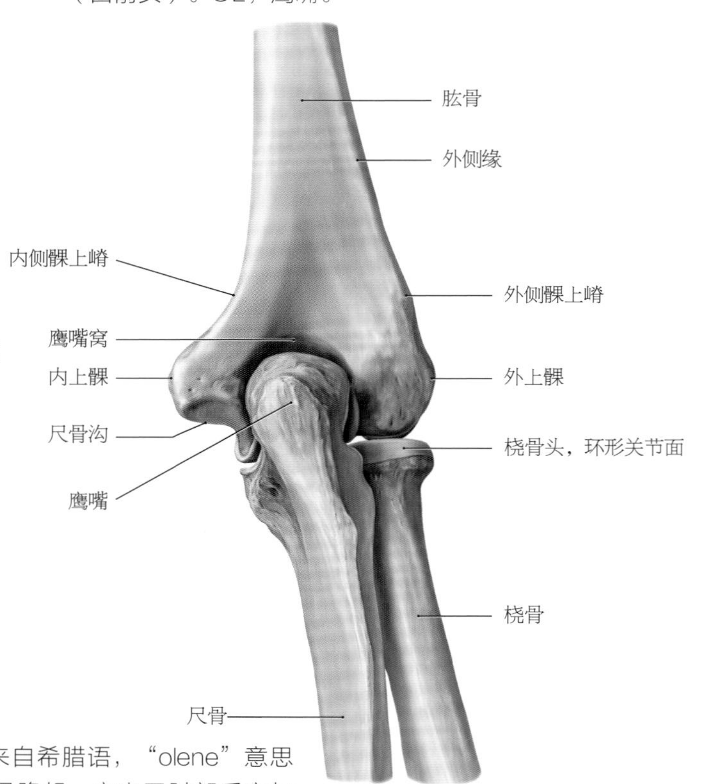

图 4.27　右肘关节的后冠状视图。鹰嘴（olecranon, 来自希腊语，“olene”意思是肘部，“kranon”意思是头）是尺骨粗大、弯曲的骨隆起，突出于肘部后方与肘窝相对。肘的伸展受到鹰嘴与包含鹰嘴脂肪垫的鹰嘴窝的接合的限制（经允许引自 Schuenke, Schulte, and Schumacher, Atlas of Anatomy, 2nd edition, ©2014, Thieme Publishers, New York. Illustration by Karl Wesker/Markus Voll）。

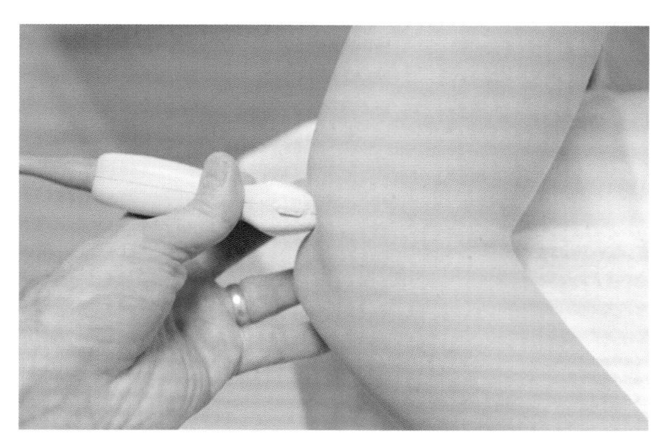

图4.28 肘关节后面的横向扫查。探头放置在横向平面，位于鹰嘴窝和肱三头肌腱上。

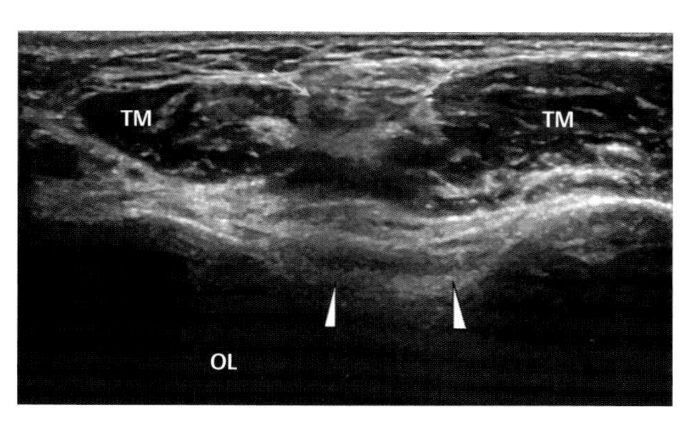

图 4.29 肘关节后面的横向图像。可见肱三头肌腱（黄箭头）和肱三头肌（TM）覆盖在鹰嘴窝和鹰嘴脂肪垫上（白箭头）。OL，鹰嘴。

图 4.30 右肘后和前臂的后冠状视图，显示肱三头肌和肘肌附着于鹰嘴后面，以及前臂后间室肌肉的关系。肱三头肌长头起自肩胛骨的盂下结节，向远端延伸位于小圆肌前面和大圆肌后面。内侧头起自桡神经沟、肱骨的背侧面和内侧肌间隔，远端部分也起自外侧肌间隔。内侧头大部分被外侧头和长头所覆盖，仅在肱骨远端可见。外侧头起自肱骨背侧面，在桡神经沟的外侧和近端，并从大结节向下延伸至外侧肌间隔区域。来自三个头的所有纤维汇聚成一条肌腱，止于鹰嘴突和肘关节囊的后壁（经允许引自 Gilroy and MacPherson, Atlas of Anatomy, 3rd edition, ©2016, Thieme Publishers, New York. Illustration by Karl Wesker/Markus Voll）。

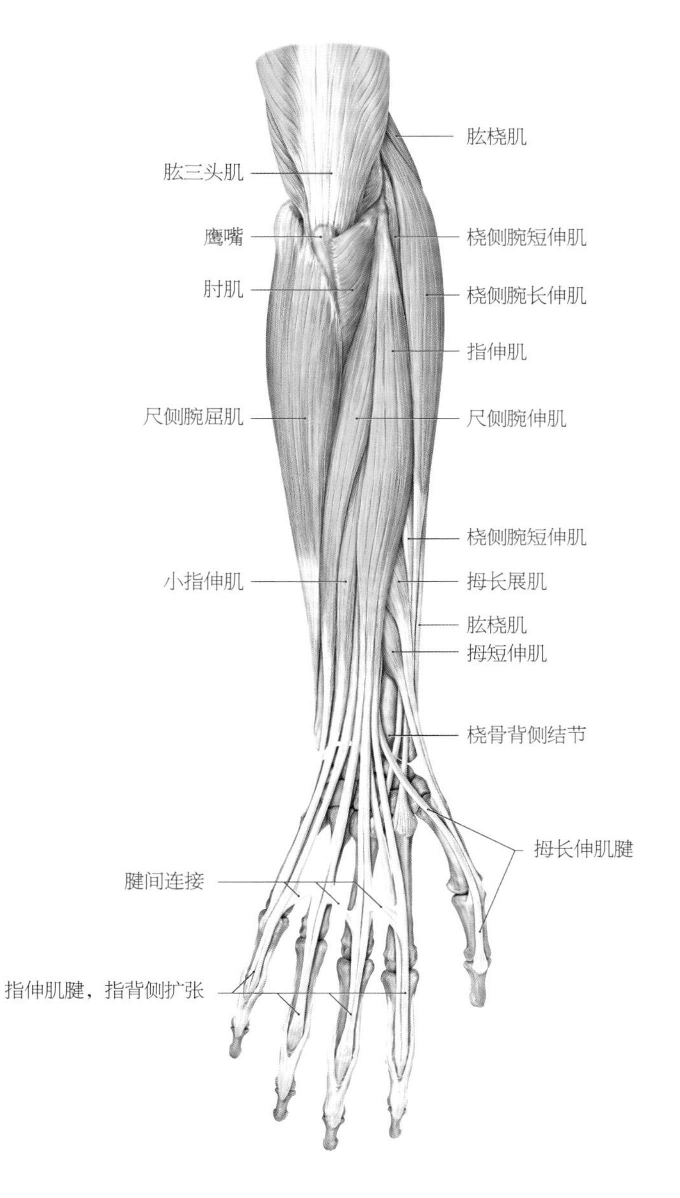

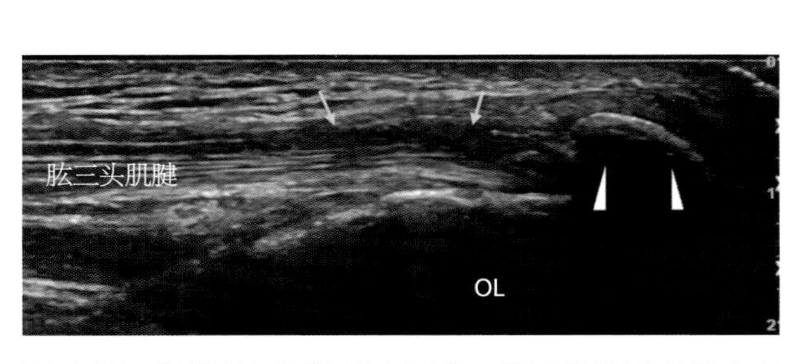

图 4.31 肘关节后面的纵向图像。肱三头肌腱远端止点处（白箭头）有大的骨质增生并有一些钙化。注意在肌腱的浅表部分（黄箭头）正常肌腱结构消失。这些表现符合末端肌腱病。OL，鹰嘴；白箭头，骨质增生；黄箭头，正常肌腱结构消失。

肘关节：介入治疗技术 5

摘要

本章概述肘关节周围常用的介入治疗技术。目的是详细说明探头和针的位置关系以及校正方式，以便精准置入目标组织。另外，每种病变均给出了简要的临床表现以及一些需要注意的解剖学考虑。所提供的药物、剂量和体积是作者诊所使用的。

关键词

肘关节，肱桡关节，肱尺关节，肱二头肌腱远端，桡骨结节，肱二头肌桡骨滑囊，伸肌腱，外上髁，屈肌腱，内上髁，冠状窝，鹰嘴，鹰嘴窝，肱三头肌腱

5.1 肘关节注射

5.1.1 病因

- 骨关节炎。
- 偶发的急性或慢性过度使用。

5.1.2 临床表现

- 疼痛位于肘关节内并传到前臂肌肉。
- 根据潜在病变的严重程度，可能存在不同程度的关节囊型活动限制。肘关节屈曲受限较多，伸直受限较少。

5.1.3 物品准备

见表 5.1。

表 5.1 肘关节注射所需的物品

注射器	针	皮质类固醇	局麻药	探头
10 mL	25 G–1 in (2.5 cm)	20 ~ 40 mg 甲泼尼龙	5 mL 左右 1% 利多卡因	小的曲棍球棒探头

5.1.4 解剖考虑

肘关节由三个独立的关节组成，肱桡、尺桡和肱尺关节。最安全、最简单的方法是使用后外侧入路将针置于桡骨头和肱骨小头之间。使用此

入路临床医生不用担心解剖结构。

5.1.5 操作过程

- 患者坐位，手臂放在其面前的桌上，肘关节略微弯曲。
- 探头放置在肱桡关节后面的纵向平面，使桡骨头和肱骨小头都可以清晰显示。
- 用手指识别桡骨头和肱骨小头之间的间隙。
- 针从远端到近端方向与探头成大约 45° 插入，使得针尖进入桡骨头上表面和肱骨小头之间的间隙。
- 注射以团注方式进行，且药液应自由流动。

5.1.6 注射

见图 5.1 和图 5.2。

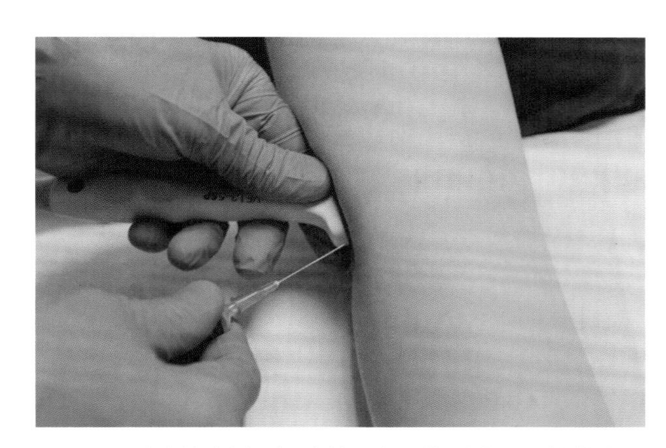

图 5.1 肘关节注射。探头放置在肱桡关节后面的纵向平面，使桡骨头和肱骨小头都可以清晰显示。用手指识别桡骨头和肱骨小头之间的间隙。弯曲和伸展关节可能有助于定位。针从远端到近端方向与探头成大约 45° 插入，使得针尖进入桡骨头上表面和肱骨小头之间的间隙。

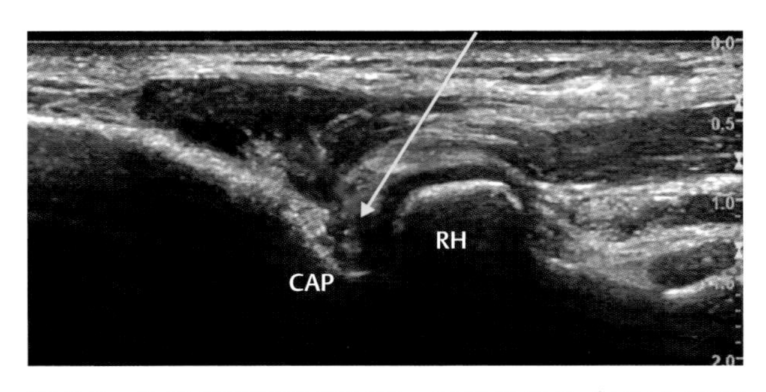

图 5.2 肱桡关节的纵向图像。可见桡骨头（RH）位于图像右侧，肱骨小头的后面（CAP）位于左侧。直形箭头代表针，显示了针的方向。

5.1.7 注意事项

肘关节的骨关节炎是相对罕见的，除非之前有严重的损伤。对于有症状的骨关节炎患者，适量使用皮质类固醇或透明质酸注射可以显著缓解疼痛和改善功能。

如果患者主诉交锁或“被限制”样症状，应避免注射，直到进一步检查以评估游离体存在的可能性。如果存在，应考虑手术意见移除，以避免进一步可能的关节损伤。

5.2 伸肌总腱注射：“网球肘”

5.2.1 病因

- 急性或慢性过度使用。

5.2.2 临床表现

- 疼痛位于肘关节外侧面，偶尔可传到前臂肌肉。
- 通常会保持良好的肘部活动范围，可以通过抵抗腕关节伸直和直接触诊肘关节外侧来引发疼痛。

5.2.3 物品准备

见表 5.2。

表 5.2 伸肌总腱注射（网球肘）所需的物品

注射器	针	皮质类固醇	局麻药	探头
5 mL	23 G–1 in (2.5 cm)	20 mg 甲泼尼龙	4 mL左右 1% 利多卡因	小的曲棍球棒探头

5.2.4 解剖考虑

网球肘最常影响伸肌总腱肱骨外上髁前表面起点处。前表面朝向前外侧。

虽然外上髁前表面是最常见的疼痛部位，但疼痛也可能起源于更远端伸肌总腱与伸肌连接部，或更近端髁上嵴下 1/3 处的桡侧腕长伸肌起点。

5.2.5 操作过程

- 患者坐位，手臂放于其面前的桌上，肘部弯曲大约 90°。
- 探头放置在纵向平面，伸肌总腱附着于外上髁处上方。
- 针从远端到近端方向与探头成大约 45° 插入，针尖进入并穿过伸肌总腱，定位在肌腱深方外上髁的前表面。
- 针过于垂直会将针尖置于桡侧副韧带实质内或肘关节腔内。
- 大部分注射到伸肌总腱深方，然后针刺肌腱。

5

5.2.6 注射

见图 5.3 和图 5.4。

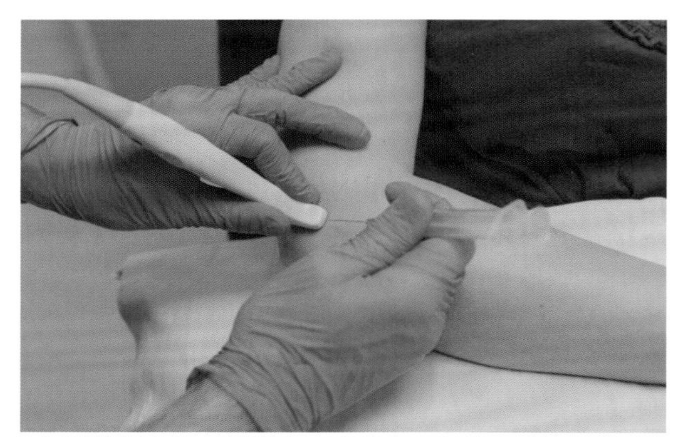

图 5.3 肘关节伸肌总腱注射。探头放置在纵向平面伸肌总腱附着于外上髁处上方。针从远端到近端方向与探头成大约 45° 插入，使针尖进入并穿过伸肌总腱定位在肌腱深方外上髁的前表面。应使用针刺技术进行注射。

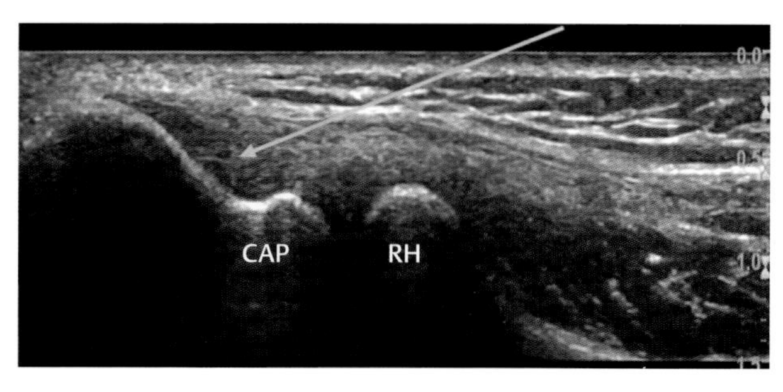

图 5.4 肘关节外侧和肱桡关节的纵向图像。可见桡骨头（RH）位于图像右侧而肱骨小头（CAP）在左侧。箭头代表朝向外上髁的针。

5.2.7 注意事项

超声可用作很多肌腱的检查，并可为临床医生提供有价值的信息，如伸肌总腱的状态。除了B超显示病变的程度外，使用能量多普勒还可提供肌腱内新生血管形成的详细信息。

应该注意的是，如果超声未显示伸肌总腱内的改变，要质疑网球肘的诊断。应包括对颈椎的彻底检查，以排除疼痛从颈部转移的可能性。在远端应排除骨间背侧神经卡压的诊断。与大多数注射技术一样，必须告知患者适当的康复计划，如果可能，包括减少负重和限制活动。

5.3 屈肌总腱注射："高尔夫球肘"

5.3.1 病因

- 急性或慢性过度使用。

5.3.2 临床表现

- 疼痛位于肘关节内侧。
- 疼痛可通过抵抗腕关节屈曲和握抓动作再现。

5.3.3 物品准备

见表 5.3。

表 5.3 屈肌总腱注射（高尔夫球肘）所需的物品

注射器	针	皮质类固醇	局麻药	探头
5 mL	23 G–1 in（2.5 cm）	20 mg 甲泼尼龙	2 mL 左右 1% 利多卡因	小的曲棍球棒探头

5.3.4 解剖考虑

高尔夫球肘是肘关节内侧疼痛的常见原因，可能表现为相对急性的病变，或者与屈肌总腱内长期的腱病改变有关。

肘关节屈肌总腱起源于内上髁的前表面。注射时不应过深，否则注射的是内侧副韧带而不是肌腱。

5.3.5 操作过程

• 患者坐位，手臂放在前面的桌上，肘部屈曲约 90°，肩关节略微外旋。

• 医生位于患者旁边，以便能用身体支撑患者的手臂。

• 探头放置在纵向平面内上髁上方，可以清晰显示屈肌总腱的起点。

• 识别屈肌总腱。

• 针从远端到近端方向与探头成大约 45° 插入，针尖进入并穿过伸肌总腱，抵在内上髁。

• 大部分注射到伸肌总腱深方，然后针刺肌腱。

5.3.6 注射

见图 5.5 和图 5.6。

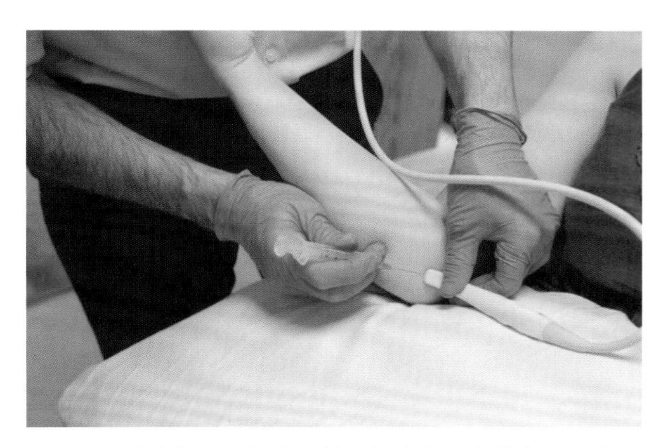

图 5.5 肘关节屈肌总腱注射。探头放置在纵向平面内上髁上方，可以清晰显示屈肌总腱的起点。识别屈肌总腱。针从远端到近端方向与探头成大约 45° 插入，针尖进入并穿过伸肌总腱抵在内上髁。应使用针刺技术进行注射。

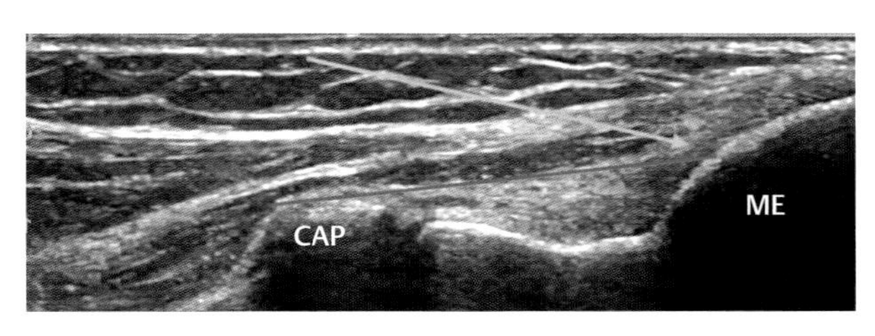

图 5.6 肘关节内侧和屈肌总腱的纵向图像。可见内上髁（ME）位于图像右侧。红线标示尺侧副韧带前束的浅面。黄箭头代表朝向内上髁的针。CAP，肱骨小头。

5.3.7 注意事项

临床医生应该知道位于内上髁后面肘管中的尺神经。高容量注射可能会导致肘部远端尺神经分布区域的暂时麻木。

与大多数注射技术一样，必须告知患者适当的康复计划，如果可能，包括减少负重和限制活动。

5.4 肱二头肌桡骨滑囊 / 肱二头肌远端肌腱病注射

5.4.1 病因

• 过度使用，尤其是在前臂旋前位时肘关节重复的屈曲活动。

5.4.2 临床表现

• 疼痛位于肘关节前面深方。

• 疼痛可通过抵抗肘关节屈曲再现。前臂位于旋前位时通常更严重。如果滑囊受到影响，完全内旋和肘部伸展时尤其疼痛。

5.4.3 物品准备

见表 5.4。

表 5.4 肱二头肌桡骨滑囊 / 肱二头肌远端肌腱病注射所需的物品

注射器	针	皮质类固醇	局部药	传感器
5 mL	23 G–1 in (2.5 cm)	20 mg 甲泼尼龙	2 mL 左右 1% 利多卡因	小的曲棍球棒探头

5.4.4 解剖考虑

肱二头肌远端肌腱病不是常见的症状，但是在患者前臂处于旋前位置时反复弯曲肘关节抵抗阻力时可能成为问题。攀岩或举重运动员在挺举前的疼痛与此相关。

患者可能出现肱二头肌远端肌腱病或肱二头肌桡骨滑囊炎或者两种病变同时存在。

使用前方入路进行成像和注射是困难的，因为肱二头肌位于血管结构的深方。更容易和安全的方法是让前臂完全内旋并从前臂的后面进入。

5.4.5 操作过程

- 患者坐位，手臂放在面前的桌上，肘部屈曲约 90°，前臂完全内旋。
- 在此位置，桡骨结节旋转朝向后面。
- 探头放置在纵向平面肱二头肌腱附着在桡骨结节处。
- 针从前内侧到后外侧方向与探头成大约 45° 插入。
- 如果确认了肱二头肌桡骨滑囊，则以团注方式注射入滑囊内。如果病变与肱二头肌肌腱病更相关，则可以在肌腱周围进行注射，然后针刺肌腱。

5.4.6 注射

见图 5.7 和图 5.8。

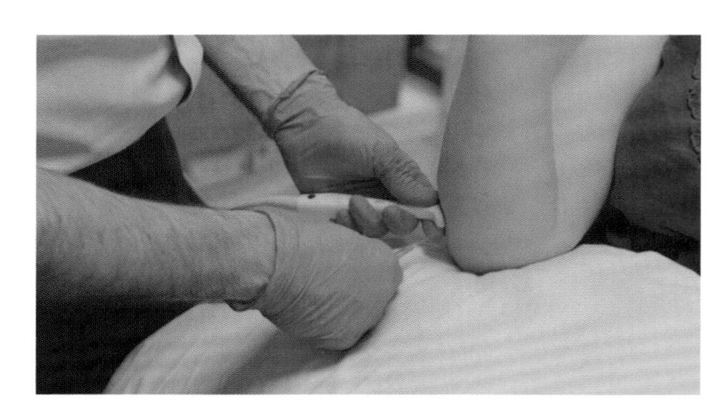

图 5.7 肱二头肌桡骨滑囊 / 肱二头肌远端肌腱注射。探头放置在纵向平面肱二头肌腱附着的桡骨结节处。针从前内侧到后外侧方向与探头成大约 45° 插入。如果确认了肱二头肌桡骨滑囊，则以团注方式注射入滑囊内。如果病变与肱二头肌肌腱病更相关，则可以在肌腱周围进行注射，然后针刺肌腱。

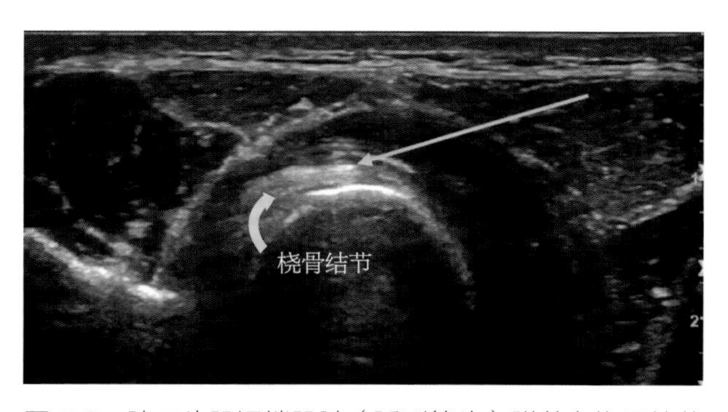

图 5.8 肱二头肌远端肌腱（弧形箭头）附着在桡骨结节的纵向图像。直形箭头代表朝向肱二头肌远端肌腱浅面的针。

5.4.7 注意事项

建议患者在注射后至少 2 周避免任何肘关节的屈曲负重，尤其是前臂旋前时。此外，需要仔细考虑治疗以避免复发。

5.5 鹰嘴滑囊注射

5.5.1 病因

- 直接损伤，如摔倒或击打鹰嘴。
- 过度使用。
- 化脓性滑囊炎。
- 痛风。

5.5.2 临床表现

肿胀位于鹰嘴的后面。由于过度摩擦引起的反应性滑囊炎，可能不会疼痛。

如果肿胀合并疼痛和发炎，临床医生应该注意可能的化脓性滑囊炎或继发于痛风的滑囊炎。直接撞击在鹰嘴上可能会导致出血性滑囊炎。

如果有任何感染的可能性，应考虑在注射前进行抽吸，抽吸物送去检验。抽吸物的检验分析也可以帮助鉴别与痛风相关的尿酸盐晶体。

5.5.3 物品准备

见表 5.5。

表 5.5 鹰嘴滑囊注射所需的物品

注射器	针	皮质类固醇	局部药	探头
5 mL	23 G–1 in (2.5 cm)	20 mg 甲泼尼龙	2 mL左右 1% 利多卡因	小的曲棍球棒探头

5.5.4 解剖考虑

鹰嘴滑囊位于鹰嘴和肱三头肌附着点的后面。在正常状态下，超声不能显示。由于滑囊很浅表，所以没有其他解剖结构需要避开。

5.5.5 操作过程

- 患者坐位，手臂放在前面的桌上，肘部屈曲约 90°。

- 探头放置在纵向平面鹰嘴滑囊上方。
- 针从下向上方向与探头成大约 45° 插入。
- 应首先进行回抽。如果临床病史和体格检查或抽吸物的表现有任何感染的可能性，则不能注射。
- 如果没有关于感染的顾虑，则注射以团注方式进行。

5.5.6　注射

见图 5.9 和图 5.10。

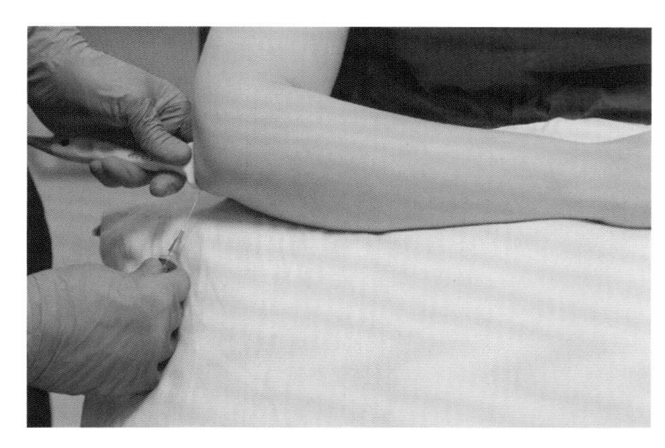

图 5.9　鹰嘴滑囊注射。探头放置在纵向平面鹰嘴滑囊上方。针从下向上方向与探头成大约 45° 插入。应首先进行回抽。如果临床病史和体格检查或抽吸物的表现有任何感染的可能性，则不能注射。

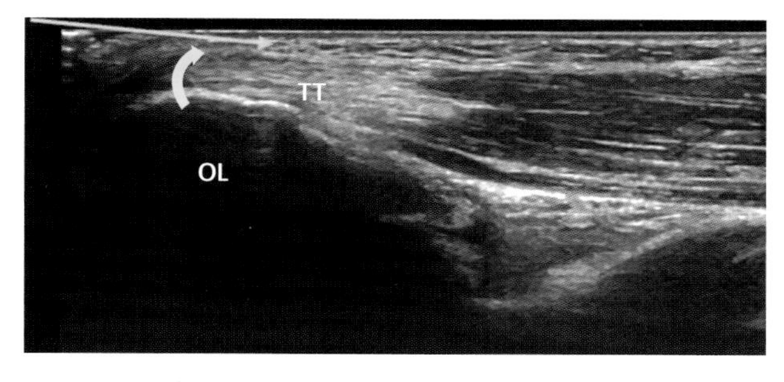

图 5.10　肘关节后面的纵向图像。鹰嘴滑囊位于肱三头肌腱（TT）和鹰嘴（OL）的浅方。在正常状态下，鹰嘴滑囊不能显示。弧形箭头指示滑囊所在的位置。直形箭头，注射线。

5.5.7　注意事项

对于机械性和反应性滑囊炎，建议患者相对休息几周，并在必要时限制活动。进一步的治疗将取决于病因和抽吸物的检验结果。

腕关节和手部：超声诊断 6

摘要

腕关节和手部超声检查是风湿病患者最常用的超声检查之一，能够检测出病变的早期征象。这些征象取决于疾病的进展。在骨关节炎中，超声检查已显示出对侵蚀性骨关节炎患者关节炎症的检测比临床检查更灵敏。对于类风湿性关节炎患者，超声能够检测出临床检查未确定的严重滑膜炎，即“亚临床”滑膜炎。腕关节和手部超声检查应使用高频（12~18 MHz）线阵探头。虽然较大接触面探头可以提供更好的整体解剖分辨率，但较小的“曲棍球棒”探头有利于检查小的结构。

关键词

近端桡腕关节，腕中关节，腕掌关节，掌指关节，近端和远端指间关节，韧带，伸肌背侧间室和肌腱，腕管，屈肌腱和滑车系统

6.1 腕关节和手部的超声诊断：简介

腕关节和手部的超声检查取决于完善的临床检查后所怀疑的具体结构和病变。根据临床检查，从而扫查一个或两个特定结构。除静态扫查外，还应包括动态成像，尤其是对肌腱和韧带进行成像以充分评估这些结构的连续性。

超声影像包括以下内容：

- 腕关节：掌侧。
  - ◇ 屈肌支持带。
  - ◇ 正中神经。
  - ◇ 拇长屈肌腱。
  - ◇ 指深和指浅屈肌腱。
  - ◇ 桡侧腕长屈肌腱和桡动脉。
  - ◇ 腕尺管、尺神经和动脉。
  - ◇ 尺侧腕屈肌腱。
- 腕关节：背侧。
  - ◇ 六个背侧间室和伸肌支持带。
  - ◇ 近端桡腕关节和腕中关节。
  - ◇ 舟月关节和韧带。
- 手指和拇指。
  - ◇ 掌指、近端指间和远端指间关节。
  - ◇ 滑车系统（A1~A5）。

◇ 拇指第一腕掌关节。
◇ 拇指尺侧副韧带。

6.1.1 腕关节：掌侧

腕管：横向扫查

患者坐位，面向医生，前臂旋后，手心朝上放在桌上。探头横向放置在远端掌痕水平屈肌腱和腕关节上方（图 6.1~ 图 6.4）。

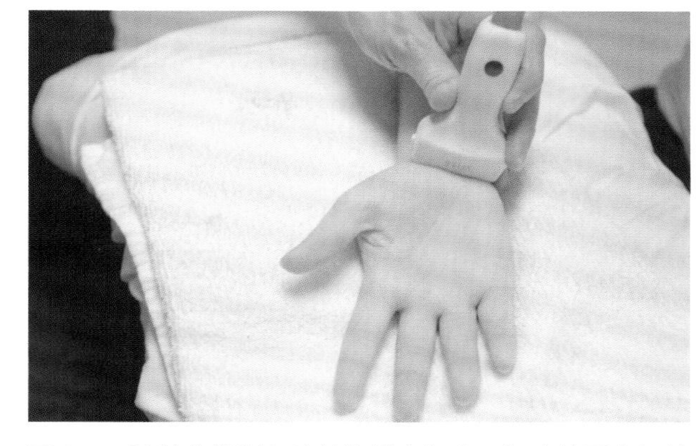

图 6.1 腕关节掌侧和腕管的横向扫查。探头放置在远端掌痕水平。探头桡侧在舟状结节上而尺侧在豌豆骨上。

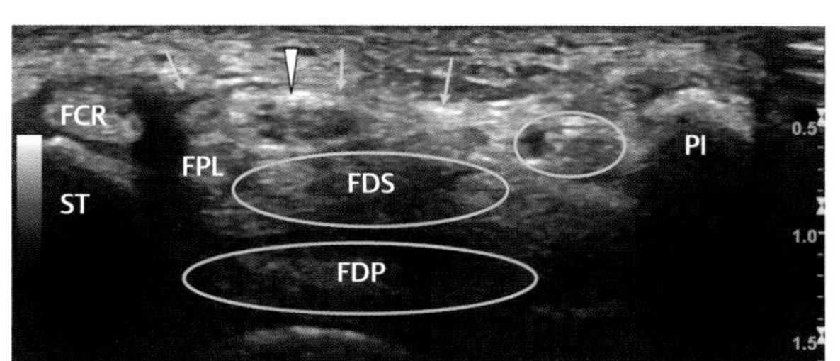

图 6.2 腕管及其内容物的横向图像。桡侧可见舟状结节（ST），其上覆桡侧腕屈肌腱（FCR），其内侧可见拇长屈肌腱（FPL）。旁边可见正中神经（白箭头）恰位于屈肌支持带深方（黄箭头）。尺侧可见豌豆骨（PI）和腕尺管（黄椭圆形）。可见指浅屈肌腱（FDS）和指深屈肌腱（FDP）位于正中神经和腕尺管深方。

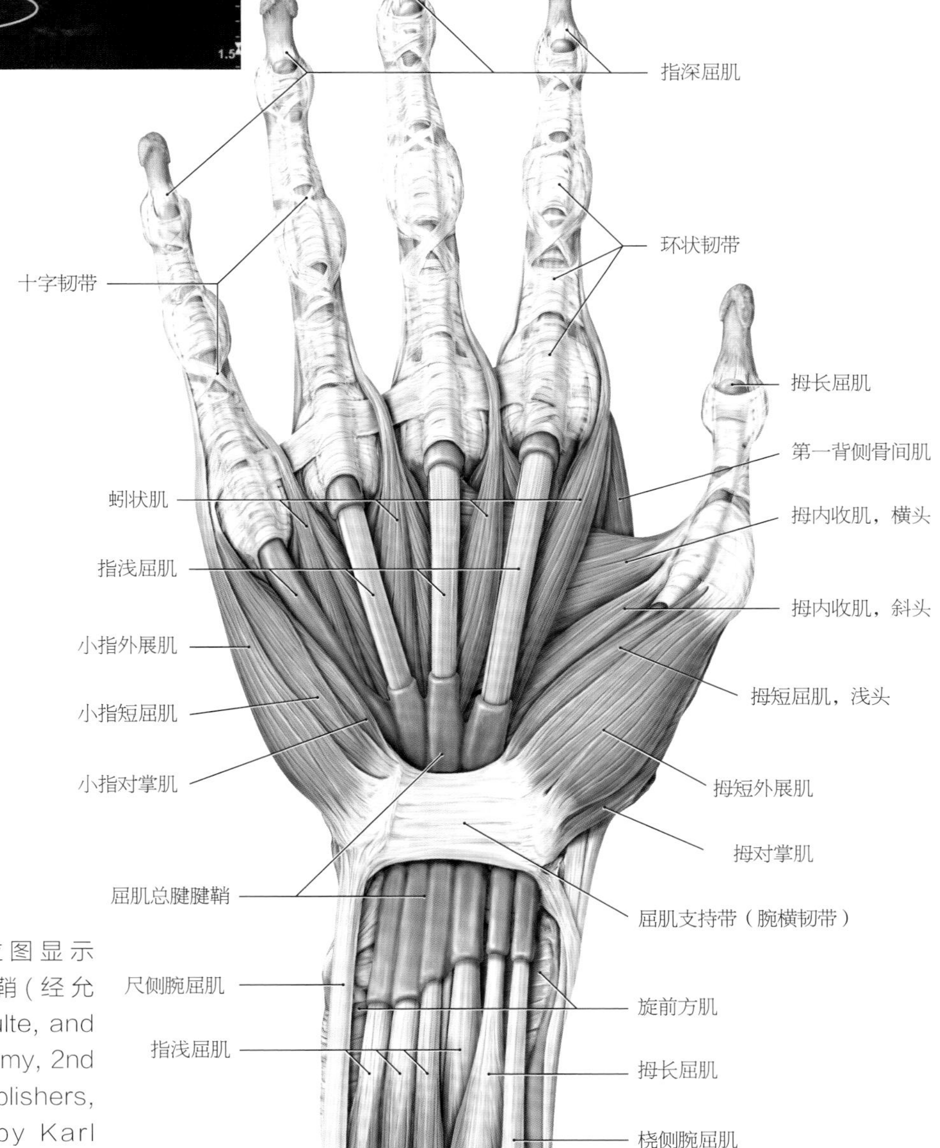

图 6.3 腕管和手的冠状位图显示右手掌面的腕管和指肌腱鞘（经允许引自 Schuenke, Schulte, and Schumacher, Atlas of Anatomy, 2nd edition, ©2014, Thieme Publishers, New York. Illustration by Karl Wesker/Markus Voll）。

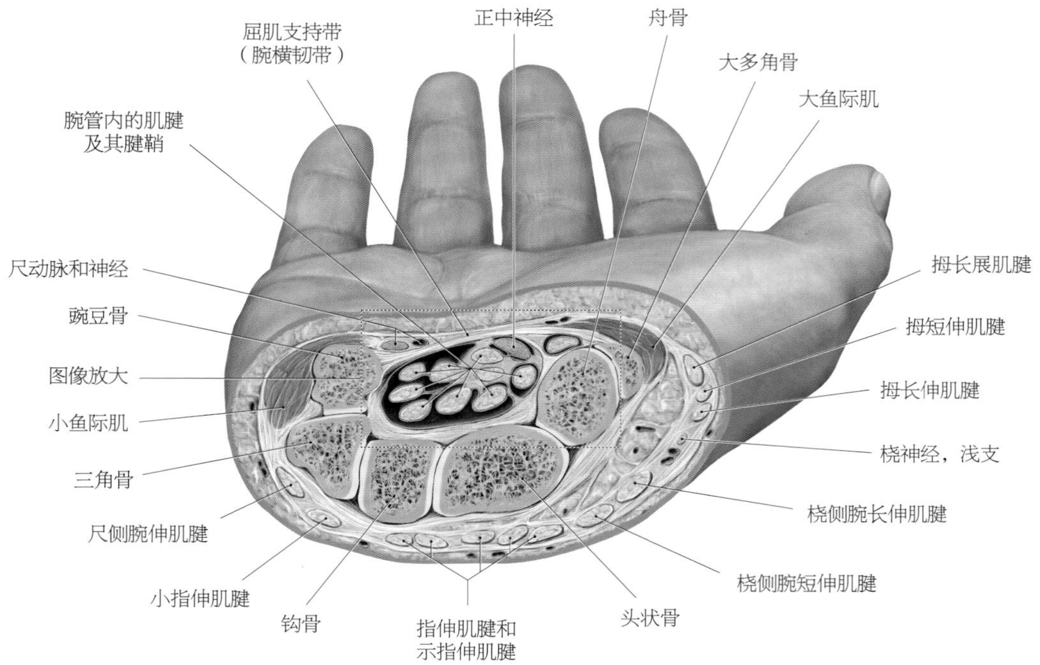

正中神经
舟骨
屈肌支持带
（腕横韧带）
大多角骨
大鱼际肌
腕管内的肌腱
及其腱鞘
拇长展肌腱
尺动脉和神经
豌豆骨
拇短伸肌腱
图像放大
拇长伸肌腱
小鱼际肌
桡神经，浅支
三角骨
桡侧腕长伸肌腱
尺侧腕伸肌腱
桡侧腕短伸肌腱
小指伸肌腱
钩骨
头状骨
指伸肌腱和
示指伸肌腱

图 6.4 腕管水平处右腕关节的横断面。腕骨是腕部的骨性成分，形成一个手背侧凸起而手掌侧凹陷的弓形。掌侧沟即腕骨沟，被屈肌支持带覆盖，形成腕管的坚韧结缔组织鞘。屈肌支持带在桡侧附着在舟状结节和大多角骨嵴上，在尺侧附着在豌豆骨和钩骨钩上。指浅屈肌和指深屈肌腱穿过共同的尺侧鞘，而拇长屈肌腱穿过单独的桡侧鞘。在腕管和屈肌支持带浅方，尺动脉和尺神经穿过腕尺管（经允许引自 Schuenke, Schulte, and Schumacher, Atlas of Anatomy, 2nd edition, ©2014, Thieme Publishers, New York. Illustration by Karl Wesker/Markus Voll）。

腕尺管：横向扫查

患者坐位，面向临床医生，前臂旋后、手心朝上放在桌上。探头放置在远端掌痕水平屈肌腱和腕关节上方。探头应向尺侧调整以确保适当显示腕管尺侧的腕尺管（图 6.5~ 图 6.7）。

腕关节病变：腕管综合征

正中神经应在腕部远端掌痕处腕管水平进行评估，再在腕管近端旋前方肌水平以及前臂中部水平进行评估。在正常人中，整个神经的横截面积应约为 9 mm^2。在腕管综合征患者中，随着神经的扁平化，在腕管水平该横截面积显著增加（图 6.8~ 图 6.11）。

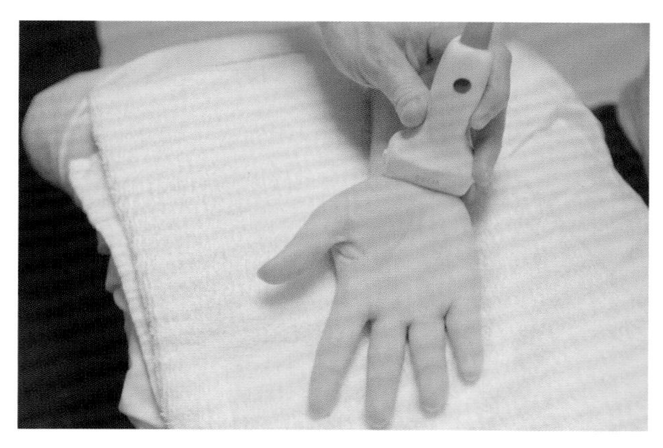

图 6.5 腕关节掌侧和腕管的横向扫查。探头放置在远端掌痕水平。探头尺侧在豌豆骨上。腕尺管恰位于豌豆骨外侧。

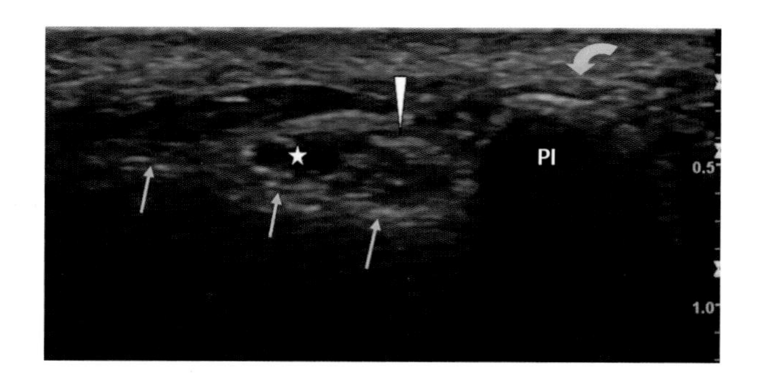

图 6.6 腕管内侧和腕尺管的横向图像。豌豆骨（PI）应用作定位标志，腕尺管就在其外侧。在此水平尺神经（白箭头）横向呈椭圆形结构，其外侧可见尺动脉（白星）。如果将探头向远侧移向钩骨钩，则可见尺神经分叉为浅表的感觉支和深方的运动支。可见尺侧腕屈肌腱附着于豌豆骨表面（弧形箭头）。黄直形箭头，屈肌支持带。

屈肌支持带（腕横韧带）
尺管
指浅屈肌腱
掌浅动脉和静脉
桡侧腕屈肌腱
腕掌韧带
尺动脉和神经
正中神经
豌豆骨
拇长屈肌腱
滑膜腔
舟骨
三角骨
钩骨
指深屈肌腱
头状骨

图 6.7 腕管水平处右腕关节的横断面。在此放大图中，可见屈肌腱与神经血管结构的关系和相对位置（经允许引自 Schuenke, Schulte, and Schumacher, Atlas of Anatomy, 2nd edition, ©2014, Thieme Publishers, New York. Illustration by Karl Wesker/Markus Voll）。

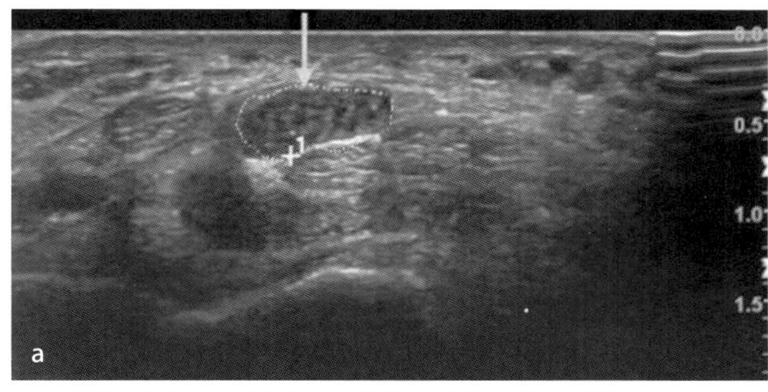

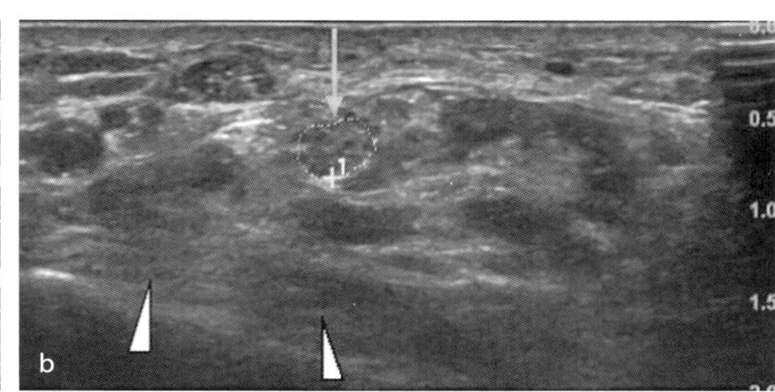

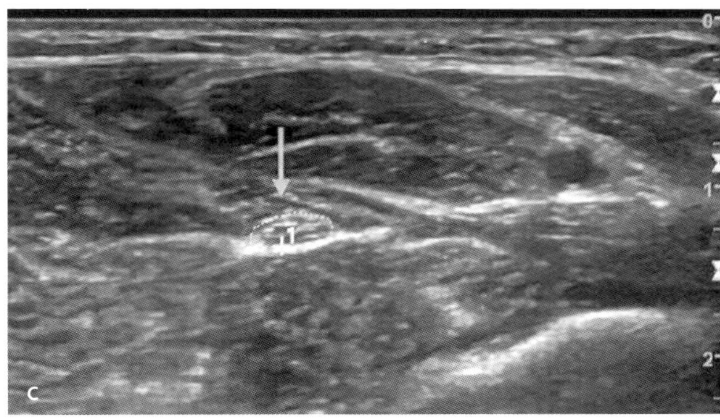

图 6.8 a. 腕管正中神经的横向图像（黄箭头）。神经出现肿大和扁平。横截面积为 25 mm^2。b. 在旋前方肌（白箭头）水平正中神经的横向图像（黄箭头）。神经呈圆形而不是扁平的。横截面积减小到 10 mm^2。c. 在前臂中部水平正中神经的横向图像（黄箭头）。神经呈圆形而不是扁平的。横截面积减小到 7 mm^2。

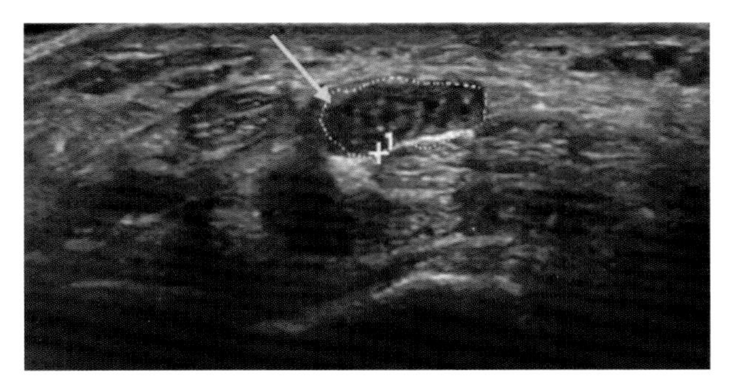

图 6.9 腕部正中神经的横向图像（黄箭头）显示神经明显肿胀并伴有扁平。

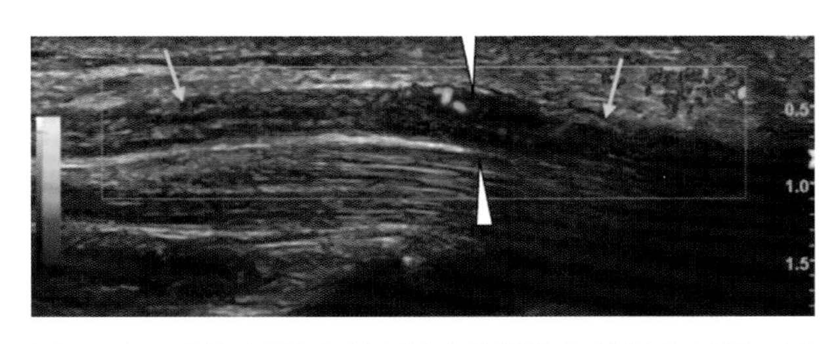

图 6.10 腕管水平正中神经（黄箭头）的纵向图像。进入腕管时，神经呈轻度肿胀（白箭头）。多普勒成像显示神经内血管，提示腕管综合征。

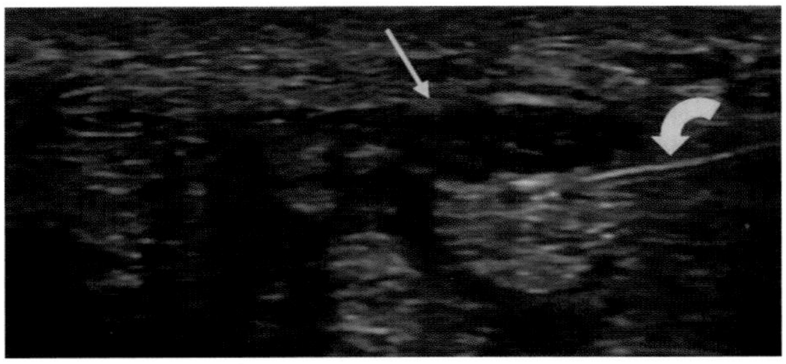

图 6.11 腕管水平正中神经的横向图像（直形箭头）。神经表现为肿胀和扁平。在此图像中，可见针（弧形箭头）从屏幕右侧进入腕管，恰置于神经深方。

6.1.2 腕关节：背侧

腕关节背侧：六个背侧间室概观

患者坐位，面向临床医生，前臂放在桌上。探头横向放置在要评估的背侧间室上方。临床医生应先横向然后再纵向识别六个背侧间室中的每个肌腱。应要求患者积极活动手腕和每个间室对应的手指，以使临床医生能够进一步动态评估肌腱（图 6.12~ 图 6.14）。

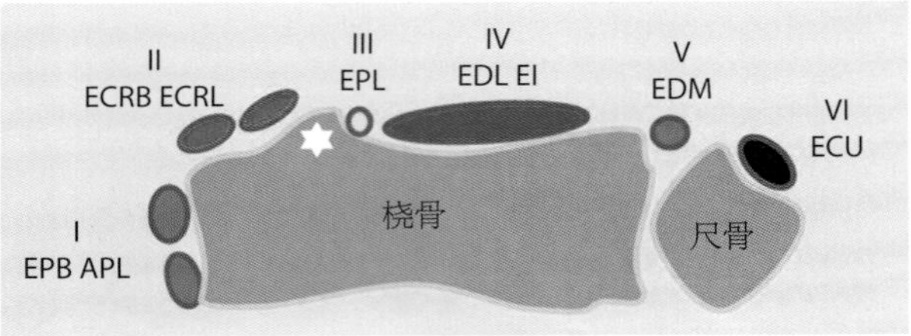

图 6.12 腕关节背侧间室的示意图。伸肌支持带形成六个独立的间室。临床医生对患者进行全面的临床检查后，不一定需要对所有六个间室进行评估。第一背侧间室（Ⅰ），拇短伸肌（EPB）和拇长展肌（APL）；第二背侧间室（Ⅱ），桡侧腕短伸肌（ECRB）和桡侧腕长伸肌（ECRL）；第三背侧间室（Ⅲ），拇长伸肌（EPL）；第四背侧间室（Ⅳ），指伸肌（EDL）和示指伸肌（EI）；第五背侧间室（Ⅴ），小指伸肌（EDM）；第六背侧间室（Ⅵ），尺侧腕伸肌（ECU）；白星，桡骨背侧结节。

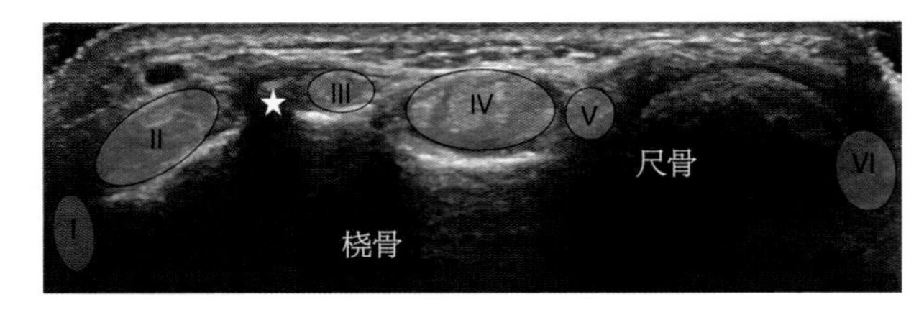

图 6.13 腕背侧间室的横向图像。从左至右：第一背侧间室（Ⅰ），拇短伸肌和拇长展肌；第二背侧间室（Ⅱ），桡侧短腕伸肌和桡侧腕长伸肌；第三背侧间室（Ⅲ），拇长伸肌；第四背侧间室（Ⅳ），指伸肌和示指伸肌；第五背侧间室（Ⅴ），小指伸肌；第六背侧间室（Ⅵ），尺侧腕伸肌。注意：在此图中无法清楚地看到间室Ⅰ和Ⅵ，因为它们分别位于手腕的桡侧和尺侧，需要进行单独成像。白星，桡骨背侧结节。

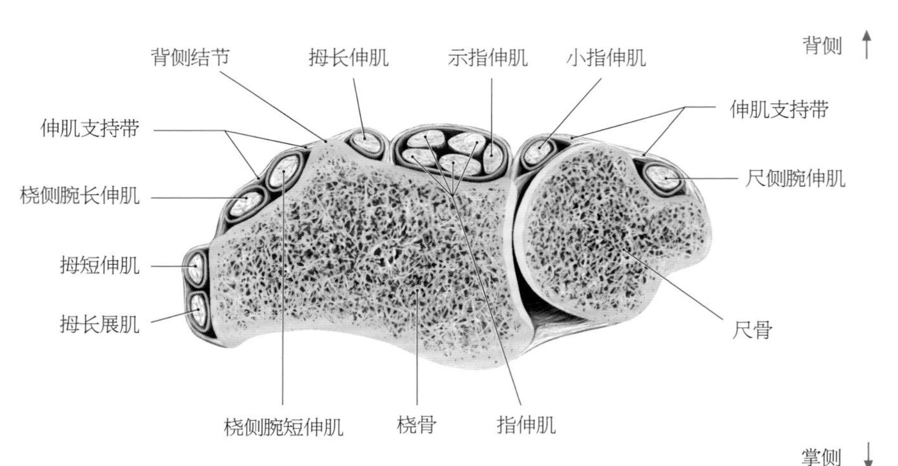

图 6.14 桡骨和尺骨远端横断面，显示背侧间室及其各自的肌腱。第一背侧间室（Ⅰ），拇短伸肌和拇长展肌。第二背侧间室（Ⅱ），桡侧短腕伸肌和桡侧腕长伸肌。第三背侧间室（Ⅲ），拇长伸肌。第四背侧间室（Ⅳ），指伸肌和示伸指肌。第五背侧间室（Ⅴ），小指伸肌。第六背侧间室（Ⅵ），尺侧腕伸肌（经允许引自 Schuenke, Schulte, and Schumacher, Atlas of Anatomy, 2nd edition, ©2014, Thieme Publishers, New York. Illustration by Karl Wesker/Markus Voll）。

第一背侧间室：拇长展肌和拇短伸肌

患者的前臂位于旋后和旋前之间，拇指朝上。探头横向放置在桡骨茎突水平第一背侧间室上。检查单个背侧间室时，较小的曲棍球棒探头可能会更有用。对于所有背侧间室，首先应使用横断面识别并检查肌腱，然后再以纵断面进一步评估（图 6.15~ 图 6.19）。

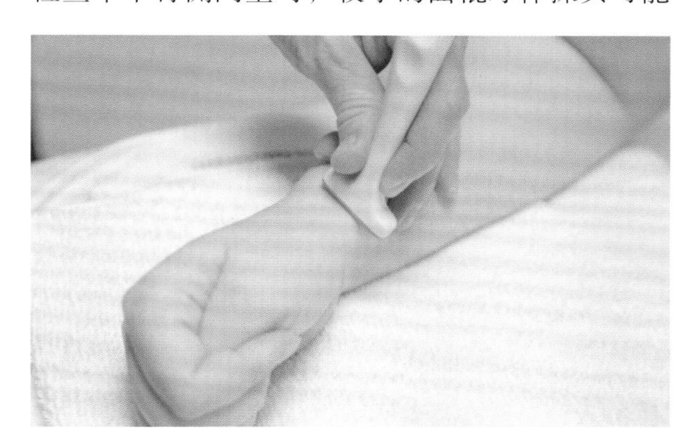

图 6.15　腕部第一背侧间室的横向扫查。探头放置在桡骨茎突上观察拇长展肌和拇短伸肌的肌腱。

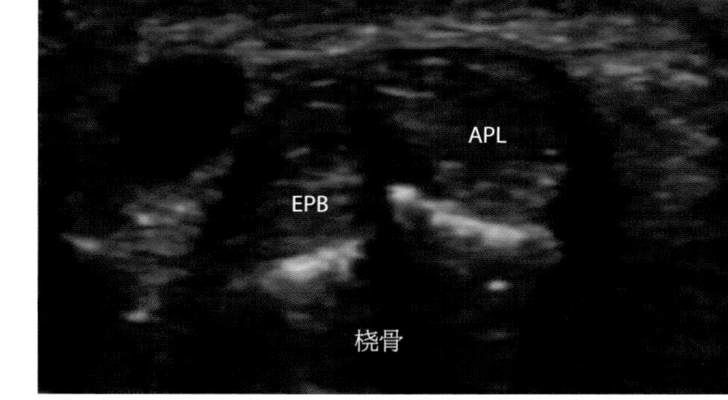

图 6.16　腕部第一背侧间室的横向图像，显示偏掌侧的拇长展肌（APL）腱和背侧的拇短伸肌（EPB）腱。

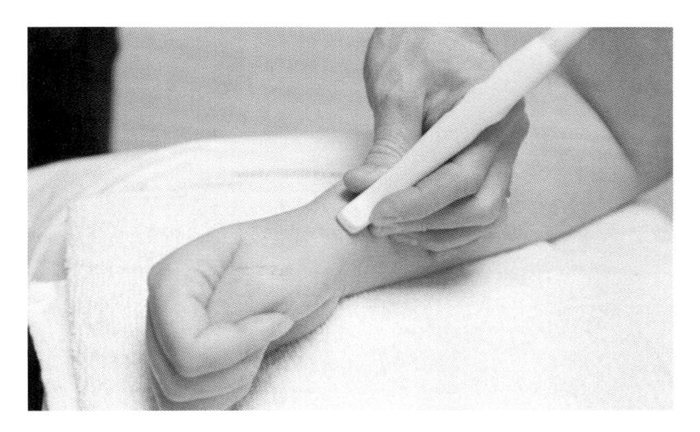

图 6.17　腕部第一背侧间室的纵向扫查。探头放置在桡骨茎突上观察拇长展肌和拇短伸肌的肌腱。

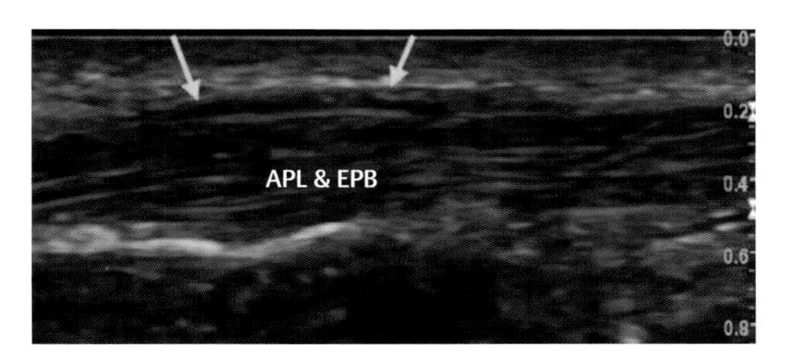

图6.18　腕部第一背侧间室的纵向图像。拇长展肌（APL）和拇短伸肌（EPB）的肌腱在纵向上很难区分。可见伸肌支持带（黄箭头）覆盖肌腱。

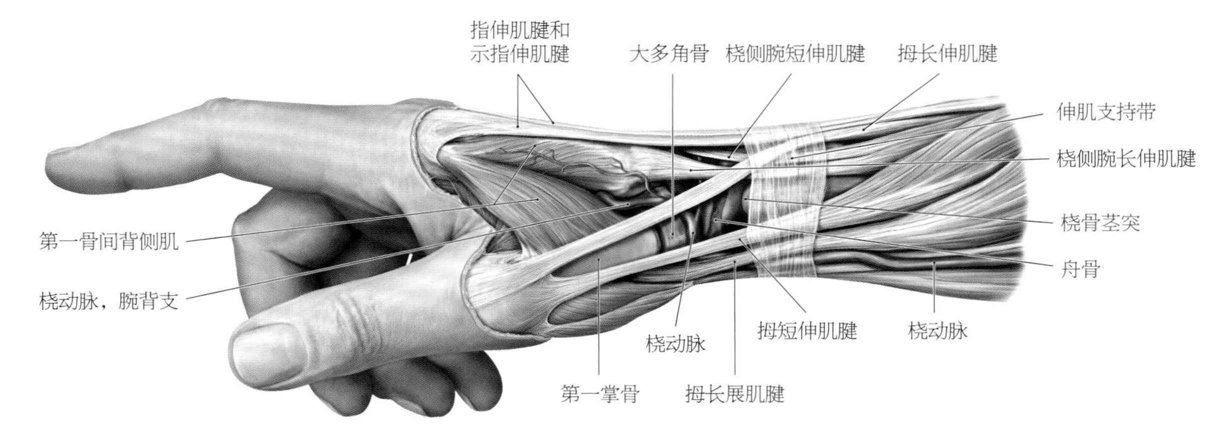

图 6.19　腕部桡侧的矢状位图，显示第一、第二和第三背侧间室。第一背侧间室包含拇长展肌腱和拇短伸肌腱。拇长展肌腱位于拇短伸肌腱前方，在超声成像中显得更大。第二背侧间室包含桡侧腕短伸肌和桡侧腕长伸肌腱。第三背侧间室包含拇长伸肌腱。在伸肌支持带的远端，可见拇长伸肌腱越过第二背侧间室肌腱（桡侧腕短伸肌和桡侧腕长伸肌）的点被称为腕远端交叉点（经允许引自 Schuenke, Schulte, and Schumacher, Atlas of Anatomy, 2nd edition, ©2014, Thieme Publishers, New York. Illustration by Karl Wesker/Markus Voll）。

第二背侧间室：桡侧腕短伸肌和桡侧腕长伸肌

第三背侧间室：拇长伸肌

患者的前臂处于内旋位置。探头横向放置在桡骨背结节水平第二和第三背侧间室上方。对于所有背侧间室，首先应使用横断面识别并检查肌腱，然后再以纵断面进一步评估。

远端交叉点

见图 6.20~ 图 6.22。

第四背侧间室：指伸肌和示指伸肌

第五背侧间室：小指伸肌

患者的前臂处于内旋位置。探头横向放置在桡骨背侧结节水平偏尺侧的第四和第五背侧间室上方。对于所有背侧间室，首先应使用横断面识别并检查肌腱，然后再以纵断面进一步评估（图 6.23 和图 6.24）。

第六背侧间室：尺侧腕伸肌

患者的前臂处于内旋位置。探头横向放置在尺骨茎突水平腕部尺侧缘的第六背侧间室上方。对于所有背侧间室，首先应使用横断面识别并检查肌腱，然后再以纵断面进一步评估。动态扫查对于评估肌腱半脱位尤其有用（图 6.25 和图 6.26）。

腕关节背侧间室：病变

图 6.27a~d 显示慢性桡骨茎突狭窄性腱鞘炎。另见图 6.28a、b。

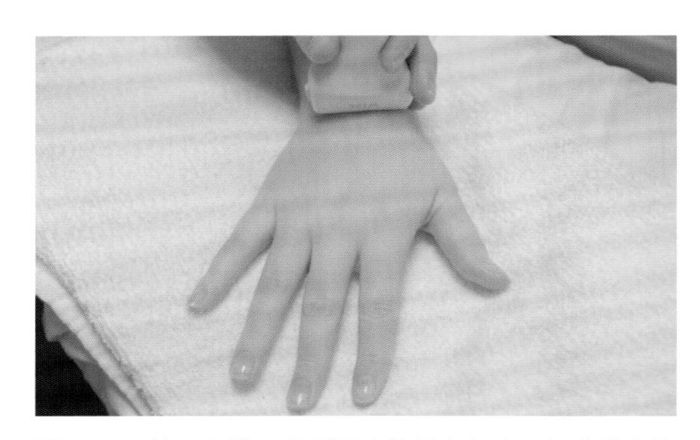

图 6.20 第二和第三背侧间室的横向扫查。探头横向放置在腕部桡骨背结节水平。

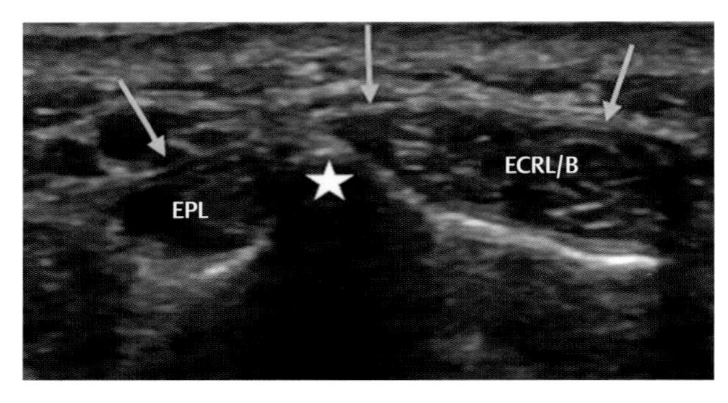

图 6.21 第二和第三背侧间室的横向图像。可见拇长伸肌（EPL）腱位于桡骨背结节（白星）的左侧。桡侧腕长伸肌腱和桡侧腕短伸肌腱（ECRL/B）位于右侧。黄箭头，伸肌支持带。

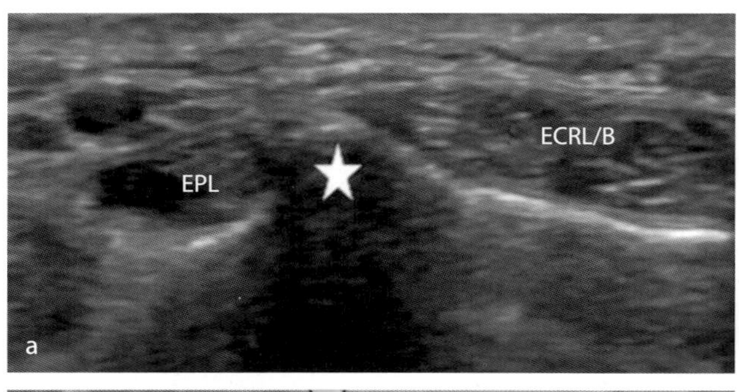

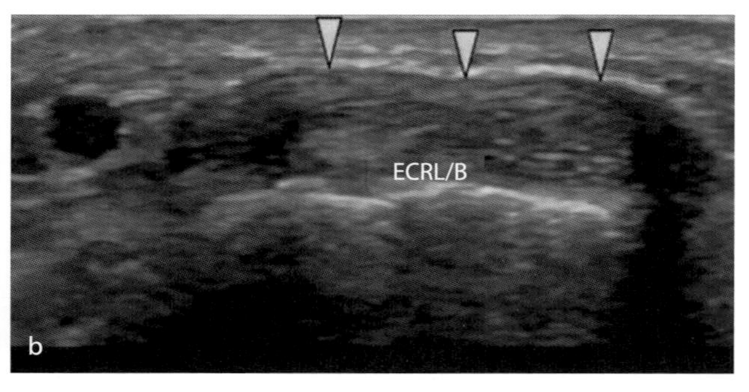

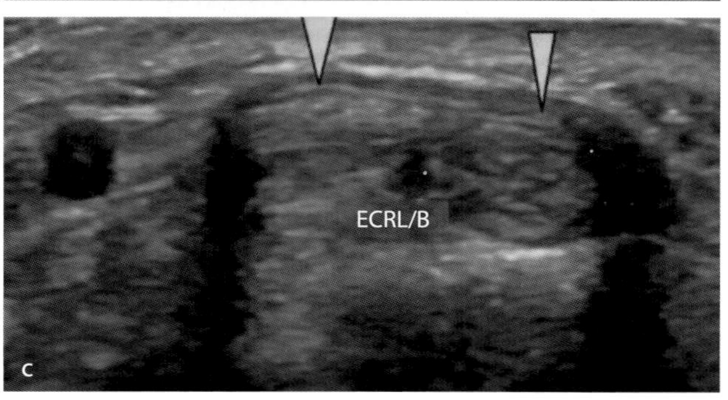

图 6.22 a~c. 远端交叉点。保持探头在横向并向远端移动到桡骨背侧结节（白星）下方。可见拇长伸肌（EPL）腱（黄箭头）转向桡侧，并在桡侧腕长伸肌腱和桡侧腕短伸肌腱（ECRL/B）的浅方走行。

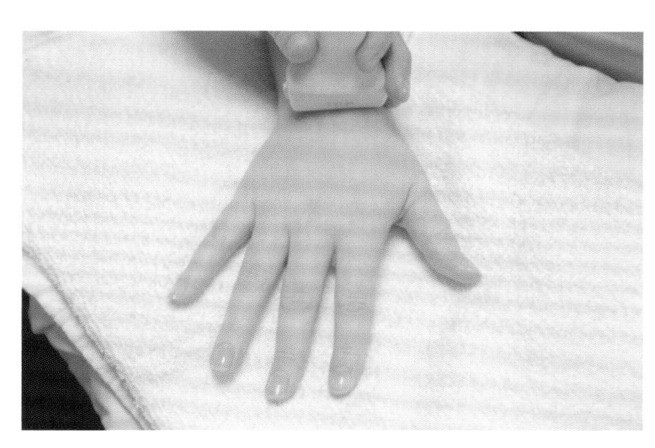

图 6.23 第四和第五背侧间室的横向扫查。探头横向放置在腕部桡骨背结节水平偏尺侧。

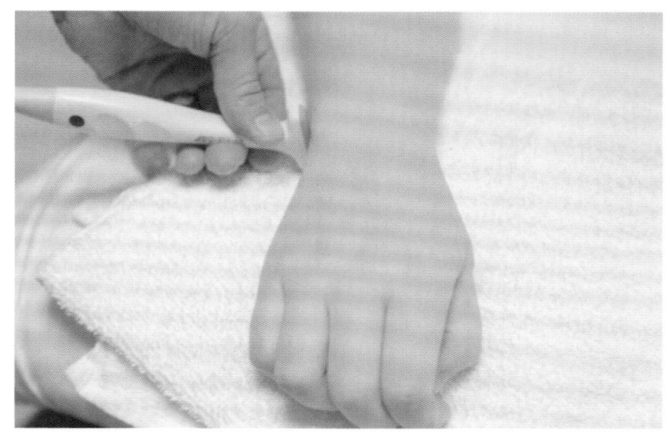

图 6.25 第六背侧间室的横向扫查。探头横向放置在尺骨茎突水平的间室上方。

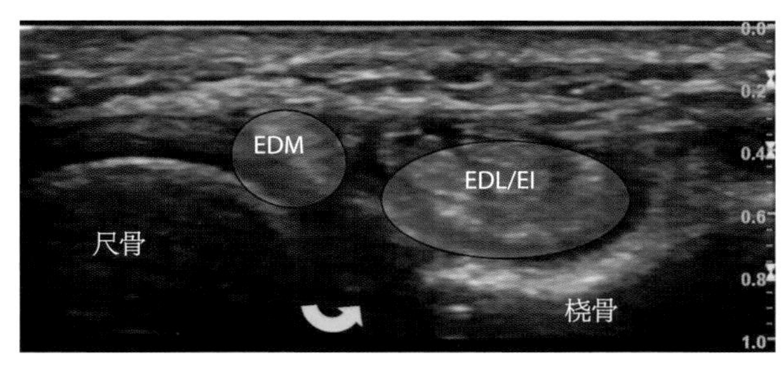

图 6.24 腕部第四和第五背侧间室的横向图像。第四背侧间室包含指伸肌腱和示指伸肌腱（EDL/EI），并位于桡骨远端内侧面上。第五背侧间室包含小指伸肌（EDM）腱，可见它位于远端桡尺关节（弧形箭头）上方。

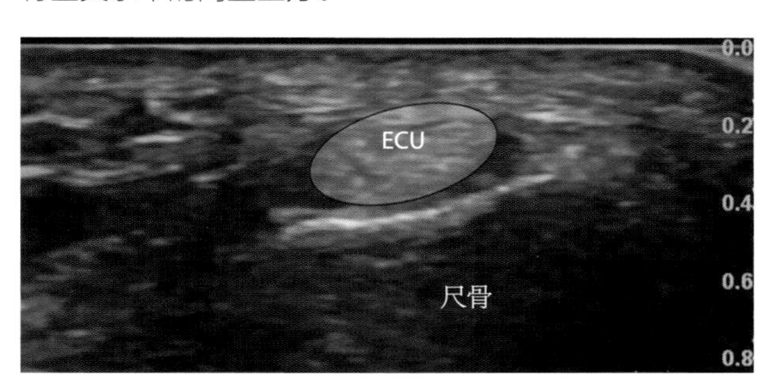

图 6.26 第六背侧间室和尺骨茎突水平尺侧腕伸肌（ECU）腱的横向图像。

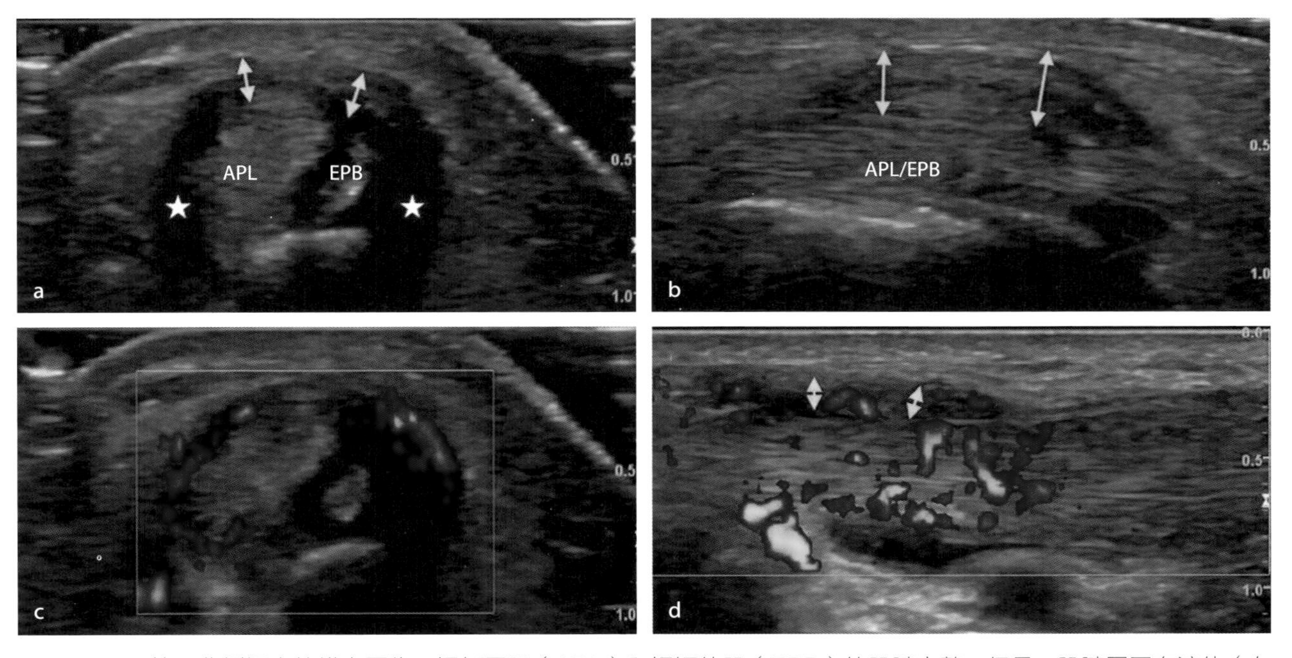

图 6.27 a. 第一背侧间室的横向图像。拇长展肌（APL）和拇短伸肌（EPB）的肌腱完整。但是，肌腱周围有液体（白星）并且伸肌支持带增厚（黄双箭头）。b. 纵向图像更清楚地显示伸肌支持带明显增厚（黄双箭头）。c. 除了第一背侧间室内积液和支持带增厚外，能量多普勒还显示腱鞘内肌腱周围有明显的腱鞘炎。d. 能量多普勒的纵向图像显示在伸肌支持带水平的腱鞘内腱鞘炎（黄双箭头）。

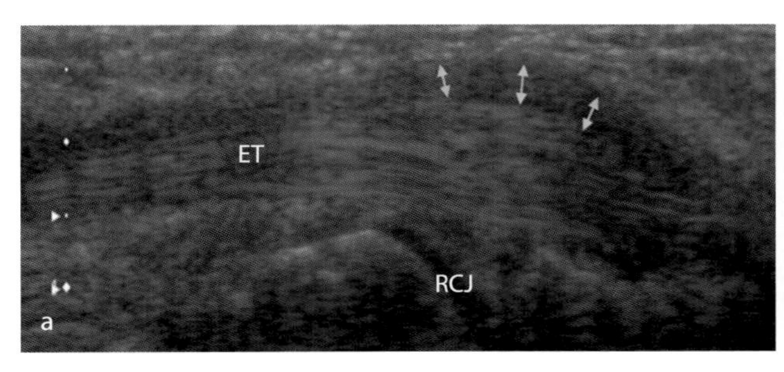

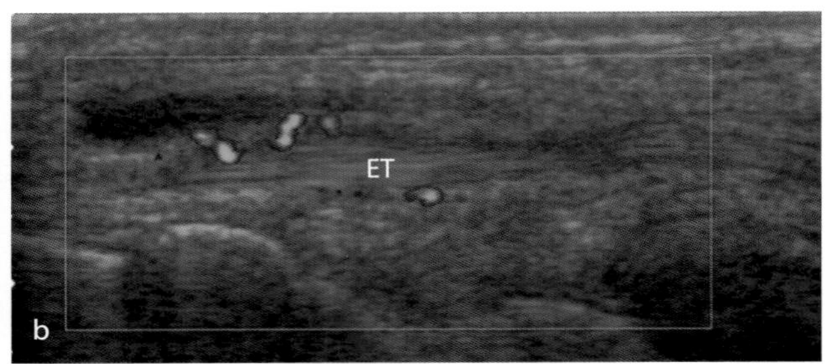

图 6.28 a、b. 桡腕关节（RCJ）水平第四背侧间室的纵向图像。伸肌腱（ET）本身表现完整。然而，伸肌支持带明显增厚（黄双箭头）。此外，能量多普勒成像显示了相关腱鞘炎的证据。

腕关节背侧：近端桡腕关节和腕中关节

患者的前臂处于内旋位置，放在临床医生面前的桌上。探头纵向放置在腕关节背侧的矢状平面以成像桡腕关节和腕中关节。使用较大接触面的线阵探头能显示两个关节（图 6.29）。

舟月骨间关节

要扫查舟月骨间关节，探头旋转 90° 横向放置在腕关节背侧。桡骨背侧结节可用作定位标志，舟月骨间关节恰位于此结节远端（图 6.30~图 6.32）。

6

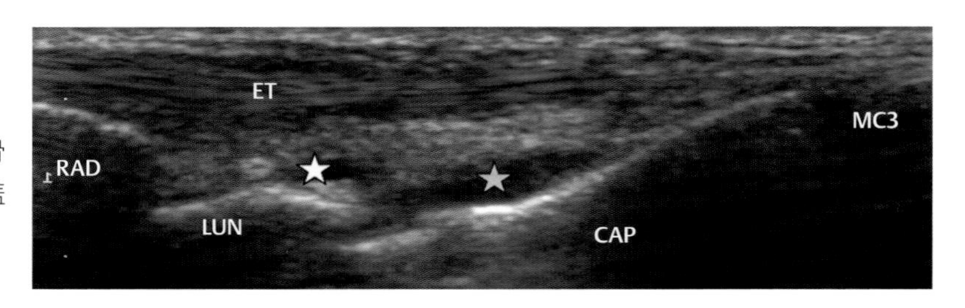

图6.29 桡腕关节和腕中关节的纵向图像。关节隐窝呈低回声（白星和黄星）覆盖骨头。可见第四背侧间室的肌腱（ET）覆盖在关节上。CAP，头状骨；LUN，月骨；MC3，第三掌骨基底部；RAD，桡骨。

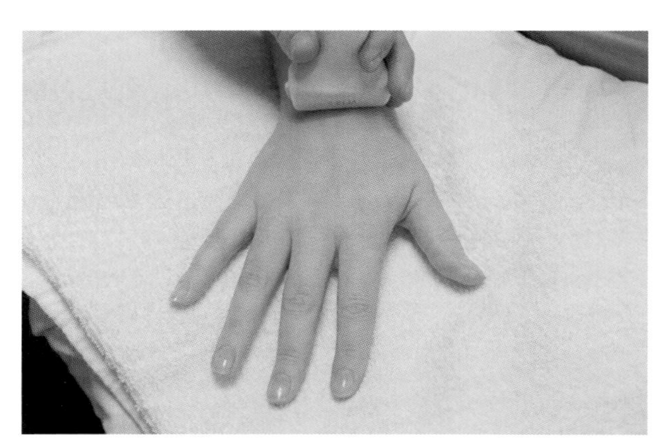

图 6.30 腕背侧和舟月骨间关节的横向扫查。可以通过将手置于偏尺侧进一步评估舟月骨间韧带的完整性。

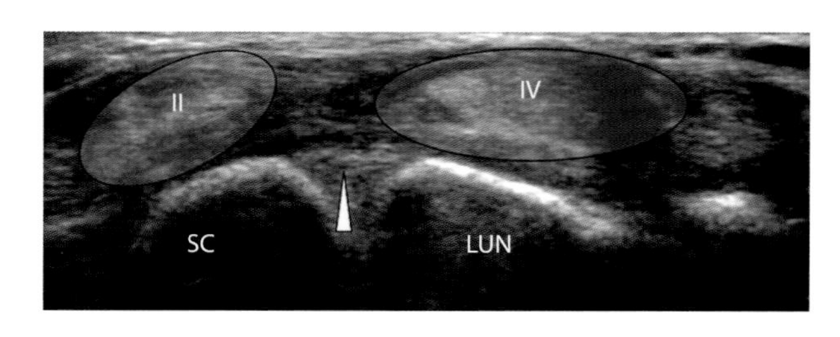

图 6.31 舟月骨间关节和韧带的横向图像（白箭头）。LUN，月骨；SC，舟骨。

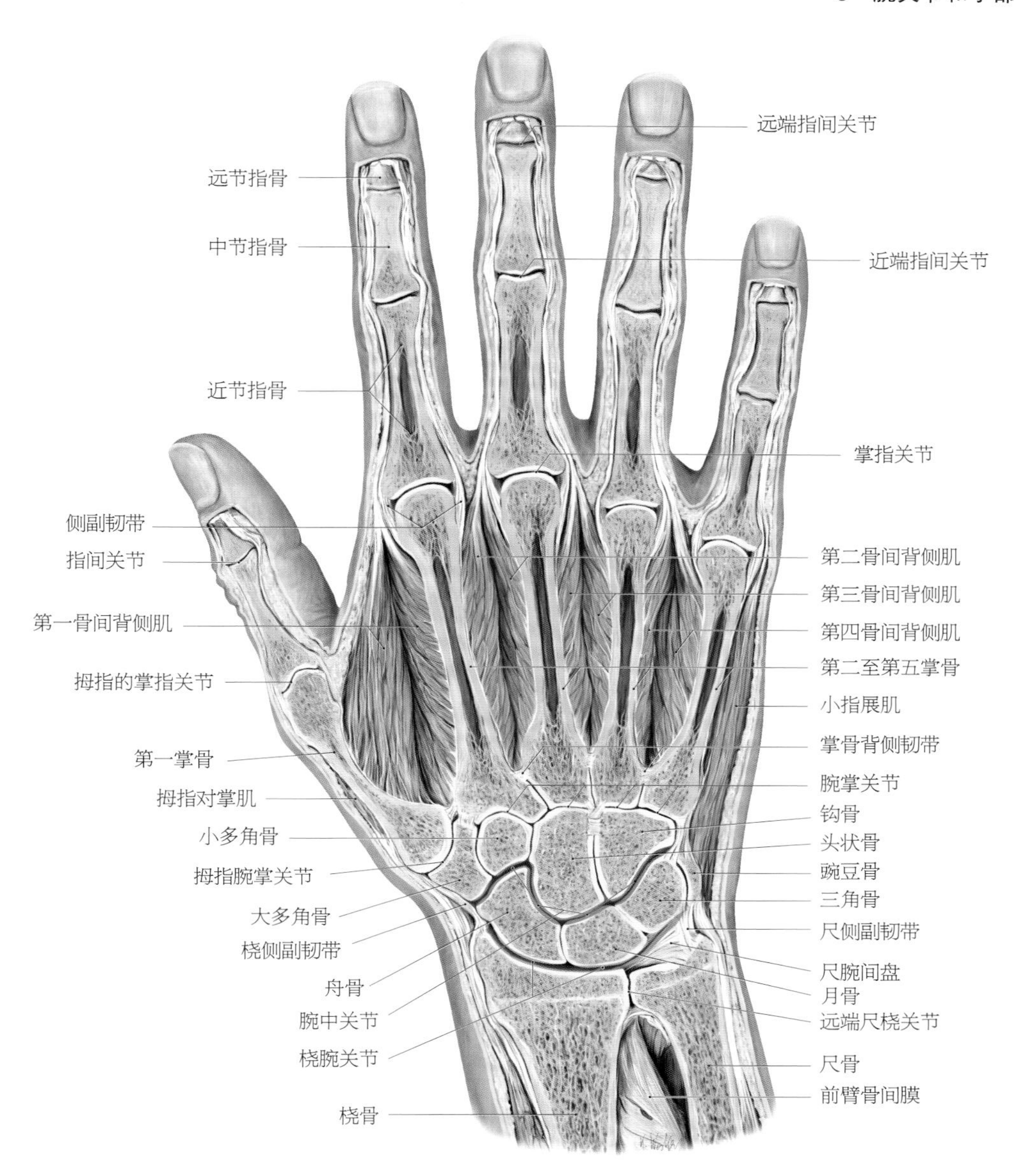

图 6.32 腕关节和手的冠状面。桡腕关节由桡骨、纤维三角软骨和腕近端排列的三块腕骨形成：舟骨、月骨和三角骨。近端关节面是一个双凹曲面。远端桡骨为三角形，并向远端张开。桡骨远端向外延伸是桡骨茎突。桡骨远端关节面由两个凹面组成，一个与舟骨连接，另一个与月骨连接。桡骨远端内侧面（尺骨切迹）是凹形的，与尺骨连接。纤维三角软骨出现在尺骨远端，位于远端尺骨与三角骨和月骨之间。间盘对于远端桡尺关节的适当关节运动很重要，它无法通过超声成像评估（经允许引自 Schuenke, Schulte, and Schumacher, Atlas of Anatomy, 2nd edition, ©2014, Thieme Publishers, New York. Illustration by Karl Wesker/Markus Voll）。

6.1.3 手指和拇指

手指：掌指、近端指间和远端指间关节

患者的前臂处于外旋位置，手放在医生面前的桌上。探头纵向放置在关节掌侧面的矢状平面，以评估掌指关节、近端指间关节或远端指间关节。使用小接触面线阵探头（曲棍球棒探头）可以更好地显示这些小关节。图中所示的扫查和图像显示了评估掌指关节掌侧面。近端和远端指间关节的检查方法相同，只是探头定位在更远侧。如果有提示，还应检查每个关节的背侧面。另外，还可评估近端和远端指间关节的桡侧和尺侧副韧带。掌指关节处除示指桡侧副韧带和小指尺侧副韧带外，其他不能显示（图 6.33~ 图 6.35）。

患者的前臂处于外旋位置，手放在临床医生面前的桌上。探头纵向放置在关节掌侧面的矢状平面内，以评估掌指关节、近端指间关节或远端指间关节。使用小接触面线阵探头（曲棍球棒探

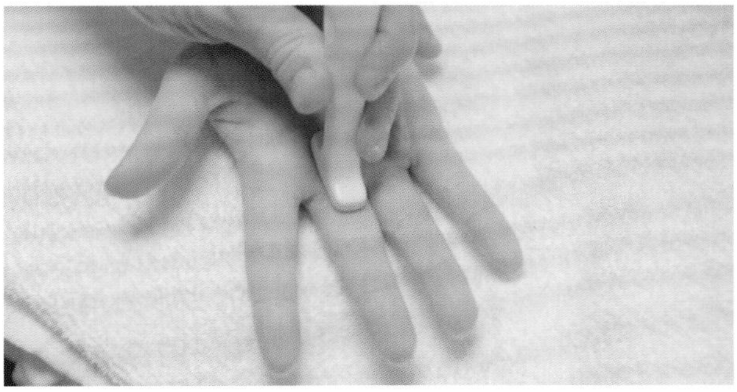

图 6.33　中指掌指关节掌侧面的纵向扫查。使用小接触面探头（例如此处显示的曲棍球棒探头）非常适合手指和拇指的小关节、韧带和肌腱。

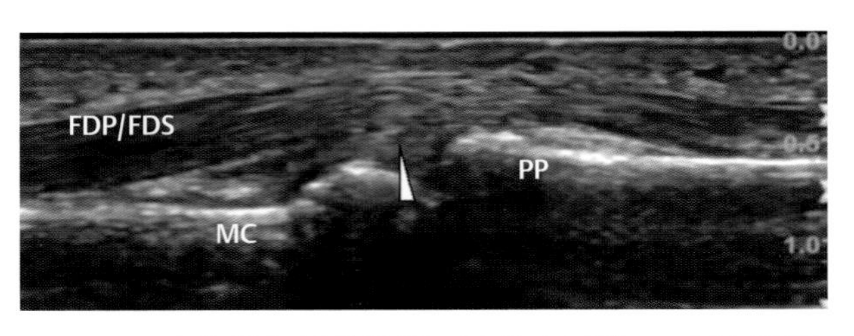

图 6.34　中指掌指关节掌侧面的纵向图像。可见屈肌腱（FDP / FDS）走行于关节表面。紧邻屈肌腱下方可见掌板（白箭头）呈等回声结构，增强前关节囊。FDP/FDS，指深和指浅屈肌；MC，掌骨；PP，近节指骨。

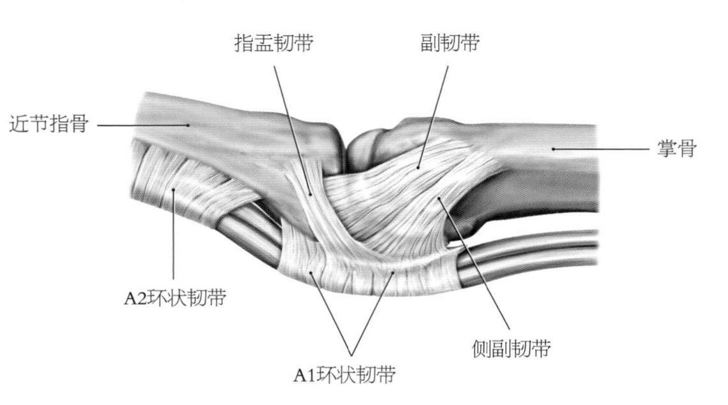

图 6.35　示指掌指（MCP）关节的矢状位图。超声成像不能清晰识别副韧带、侧副韧带和指盂韧带单个结构。第一环状滑车（A1）从掌指关节掌板开始，延伸到近节指骨基底部。第二环状滑车（A2）从近节指骨的近端部分掌侧面发出并延伸到近节指骨的远端 1/3(经允许引自 Schuenke, Schulte, and Schumacher, Atlas of Anatomy, 2nd edition, ©2014, Thieme Publishers, New York. Illustration by Karl Wesker/Markus Voll)。

头）可以更好地显示这些小关节。

手指：屈肌腱和滑车系统——A1~A5

纵向扫查

患者的前臂处于外旋位置，手放在医生面前的桌上。探头纵向放置在手指掌侧面矢状平面内将要评估的水平。尽管使用较小接触面的线阵探头可以更好地显示要评估的小结构，但较大接触面的探头可以提供一个总览（图 6.36~ 图 6.39）。

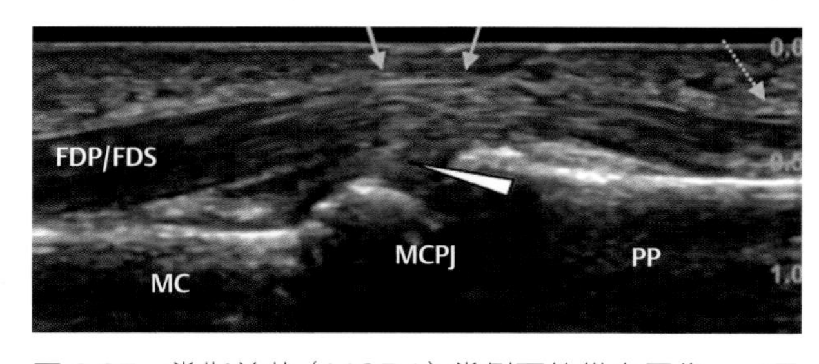

图 6.37　掌指关节（MCPJ）掌侧面的纵向图像。可见指深和指浅屈肌腱（FDP / FDS）位于关节浅方。在掌指关节水平 A1 滑车位于这些肌腱的前方（黄实线箭头），呈纤细低回声带[1]。A2 滑车位于近节指骨（PP）的中点（虚线箭头）。

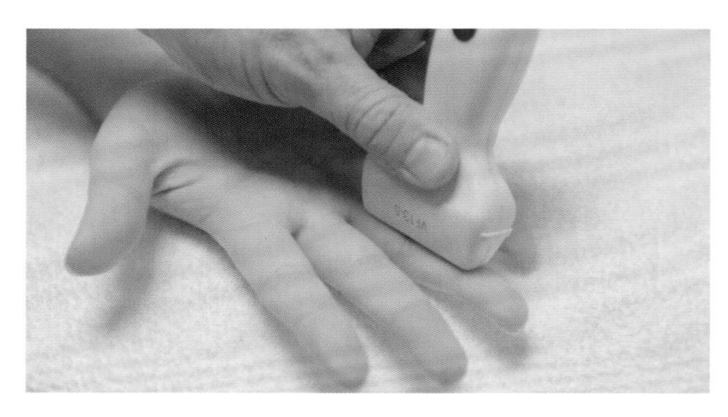

图 6.36　环指掌侧面的纵向扫查。在此图中，探头位于近节和中节指骨上方。在这个位置，可以显示 A2、A3 和 A4 滑车。

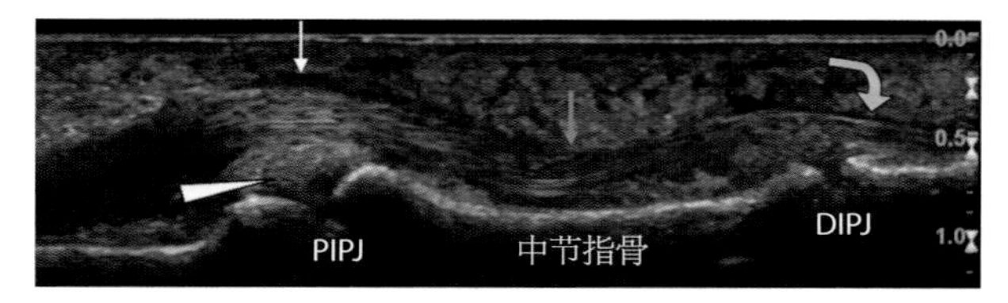

图 6.38　近端指间关节（PIPJ）和远端指间关节（DIPJ）掌侧面的纵向扫查。A3 滑车位于近端指间关节水平（白直形箭头）。A4 滑车（绿色箭头）位于中节指骨中部水平，A5 滑车（弧形箭头）位于远端指间关节水平。白三角箭头，近端指间关节掌板。

① 原文为 anechoic（无回声）。——译者注

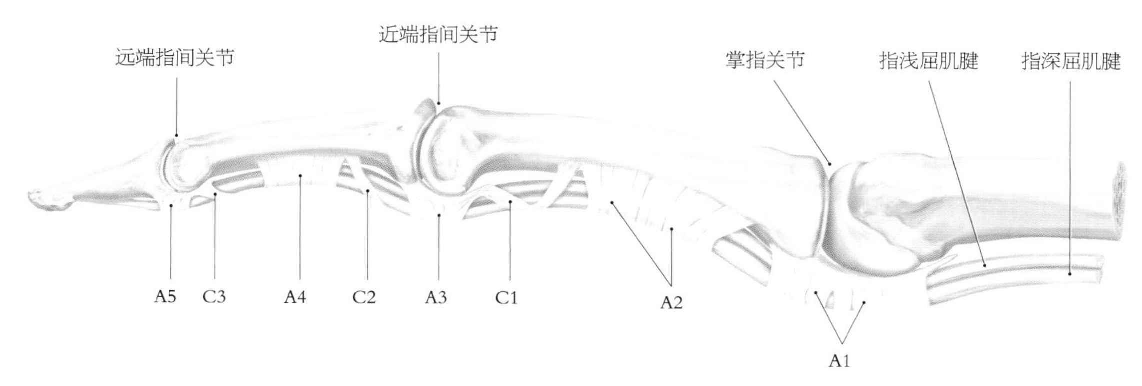

图 6.39 示指的矢状位图显示指深屈肌和指浅屈肌的肌腱以及肌腱与环状、十字滑车系统的关系。环状和十字韧带用于控制手和腕部的屈肌机制，为屈肌腱提供关键性约束以防止屈肌收缩和移位时弓弦样绷直。第一环状韧带（A1 滑车）邻近掌骨头，位于掌骨深横韧带的屈肌凹槽。一般来说，手指的 A1、A3 和 A5 韧带是“关节滑车”，分别起源于掌指关节、近端指间关节和远端指间关节掌侧面的掌板。A2 和 A4 韧带分别来自近节指骨近端和中节指骨中部的骨膜。在拇指中，有两个环形韧带和一个斜形韧带。十字韧带无法在超声成像中清晰显示（经允许引自 Schuenke, Schulte, and Schumacher, Atlas of Anatomy, 2nd edition, ©2014, Thieme Publishers, New York. Illustration by Karl Wesker/Markus Voll）。

横向扫查

患者的前臂处于外旋位置，手放在医生面前的桌上。探头横向放置在手指掌侧面将要评估的水平。滑车可以在以下水平看到：

- A1 滑车：掌指关节近端和远端 0.5 cm。
- A2 滑车：近节指骨中部。
- A3 滑车：近端指间关节水平。
- A4 滑车：中节指骨中部。
- A5 滑车：远端指间关节水平。

使用小接触面线阵探头可以更好地显示这些小结构。但是，仍然无法清晰显示 A3、A4 和 A5 滑车（图 6.40 和图 6.41）。

拇指：第一腕掌关节

患者的前臂处于中立位，手放在医生面前的桌上。要求患者用手握紧其弯曲的拇指，帮助增

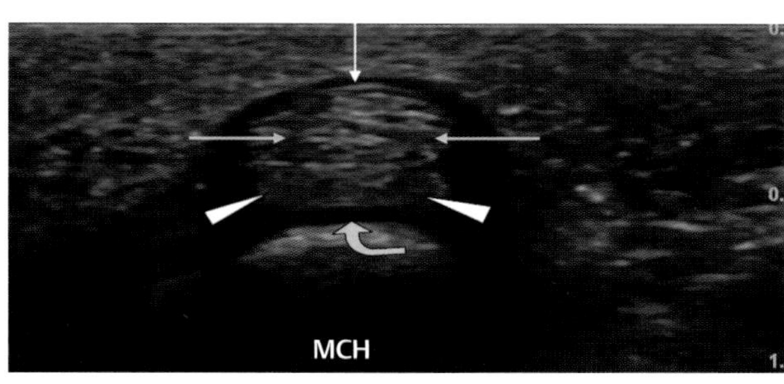

图 6.40 示指掌骨头（MCH）水平掌侧面的横向图像。可见掌骨头上的关节软骨（黄弧形箭头）呈无回声层。掌骨头正前方可见高回声结构的掌板（白三角箭头）。再浅方是指深和指浅屈肌腱（黄直形箭头）。屈肌腱前方可见一条纤细的低回声带，指示 A1 滑车（白直形箭头）。

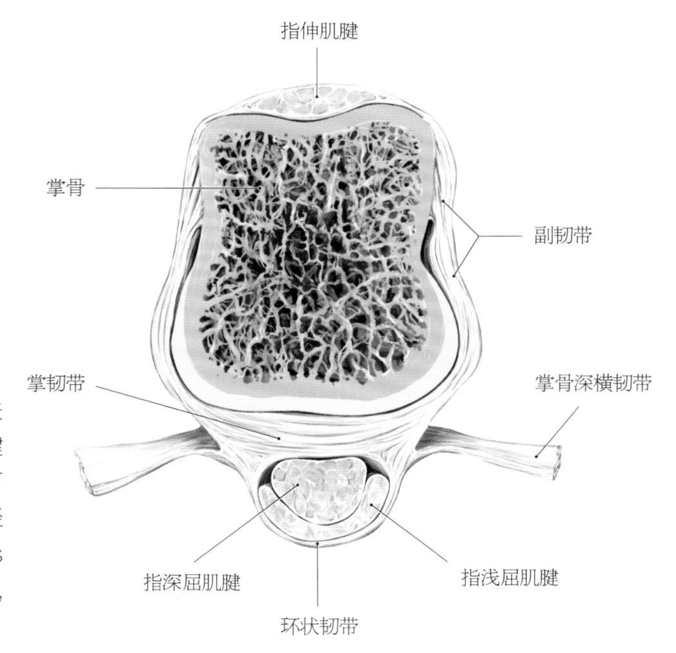

图 6.41 第三掌骨的横断面，取自掌骨远端水平掌指关节近端。示意图显示指深和指浅屈肌腱以及周围的屈肌腱鞘，在此水平上屈肌腱鞘增厚形成 A1 环形韧带。同时可见肌腱深方的掌韧带（掌板）。掌骨背侧面可见指伸肌腱（经允许引自 Schuenke, Schulte, and Schumacher, Atlas of Anatomy, 2nd edition, ©2014, Thieme Publishers, New York. Illustration by Karl Wesker/Markus Voll）。

大关节间隙，同时稳定拇指，可以更好地显示关节。

探头放置在冠状面，纵向放置在腕掌关节的背侧。小接触面线阵探头可以更好地显示关节。

除了从背侧成像腕掌关节外，关节还可以从掌侧通过大鱼际肌成像（图 6.42~ 图 6.44）。

拇指：尺侧副韧带

患者的前臂处于内旋位置，手放在医生面前的桌上，拇指伸直。探头纵向放置在斜矢状平面拇指掌指关节的尺侧副韧带上方。使用小接触面线阵探头可以更好地显示韧带。韧带评估应包括通过动态扫查仔细研究韧带的连续性（图 6.45 和图 6.46）。

手指和拇指：病变

见图 6.47~ 图 6.57。

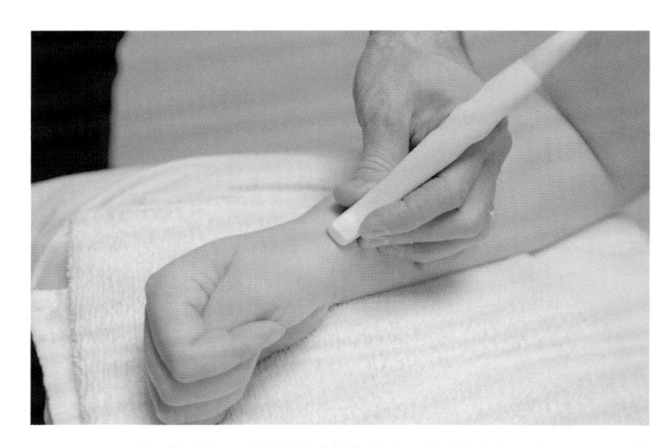

图 6.42　拇指第一腕掌关节背侧面的纵向扫查。当触诊关节线时，可以通过被动弯曲和伸展第一掌骨来定位关节。要求患者用手握紧弯曲的拇指，以帮助打开和稳定关节。

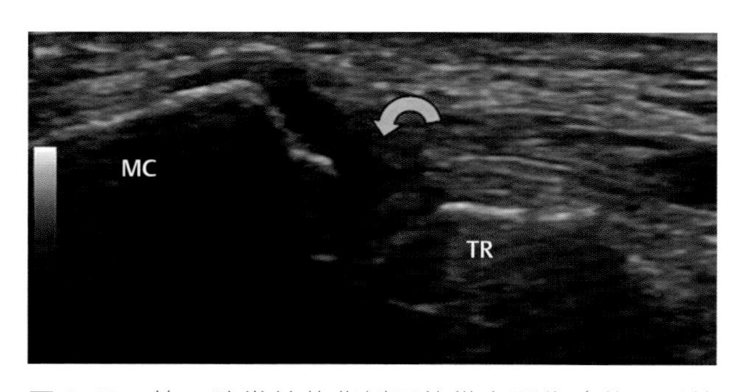

图 6.43　第一腕掌关节背侧面的纵向图像（黄弧形箭头）。第一掌骨（MC）基底部通常相对于大多角骨（TR）近端突起。

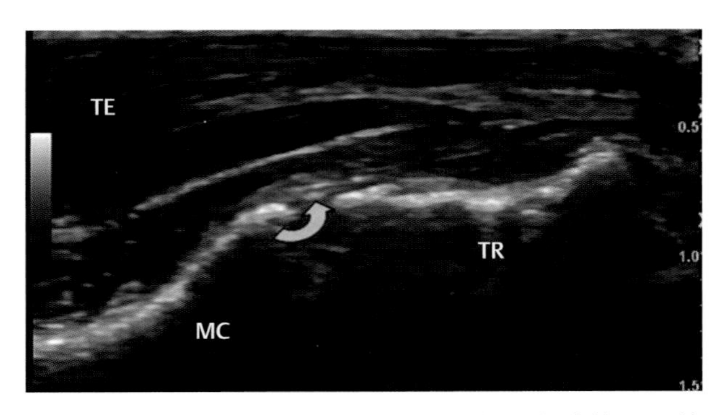

图 6.44　第一腕掌关节掌侧面的纵向图像（黄弧形箭头）。可见大鱼际肌（TE）覆盖关节。MC，第一掌骨基底部；TR，大多角骨。

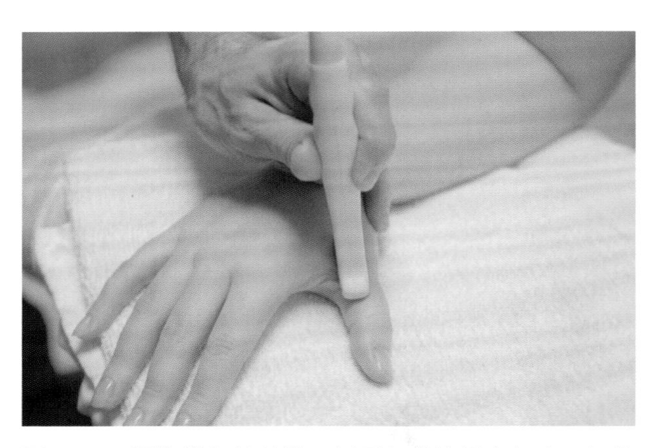

图 6.45　拇指掌指关节处尺侧副韧带的纵向扫查。韧带宽约 4~8 mm，长约 12~14 mm。评估应包括韧带连续性的动态研究。这可以通过第二名医生对关节施加外翻应力来实现。应小心，以避免进一步损伤韧带。

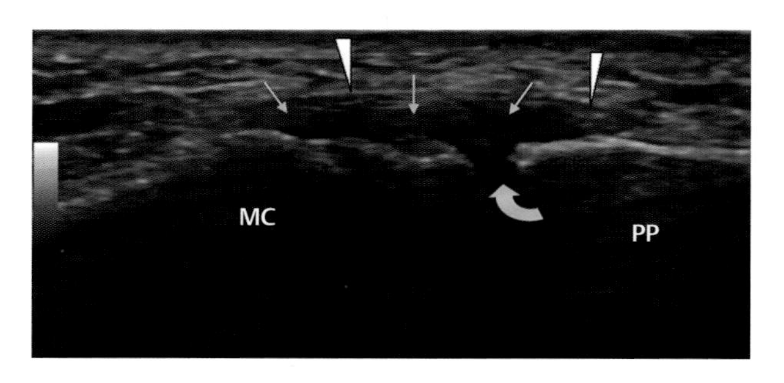

图 6.46　掌指关节处拇指尺侧副韧带的纵向图像（黄弧形箭头）。尺侧副韧带呈拱形低回声结构横跨关节（黄直形箭头）。如上所示，正常状态下，韧带相对扁平。尺侧副韧带顶部可见一条纤细的高回声线代表内收肌腱膜（白三角箭头）。MC，掌骨；PP，近节指骨。

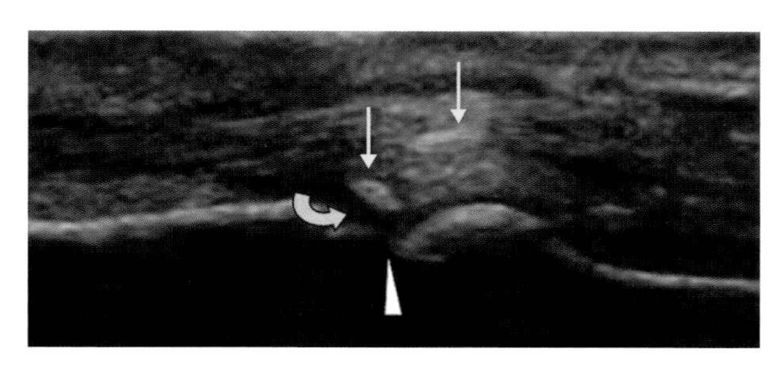

图 6.47　掌指关节（白三角箭头）掌侧面的纵向图像。掌板表现肿胀（黄直形箭头），并且似乎从指骨基底部撕脱（黄弧形箭头）。

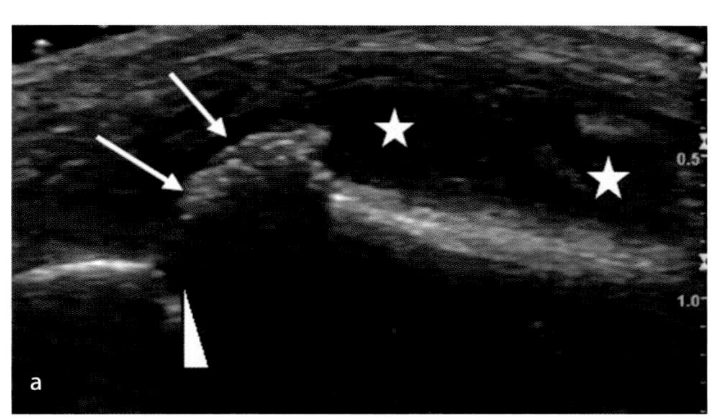

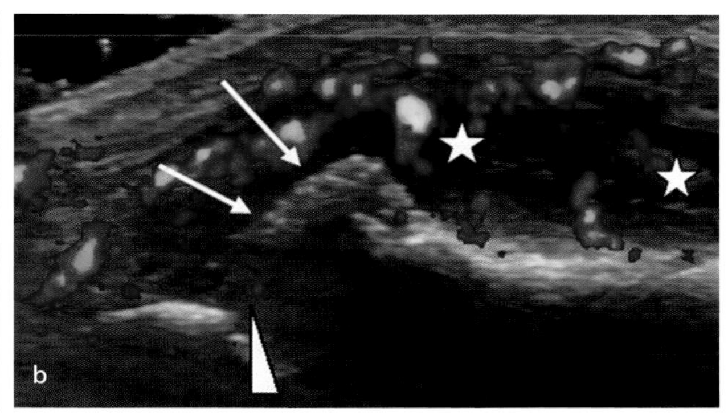

图 6.48　a. 拇指掌指关节（白三角箭头）的纵向图像。掌骨头相对于指骨突出提示半脱位（白直形箭头）。此外，有明显的积液和滑膜增厚（白星）。该患者患有慢性活动性类风湿性关节炎。b. 与图 a 是同一图像，只是使用能量多普勒成像来证明增厚的滑膜伴有明显活动性的滑膜炎。白直形箭头，突出的掌骨；白星，关节积液和滑膜增厚，活动性滑膜炎如能量多普勒成像所示。

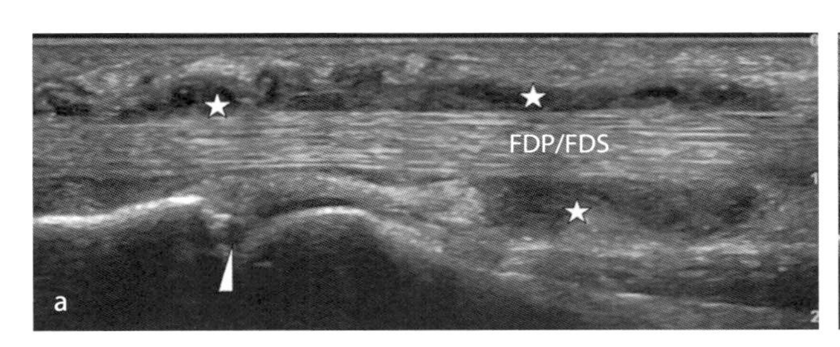

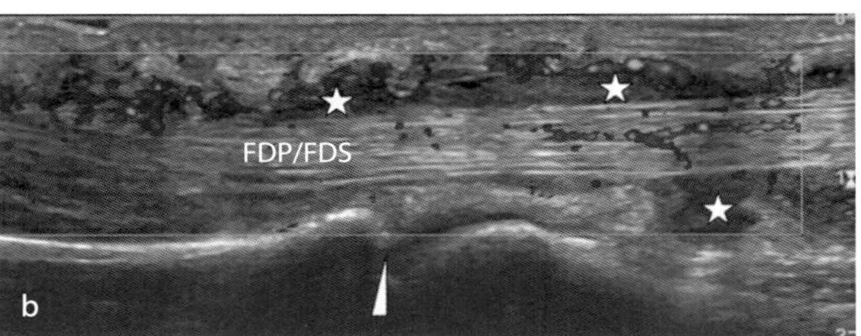

图 6.49　a. 左中指掌指关节（白箭头）掌侧面的纵向图像，显示指深屈肌和指浅屈肌（FDP / FDS）的完整肌腱。但是，屈肌腱鞘内可见明显的积液和滑膜炎（白星）。深方的掌指关节表现完整。b. 使用能量多普勒成像显示积液和滑膜增厚与活动性滑膜炎（白星）相关。这些发现符合慢性屈肌腱鞘炎。白星，关节积液和滑膜增厚，活动性滑膜炎如能量多普勒成像所示。

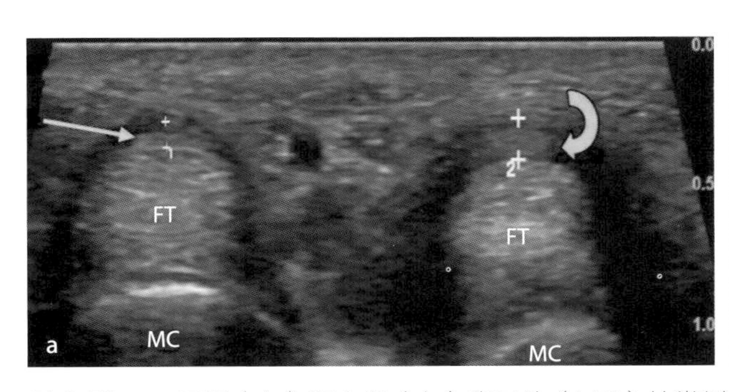

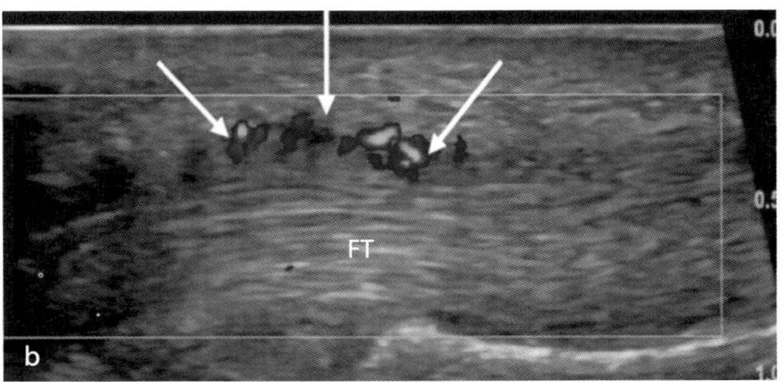

图 6.50　a. 示指（右）和中指（左）掌骨头（MC）处掌侧面的横向图像。A1 滑车位于屈肌腱（FT）上方标尺之间。可见示指（右）的滑车增厚（黄弧形箭头）。而中指（左）的 A1 滑车外观正常（黄直形箭头）。这些发现符合扳机指。b. 示指掌指关节水平掌侧面的纵向图像。除了图 a 中显示的 A1 滑车增厚之外，还伴有滑膜炎（白箭头）。

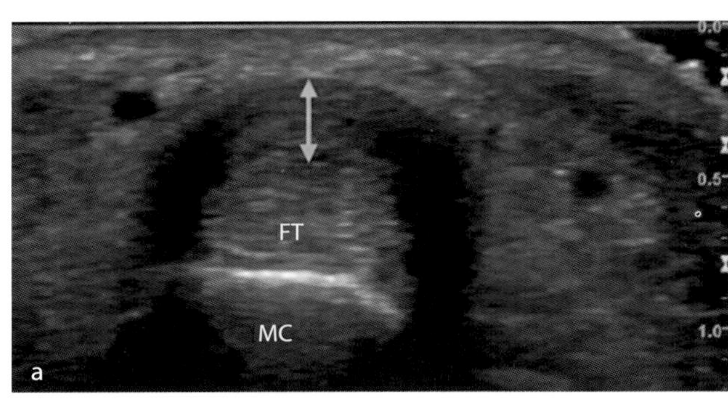

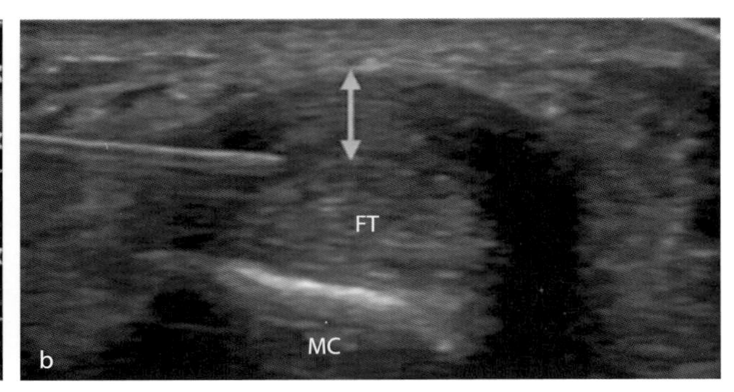

图 6.51　a. 环指掌骨头水平掌侧面的横向图像，显示 A1 滑车明显增厚（双箭头）。b. 环指掌骨头水平掌侧面的横向图像，显示 A1 滑车明显增厚（双箭头）。注射前将针置于屈肌腱和 A1 滑车之间。该图像显示了超声引导下注射的精确性。FT，屈肌腱；MC，掌骨。

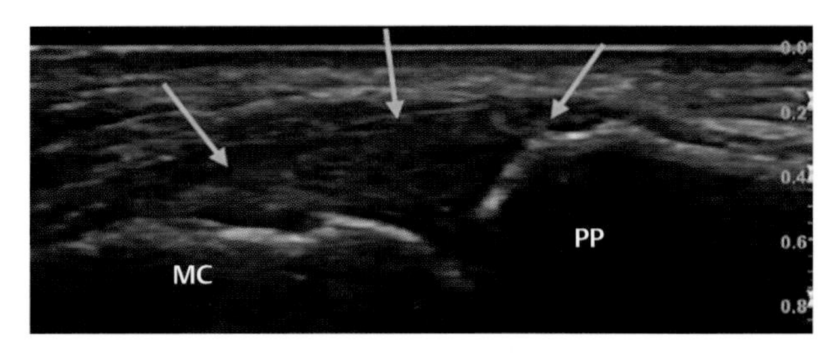

图 6.52　拇指掌指关节尺侧副韧带的纵向图像。尺侧副韧带表现增厚（黄箭头）。但是，没有证据表明急性断裂或撕脱。符合尺侧副韧带的 Ⅰ 级撕裂。MC，掌骨；PP，近节指骨。

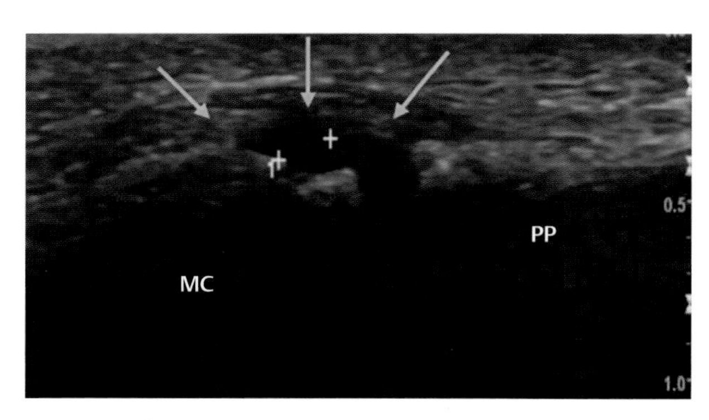

图 6.53　拇指掌指关节尺侧副韧带的纵向图像。在韧带较深部分掌骨起始部可见小的无回声灶（十字之间）。更浅层纤维表现完整（黄箭头）。这些发现符合尺侧副韧带关节侧部分撕裂（Ⅱ级）。十字，尺侧副韧带较深部分关节侧撕裂；MC，掌骨；PP，近节指骨；黄箭头，尺侧副韧带。

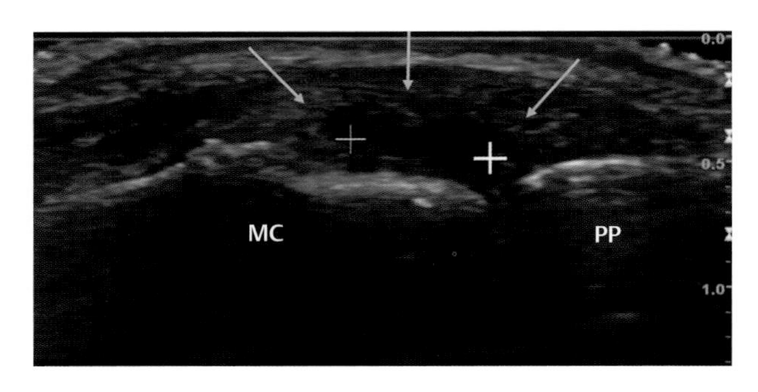

图 6.54　拇指掌指关节尺侧副韧带的纵向图像。韧带显示明显增厚伴关节侧无回声。符合尺侧副韧带关节侧部分撕裂并伴增厚。没有证据显示 Stener 样损伤。应力下韧带表现完整。十字，尺侧副韧带较深部分的关节侧撕裂；MC，掌骨；PP，近节指骨；黄箭头，尺侧副韧带。

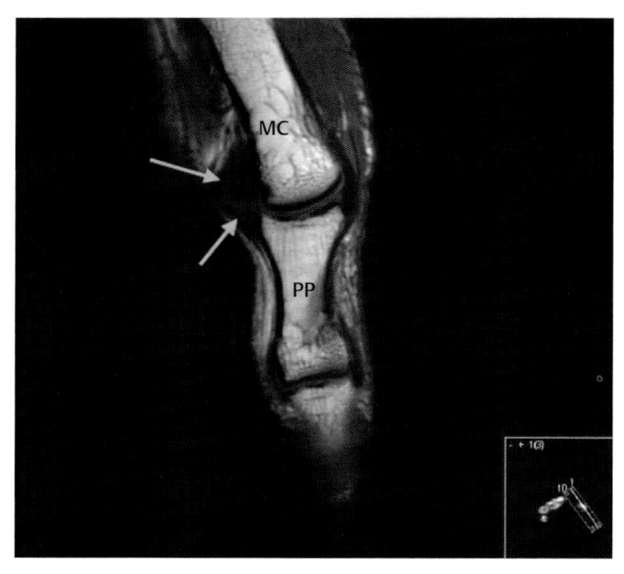

图 6.55　图 6.54 中所示拇指尺侧副韧带的 MRI 冠状 T1 图像。掌指关节处似乎有近端指骨半脱位。此外，尺侧副韧带中部撕裂破裂。可以看到，通过超声获得的信息与 MRI 一样准确。另外，超声扫查可以在临床环境中进行并且包括动态成像。MC，掌骨；PP，近节指骨；黄箭头，尺侧副韧带。

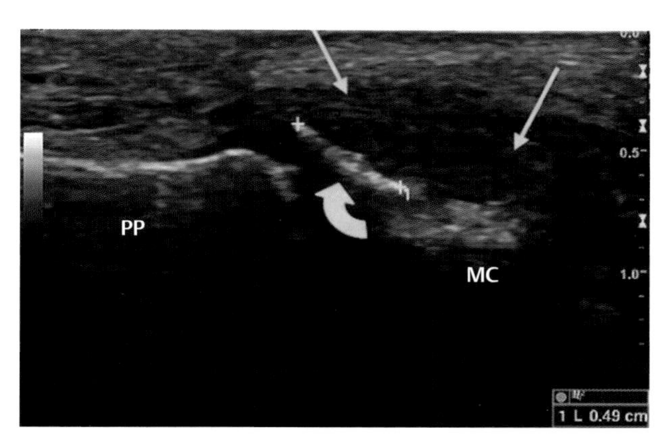

图 6.56　拇指尺侧副韧带的纵向图像。韧带表现增厚但连续（直形箭头）。另外，近端指骨（PP）基底部有撕脱性骨折，大小约为 4.9 mm（弧形箭头）。这些发现符合尺侧副韧带附着处撕脱性骨折。MC，掌骨。

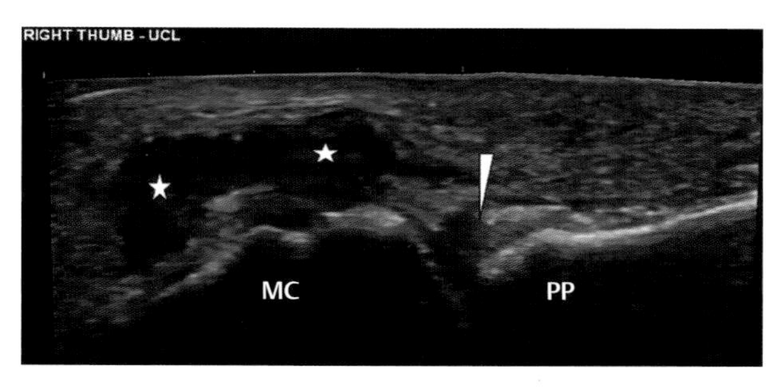

图 6.57　拇指掌指关节尺侧副韧带的纵向图像。超声显示一个大的无回声区病变（白星）覆盖掌骨头的尺侧面。看不到尺侧副韧带的正常结构（白箭头）。当外翻应力施加关节时，关节间隙增加。这些发现符合尺侧副韧带完全断裂并伴随 Stener 样损伤。MC，掌骨；PP，近节指骨；白箭头，缺失的尺侧副韧带正常结构；白星，Stener 样损伤。

腕关节和手部：介入治疗技术 7

摘要

本章概述腕关节和手部常用的介入治疗技术。目的是详细说明探头和针的位置以及校正方式，以便精准置入目标组织。另外，每种病变均给出了简要的临床表现以及一些需要注意的解剖学考虑。所提供的药物、剂量和体积是作者诊所使用的。

关键词

近端桡腕关节，腕中关节，腕掌关节，掌指关节，近端和远端指间关节，舟月骨间韧带，背侧伸肌间室和肌腱，腕管，屈肌腱和滑车系统

7.1 腕关节注射：桡腕关节

7.1.1 病因

- 骨关节炎。
- 类风湿性关节炎。
- 过度使用。

7.1.2 临床表现

- 疼痛位于腕关节内。
- 腕关节囊性限制导致同样的被动屈曲和伸直受限。

7.1.3 物品准备

见表 7.1。

表 7.1 腕关节注射（桡腕关节）所需的物品

注射器	针	皮质类固醇	局麻药	探头
5 mL	23 G–1 in (2.5 cm)	20 mg 甲泼尼龙	5 mL 1% 利多卡因	小的曲棍球棒探头

7.1.4 解剖考虑

桡腕关节由桡骨远端、纤维三角软骨和腕近端排列的三块腕骨形成：舟骨、月骨和三角骨。尽管腕关节整体上是不连续的，具有不同的内部分隔将其分为独立的间室，但桡腕、腕间、腕中

和腕掌关节通常通过共同的滑膜腔有不同程度的互通。

这种互通可以为全身性关节炎患者带来好处，因为一次桡腕关节注射可以灌注整个腕关节。

7.1.5 操作过程

- 患者坐位，面向医生，前臂和手放在桌上、手掌朝下。
- 探头放置在纵向平面腕关节背侧中点上方。在此位置，可以显示远端桡骨、月骨和头状骨。
- 针从远端到近端方向与探头成大约 45° 插入。针应沿着并平行于月骨后表面。
- 注射以团注方式注入桡腕关节。

7.1.6 注射

见图 7.1 和图 7.2。

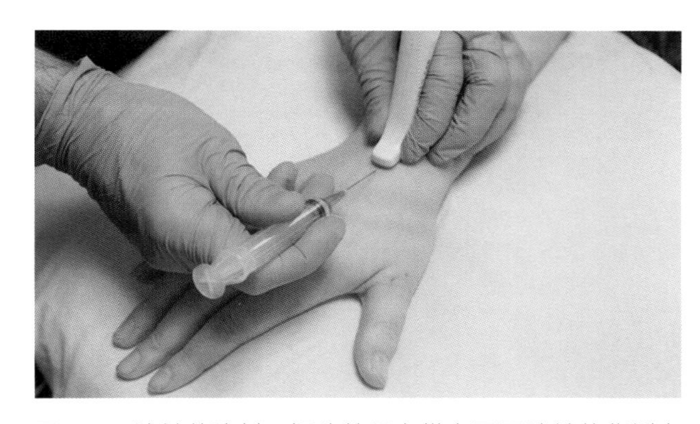

图 7.1 腕关节注射。探头放置在纵向平面腕关节背侧中点上方。在此位置，可以显示远端桡骨、月骨和头状骨。针从远端到近端方向与探头成大约 45° 插入。针应沿着并平行于月骨后表面。如果以腕中关节为目标，则将针稍向远侧朝向头状骨和月骨之间的腕中隐窝。

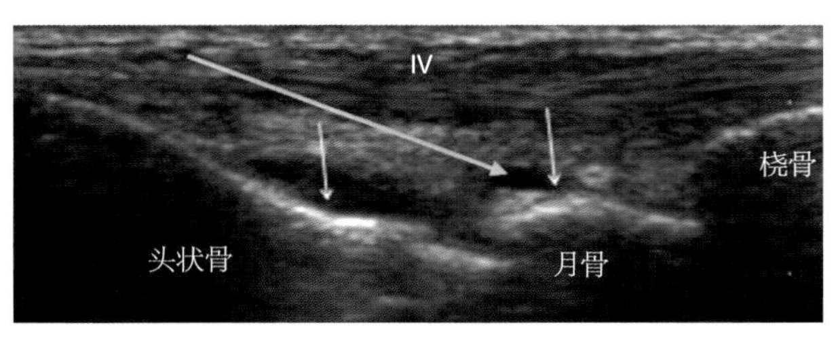

图 7.2 腕关节背侧的纵向图像，显示近端桡腕关节在图像右侧桡骨远端和月骨之间。腕中关节在图像中心月骨和头状骨之间。白箭头指示了各自的关节隐窝。可见第四背侧间室（Ⅳ）的肌腱覆盖两个关节。黄箭头表示注射近端桡腕关节的针。白箭头，近端和腕中关节的背侧关节隐窝；黄箭头，针的方向。

7.1.7 注意事项

可以建议患者相对休息 2 周，在此期间要佩戴夹板以保护关节。此后，应执行针对腕关节活动和强化的康复方案。

7.2 拇指腕掌关节注射

7.2.1 病因

- 骨关节炎。

7.2.2 临床表现

- 疼痛位于拇指根部和大鱼际肌。
- 拇指关节囊性限制是一种被动伸直和外展均疼痛的受限，拇指逐渐固定在内收位置。在晚期关节退行性变的情况下，也许可以看到大鱼际肌萎缩。

7.2.3 物品准备

见表 7.2。

表 7.2 拇指腕掌关节注射所需的物品

注射器	针	皮质类固醇	局麻药	探头
2 mL	25 G–1 in (2.5 cm)	10 mg 甲泼尼龙	1 mL 1% 利多卡因	小的曲棍球棒探头

7.2.4 解剖考虑

拇指腕掌关节是由第一掌骨头和大多角骨近端形成的关节。桡动脉位于关节近端，因此没有风险。

7.2.5 操作过程

- 患者坐位，面向医生，前臂和手放在桌上，拇指朝上。
- 拇指弯曲到手掌中，使腕掌关节向外侧打开。
- 探头放置在纵向平面腕掌关节上方，与拇指成一直线。

- 针从近端到远端方向与探头成大约 45° 插入。
- 注射以团注方式注入腕掌关节内。
- 如果正确放置针有困难，则医生可以在关节上适当地施加牵引力来被动弯曲和伸直手掌。

7.2.6 注射

见图 7.3 和图 7.4。

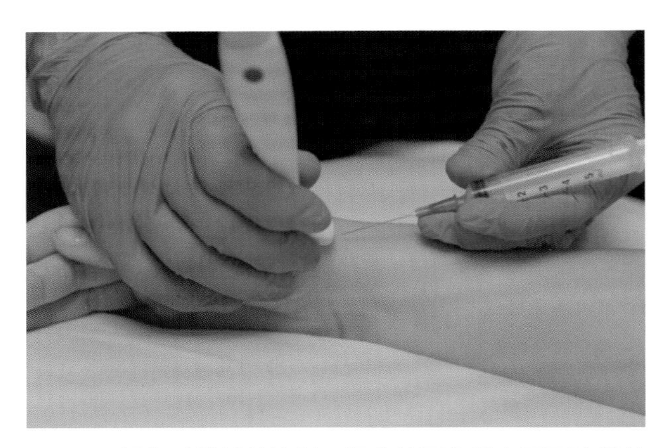

图 7.3 拇指腕掌关节注射。探头放置在纵向平面腕掌关节上方，与拇指成一直线。针从近端到远端方向与探头成大约 45° 插入。注射以团注方式注入腕掌关节内。

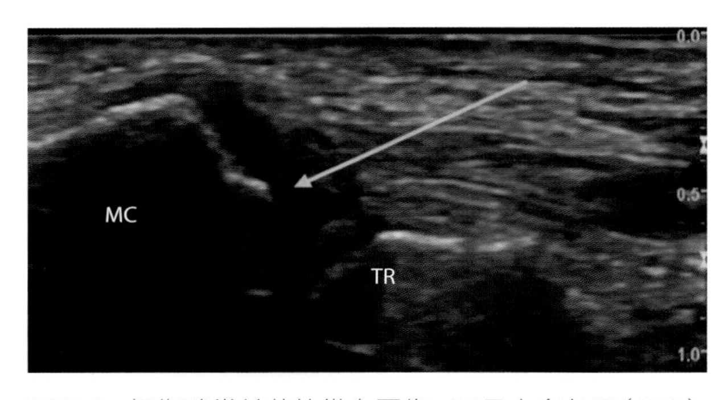

图 7.4 拇指腕掌关节的纵向图像。可见大多角骨（TR）在图像右侧而第一掌骨（MC）基底部在左侧。掌骨基底部通常相对于多角骨位于更高的位置。这有利于从近端到远端方向注射，如黄箭头所示。黄箭头，针的方向。

7.2.7 注意事项

可以建议患者相对休息 2 周，在此期间要佩戴夹板以保护关节。此后，应执行针对腕关节和大鱼际肌活动和强化的康复方案。

腕掌关节骨关节炎是老年患者的常见表现，尤其是那些从事高体力劳动或参加涉及关节高负荷运动的患者。局部注射后再加上增强锻炼计划可以提供明显而长期的缓解。

在轻度至中度的骨关节炎病例中，那些积极注射玻璃酸钠的患者症状也可以得到长期缓解。

7.3 第一背侧间室注射：桡骨茎突狭窄性腱鞘炎

7.3.1 病因

- 过度使用。

7.3.2 临床表现

- 疼痛位于拇指的根部并沿着手腕桡侧缘。
- 疼痛可通过抵抗拇指伸直和外展再现。
- 疼痛也可以通过 Finkelstein 试验来再现，被动弯曲患者的拇指同时将腕关节尺偏来进行。

7.3.3 物品准备

见表 7.3。

表 7.3 第一背侧间室注射（桡骨茎突狭窄性腱鞘炎）所需的物品

注射器	针	皮质类固醇	局麻药	探头
5 mL（10 mL[a]）	25 G–1 in (2.5 cm)	10 mg 甲泼尼龙	2 mL（6 mL[a]）1%利多卡因	小的曲棍球棒探头

注：[a] 在慢性病例中，应考虑使用更大的剂量。

7.3.4 解剖考虑

第一背侧间室位于腕部桡侧缘，由拇长展肌腱和拇短伸肌腱组成，它们共用一个腱鞘。拇长展肌腱的位置更靠前，向远端延伸时超声检查可见它由许多不同的束组成。

可见桡动脉在其更远端经过间室深方。还可见伸肌支持带覆盖腱鞘。

7.3.5 操作过程

- 患者坐位，面向医生，前臂和手放在桌上，拇指朝上。

● 如果手腕处于一定程度的尺偏且拇指弯曲到手掌，则有助于注射。

● 探头纵向放置在第一背侧间室上方。

● 针从远端到近端方向与探头成大约 45° 插入。针应恰放置在伸肌支持带深方，以使其紧贴肌腱本身。

● 注射以团注方式注入第一间室，药液应能自由流动。

● 如果注射困难，则保持注射器上的压力并缓慢移动针尖，直到在腱鞘中看到药液流动。

7.3.6 注射

见图 7.5 和图 7.6。

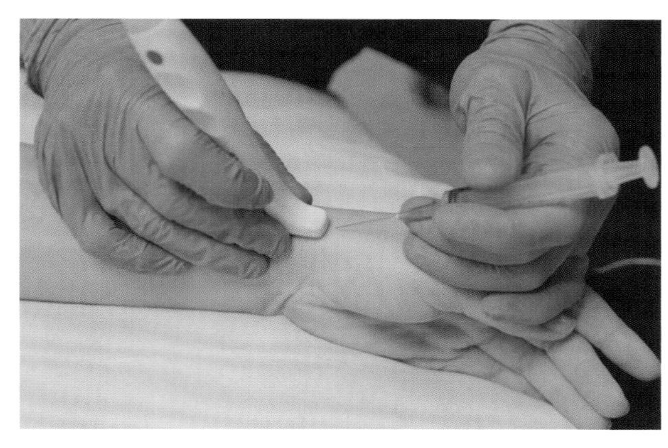

图 7.5 第一背侧间室注射。探头纵向放置在第一背侧间室上方。针从远端到近端方向与探头成大约 45° 插入。针应恰放置在伸肌支持带深方，以使其紧贴肌腱本身。在慢性病例，应考虑使用更大的剂量。

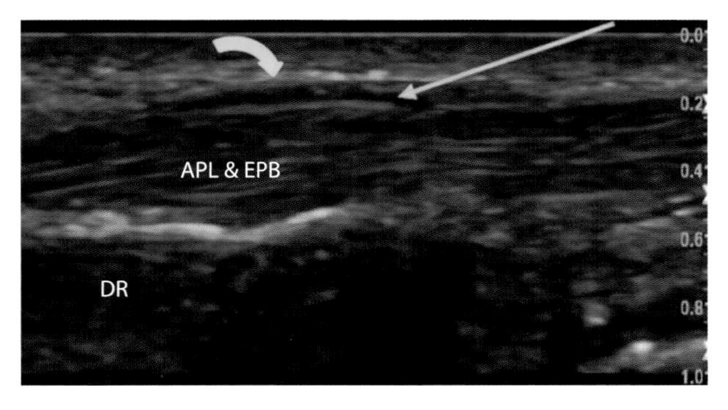

图 7.6 腕部第一背侧间室的纵向图像。第一背侧间室由拇长展肌腱（APL）和拇短伸肌腱（EPB）组成。可见远端桡骨（DR）位于肌腱深方。伸肌支持带显示为低回声带位于肌腱表面（弧形箭头）。直形箭头指示针的方向，应位于伸肌支持带深方。

7.3.7 注意事项

注意将药液注射到腱鞘内，而不要在浅表组织中积聚。建议患者注射后相对休息 2 周，并考虑限制活动。

在急性病例，超声可以显示腱鞘内明显的滑膜炎。在这些情况下，应使用相对较低的剂量。在慢性病例，超声显示伸肌支持带明显增厚，腕关节被动尺侧和桡侧偏移时伴有肌腱的“夺获”。在这些情况下，应考虑更高的剂量，最高可达 5 mL 或 6 mL。类固醇的总剂量应保持不变。

7.4 A1 滑车注射：扳机指

7.4.1 病因

● 可能与过度使用有关，但通常是特发性的。

7.4.2 临床表现

● 手指疼痛的“咔嗒”声，伴间歇性交锁在屈曲位置。

● 相应的掌指关节掌侧面触痛。

7.4.3 物品准备

见表 7.4。

表 7.4 A1 滑车注射（扳机指）所需的物品

注射器	针	皮质类固醇	局麻药	探头
2 mL（5 mL[a]）	25 G–1 in（2.5 cm）	10 mg 甲泼尼龙	0.5mL（2 mL[a]）1% 利多卡因	小的曲棍球棒探头

注：[a] 在慢性病例中，应考虑使用更大的剂量。

7.4.4 解剖考虑

当指浅屈肌腱和指深屈肌腱在掌指关节水平经过 A1 滑车下方被卡住时，会触发扳机指。

可能是由于屈肌腱局部肿胀或 A1 滑车增厚而引起的。A1 滑车在掌指关节近端和远端延伸范围约 0.5 cm。在超声上，屈肌腱鞘椭圆形增厚呈低回声。

7

7.4.5 操作过程

- 患者坐位，面向医生，前臂和手放在桌上，手掌朝上。
- 探头纵向放置在掌指关节水平A1滑车上方。
- 针从近端到远端方向与探头成大约45° 插入。针应恰放置在A1滑车深方，以使其紧贴屈肌腱本身。
- 注射以团注方式注入屈肌腱鞘中，药液应能自由流动。
- 或者，可以采用横向或短轴入路。在这种情况下，探头横向放置在A1滑车上方。针从内侧或外侧与探头成大约45° 插入。针应恰定位在A1滑车深方，并以团注方式注射（见下文）。

7.4.6 注射

见图7.7~图7.10。

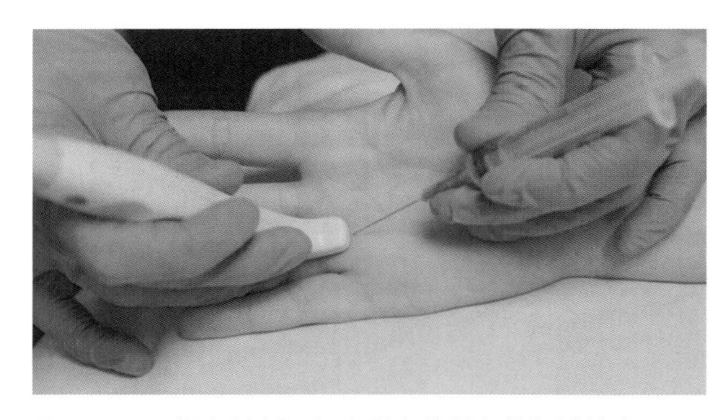

图7.7 A1滑车注射。探头纵向放置在掌指关节水平A1滑车上方。针从近端到远端方向与探头成大约45° 插入。针应恰放置在A1滑车深方，以使其紧贴屈肌腱本身。

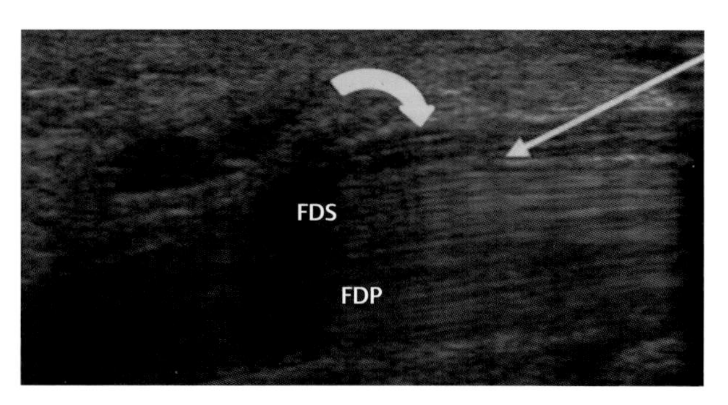

图7.8 掌指关节水平屈肌腱的纵向图像。可见指浅屈肌（FDS）腱在指深屈肌（FDP）腱上方。在这个有症状的手指，A1滑车呈增厚的低回声带（弧形箭头），位于屈肌腱浅方。直形箭头指示针的方向，应位于A1滑车深方。

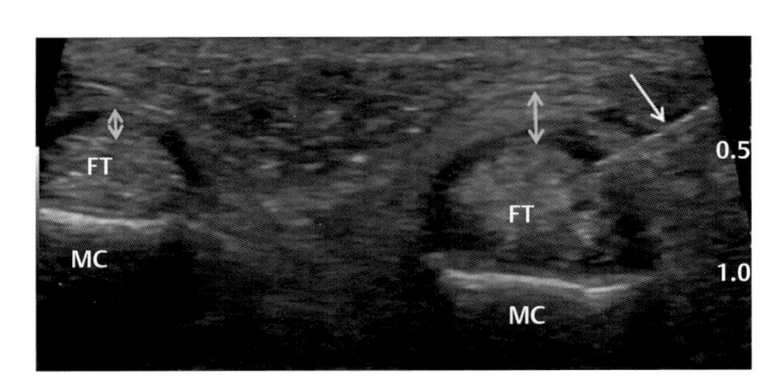

图7.9 可选横向或短轴方法。掌骨（MC）远端水平屈肌腱（FT）的横向图像。图像右侧双箭头表示手指明显增厚的A1滑车，而图像左侧手指则具有正常厚度。白箭头指示针在A1滑车水平进入屈肌腱鞘。

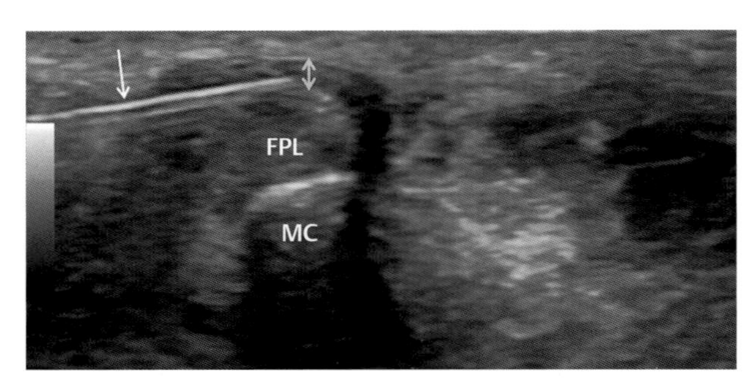

图7.10 扳机拇指的注射。可选横向或短轴方法。掌骨（MC）远端水平拇长屈肌（FPL）腱的横向图像。双箭头表示A1滑车增厚。白箭头指示针在A1滑车水平进入屈肌腱鞘。

7.4.7 注意事项

建议患者在48小时内避免紧握和搬运活动。

如果在早期进行，扳机指的注射可能会非常有效。如果病情已成为慢性，则超声通常显示A1滑车明显增厚。在这种情况下，高容量注射通常更有效。

随着时间的推移，许多扳机指患者还会在其他手指上出现类似的问题。

7.5 腱鞘囊肿：引导下穿刺抽液

腱鞘囊肿可发生在任何部位，在这里进行描述是因为它是腕部的常见表现。以下描述的原则适用于任何腱鞘囊肿。

7.5.1 病因

- 可能与过度使用有关。
- 更常见于特发性。

7.5.2 临床表现

- 通常是与关节囊或腱鞘相关的无触痛的坚硬肿物。如果囊肿撞击其他结构或阻碍运动，则患者可能会感到疼痛。

7.5.3 物品准备

见表 7.5。

表 7.5 引导下穿刺抽液（腱鞘囊肿）所需的物品

注射器	针	皮质类固醇	局麻药	探头
5 mL	16 G[a]	—	2 mL 左右 1%利多卡因	小的曲棍球棒探头

注：[a] 针的规格取决于囊肿的大小和位置。但是，由于大多数囊性结构都含有凝胶状物质，因此可能需要使用 16 G 针。在慢性病例中，应考虑使用更大的直径。

7.5.4 解剖考虑

根据腱鞘囊肿的位置，需要考虑周围的解剖结构。多普勒成像可用于定位相关的血管结构。

7.5.5 操作过程

- 患者坐位，面向医生，前臂和手放在桌上，手掌朝下。
- 探头放置在囊肿上。
- 针与探头成大约 45° 插入，进入囊肿体内。
- 如果首先注射局麻药，可能会方便穿刺抽液。
- 针的规格取决于囊肿的大小和位置。但是，由于大多数囊性结构都含有凝胶状物质，因此可能需要 16 G 针。

7.5.6 引导穿刺抽液

见图 7.11 和图 7.12。

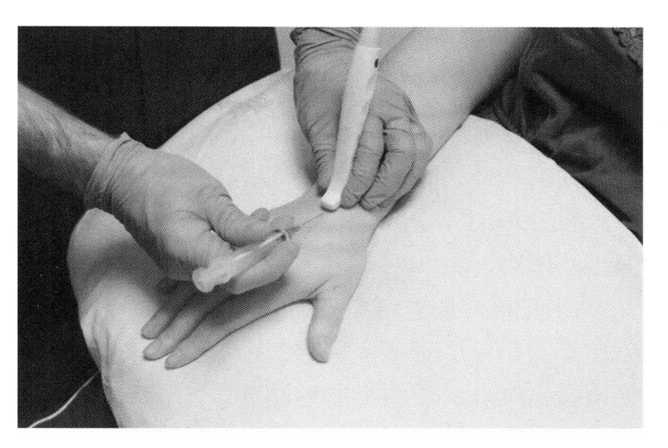

图 7.11 腱鞘囊肿的穿刺抽液。探头放置在囊肿上。针与探头成大约 45° 插入，进入囊肿体内。如果首先注射局麻药，可能会方便穿刺抽液。针的规格取决于囊肿的大小和位置。但是，由于大多数囊性结构都含有凝胶状物质，因此可能需要 16 G 针。

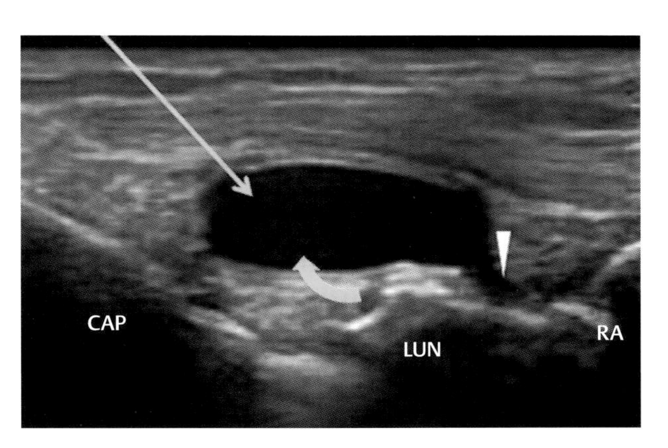

图 7.12 腕关节背侧面的纵向图像。可见一边界清晰的无回声肿物（弧形箭头）位于月骨（LUN）背侧表面。肿物起源于近端桡腕关节（三角箭头），出现后方回声增强。外观符合腕背侧腱鞘囊肿。黄直形箭头指示针的方向。三角箭头，腱鞘囊肿起源；CAP，头状骨；弧形箭头，腱鞘囊肿；RA，桡骨远端；直形箭头，针的方向。

7.6 腕管综合征：引导下注射

7.6.1 病因

- 通常与怀孕有关。也可能与类风湿性关节炎或甲状腺功能低下有关。
- 可能以前有外伤史，如手腕骨折。
- 通常表现为特发性。

7.6.2 临床表现

感觉异常在正中神经分布区。患者通常描述夜间症状加重，导致睡眠障碍。在更严重的病例中，患者可能还会出现手指失去正常灵活性伴精细运动困难。

临床上，叩击腕管正中神经可能有 Tinel 征阳性。另外，患者描述手腕完全屈曲 30 秒后症状再现，Phalen 试验可能呈阳性。

7.6.3 物品准备

见表 7.6。

表 7.6 引导下注射（腕管综合征）所需的物品

注射器	针	皮质类固醇	局麻药
1 mL	25 G–1 in (2.5 cm)	10 mg 甲泼尼龙	不需要

7.6.4 解剖考虑

腕管由后方的腕骨和前方的屈肌支持带形成。屈肌支持带附着于四个部位，内侧为豌豆骨和钩骨钩，外侧为舟骨结节和大多角骨。屈肌支持带大约拇指的宽度，近侧缘位于腕部远端掌痕处。正中神经位于腕管内浅方约中点处，掌长肌腱（如果存在）深方和桡侧屈腕肌腱内侧。

7.6.5 操作过程

- 患者坐位，面向医生，前臂和手放在桌上，手掌朝上。
- 探头放置在腕管上方，其近端横向放置于远端掌痕处。
- 在横断面识别正中神经，针从近端方向大约 45° 垂直探头插入，以使其在神经的桡侧或尺侧。
- 一旦针正确定位在神经旁，可以将探头旋转 90° 以纵向显示针。
- 注射以团注方式注入腕管，药液应能自由流动。
- 或者，可以使用横向入路。探头再次横向置于腕管的正中神经上方。针从尺侧或桡侧与探头成大约 45° 插入，使其恰位于正中神经下方。注射再次以团注方式进行（见下文）。

7.6.6 注射

见图 7.13~ 图 7.15。

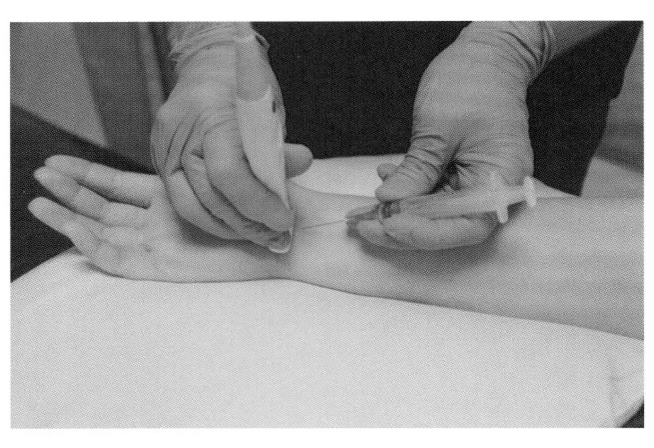

图 7.13 腕管注射。探头放置在腕管上方，其近端横向放置于远端掌痕处。在横断面识别正中神经，针从近端方向大约 45° 垂直探头插入，以使其在神经的桡侧或尺侧。在这种方式中，针尖显示为神经旁一个小的回声点。一旦针正确定位在神经旁，可以将探头旋转 90° 以纵向显示针。

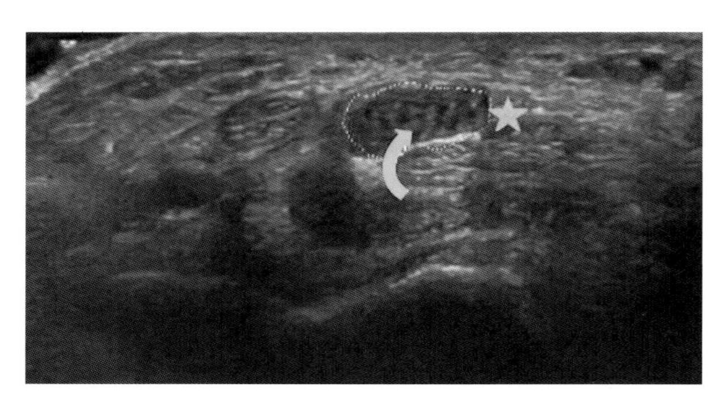

图 7.14 腕管内正中神经的横向图像。在图 7.13 中概述的方法中，探头用于在横断面识别正中神经（弧形箭头），针置于神经旁。使用这种方法，针只表现为神经旁一个小点（黄星）。

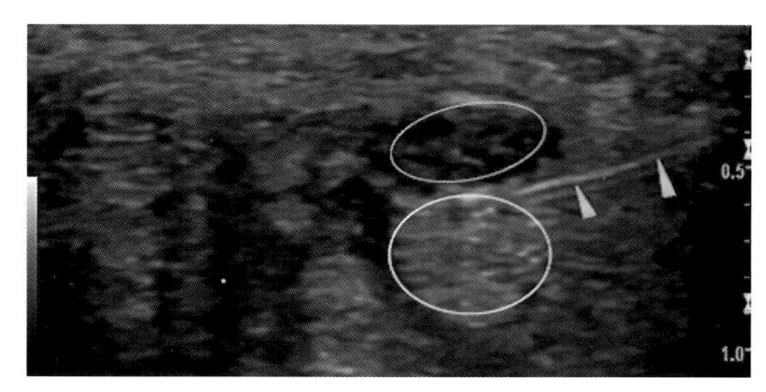

图 7.15 横断面中的正中神经（黄圈）。可见针（黄箭头）从图像右侧进入，恰位于正中神经下方，并位于屈肌腱浅方（白圈）。

7.6.7 注意事项

注射只使用皮质类固醇药物，避免使用局麻药，因为增加体积可能会对神经施加更大的压力，应保持在最小量。如果病情持续时间少于6个月，则注射可能有效。但是，越是慢性的情况，注射的效果就越小，应该考虑手术治疗。

髋关节：超声诊断 8

摘要

由于关节深度的限制，超声检查在评估髋关节病变方面作用相对有限，对于较深的关节如肩关节和髋关节，难以明确内部结构的细节。然而，尽管有这些限制，但只要临床医生熟悉髋关节的正常解剖，也可以检测到许多髋关节病变。检查包括评估软组织、肌腱、韧带和肌肉，以及骨和关节通过声波通道获得充分的显示。

超声在评估关节周围软组织和检测关节内、关节周围滑膜渗出以及积液方面具有特殊的应用价值，如果需要，还可为诊断目的或介入治疗提供简单而无创伤性的引导穿刺抽液。考虑到髋关节周围复杂的解剖结构，检查者在扫查前应根据详细的病史采集和客观的查体进行准确的鉴别诊断，以便聚焦于髋关节相对合适的结构。在扫查过程中，通常将髋关节分为四个象限——前面、内侧、外侧和后面，而准确的临床信息可以让检查者重点关注特定的象限。不是所有的患者都需要检查四个象限。

超声检查髋关节应使用中－低频 (9~12 MHz) 大接触面线阵探头。对于体型较大的患者，低频凸阵探头可能是有益的。

关键词

髋关节、盂唇、髂腰肌滑囊、大转子滑囊、髂腰肌、股直肌、缝匠肌、阔筋膜张肌、臀大肌、臀中肌、臀小肌、坐骨、腘绳肌、内收肌

8.1 髋关节的超声诊断：简介

髋关节的检查取决于经过完整的临床体检后所怀疑的特定结构和病变。基于体检，扫查一个或两个特定的结构。除静态扫查外，还应包括动态成像，特别是肌腱和韧带，以充分评估这些结构的连续性。需要注意的是，由于关节的解剖位置，检查髋关节可能会有困难，尤其是在肌肉发达或肥胖的患者。应在必要时使用相对低频的超声，以最大限度地提高图像质量。

超声影像包括以下内容：

- 前面：仰卧位。
  - ◇ 髋关节包括股骨头、颈、关节囊和前方的滑膜隐窝。
  - ◇ 前盂唇。
  - ◇ 髂腰肌、肌腱和滑囊。
  - ◇ 髂前下棘(AIIS)和股直肌的肌腱和肌肉。
  - ◇ 髂前上棘(ASIS)和缝匠肌及阔筋膜张肌的肌腱和肌肉。
  - ◇ 股外侧皮神经和腹股沟韧带。
- 内侧：仰卧蛙腿位。
  - ◇ 内收肌的肌腱和肌肉。
- 外侧：侧卧位。
  - ◇ 臀大肌、阔筋膜张肌和阔筋膜。
  - ◇ 臀中肌和肌腱。
  - ◇ 臀小肌和肌腱。
  - ◇ 大转子和滑囊（如果有病变）。
- 后方：俯卧位。
  - ◇ 腘绳肌和肌腱。
  - ◇ 坐骨结节和滑囊（如果有病变）。
- 中线：仰卧位。
  - ◇ 耻骨联合。

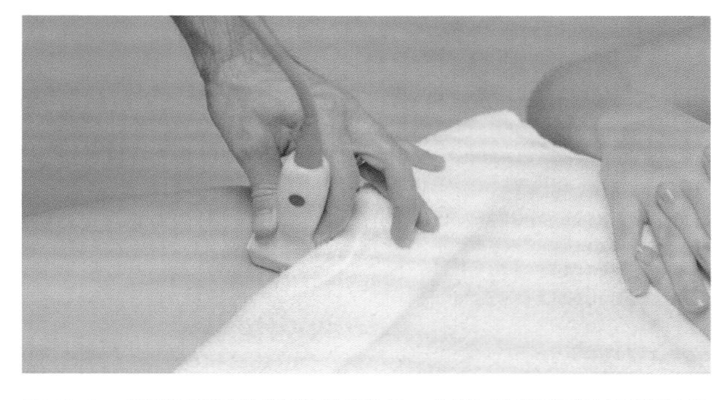

图 8.1 髋关节前面的纵向扫查。探头放置在斜矢状面关节上方，应使用大接触面探头。特别是在体型较大的患者可能需要低频探头。

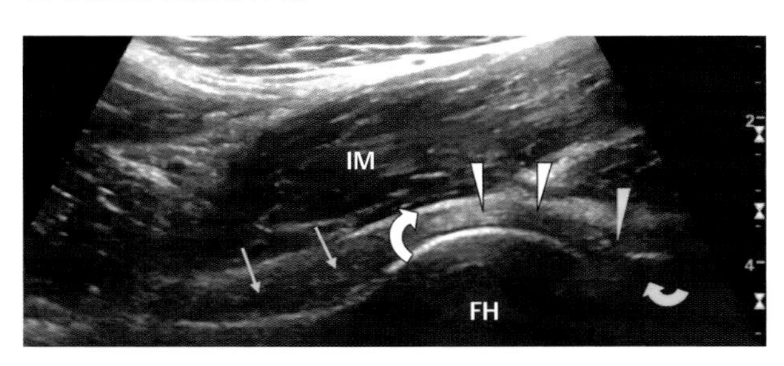

图 8.2 髋关节前面的纵向图像。在此例中，使用扇形模式的线阵探头可以更好地显示髋关节和股骨前隐窝。在正常状态下不能显示髂腰肌滑囊。如果有病变，它将表现为一个低回声灶覆盖前关节囊（白弧形箭头）。前上盂唇在髋臼处呈等回声三角形（黄三角箭头）。白弧形箭头，髂腰肌滑囊的位置；黄弧形箭头，髋臼前缘；FH，股骨头；IM，髂腰肌；白三角箭头，髋关节前关节囊和髂股韧带。

8.1.1 前面

髋关节前面：纵向扫查

髋关节只能从其前面有效地显示，还可看到股骨前隐窝、髂腰肌腱和滑囊（如果有病变）。

患者仰卧位。在膝关节下方放置一个小枕头让髋关节处于微屈曲的放松位，以方便扫查。为了显示髋关节前面和股骨前隐窝，需要一个大接触面探头。此外，考虑到关节的深度，特别是体型较大的患者，应使用低频探头（图 8.1~ 图 8.3）。

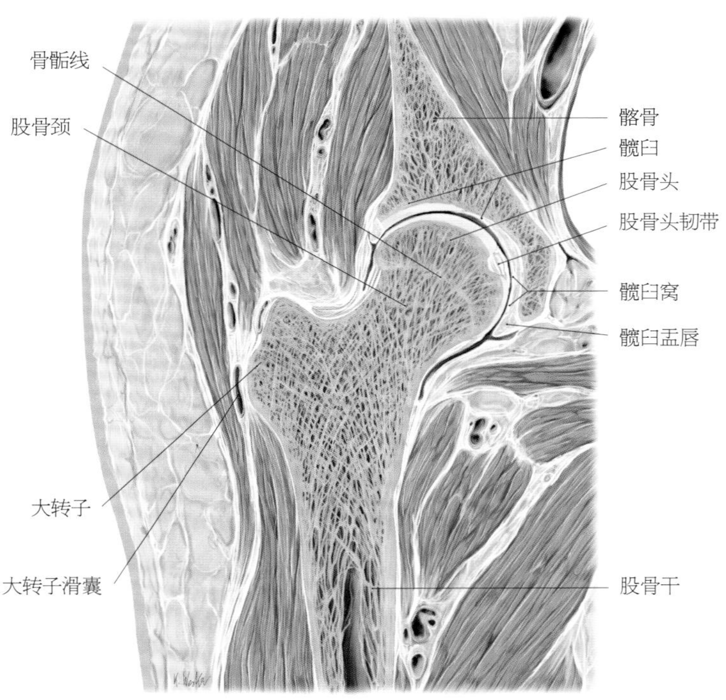

图 8.3 右髋关节冠状面。注意前上关节囊向下延伸到股骨颈形成股骨前隐窝。示意图显示股骨大转子外侧的转子滑囊。然而，在实际中已经表明，髋关节外侧周围的滑囊数量和位置都存在相当大的变化。滑囊可以出现在臀大肌和阔筋膜深方覆盖臀中肌腱以及臀小肌肌腱的深面。在正常非病理状态下，滑囊在超声成像通常不能显示（经允许引自 Gilroy and MacPherson, Atlas of Anatomy, 3rd edition, ©2016, Thieme Publishers, New York. Illustration by Karl Wesker/Markus Voll）。

髂前下棘：纵向扫查

患者仰卧位。在膝关节下方放置一个小枕头让髋关节处于屈曲几度的放松位，以方便扫查。探头放置在矢状面髂前下棘上以成像髂前下棘和股直肌腱。使用大接触面探头可以更好地显示这个区域。在体型较大的患者，应使用低频凸阵探头（图 8.4 和图 8.5）。

髂前下棘：横向扫查

探头横向放置在髂前下棘（AIIS）上方，以成像股直肌直接肌腱的起点。然后，探头保持在横向平面向尾端方向移动，首先成像股直肌的肌肉肌腱联合部，然后是肌腹本身，它位于阔筋膜张肌、缝匠肌和髂腰肌之间。更远端可见股直肌覆盖股中间肌肌腹（图 8.6~ 图 8.9）。

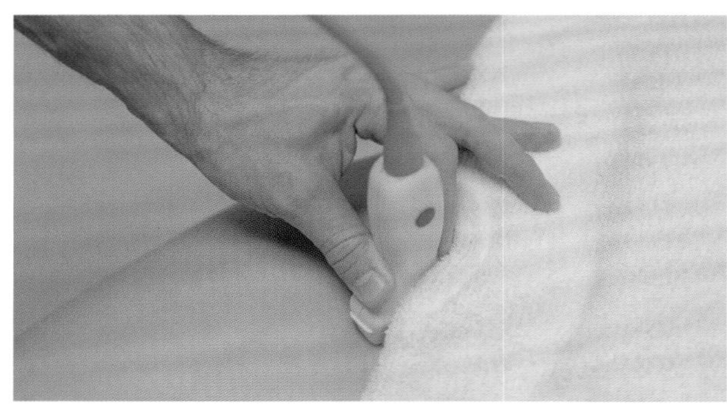

图 8.4　髋关节前面的纵向扫查以成像髂前下棘（AIIS）和股直肌肌腱。探头放置在关节上方矢状面。应使用大接触面探头。尤其在体型较大的患者可能需要低频探头。

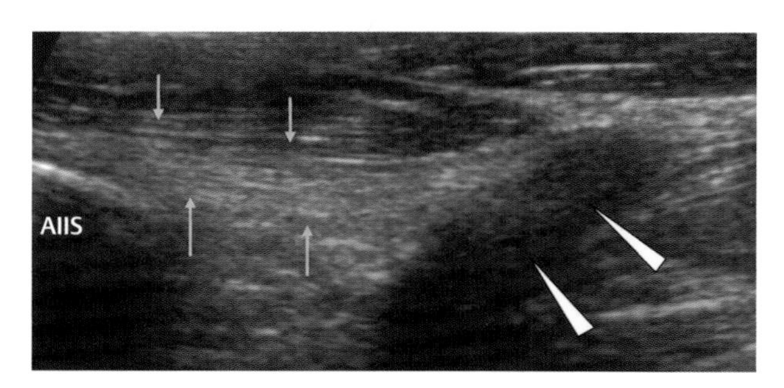

图 8.5　髋关节前面和髂前下棘的超声图像。股直肌腱有两个独立的附着点，一个直头（黄箭头）起自髂前下棘（AIIS），另一个更深的附着点起自前上髋臼（白箭头）。这一更深的间接附着点在图像上由于各向异性呈低回声区，是因为纤维走行方向与探头的关系。白箭头，股直肌腱（间接肌腱）；黄箭头，股直肌腱（直接肌腱）。

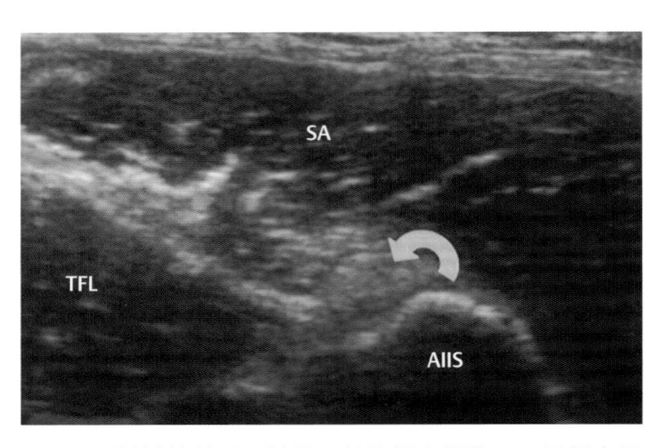

图 8.6　髋关节前面和髂前下棘的超声图像。可见股直肌肌腱呈高回声位于髂前下棘（AIIS）前面（黄弧形箭头）。在肌腱和髂前下棘的外侧是阔筋膜张肌 (TFL)。可见缝匠肌 (SA) 覆盖髂前下棘和股直肌腱。

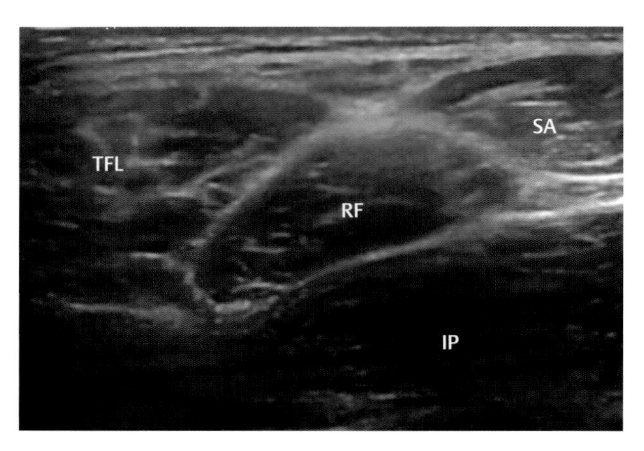

图 8.7　髂前下棘远端大腿上 1/3 的超声图像，显示位于外侧阔筋膜张肌 (TFL) 和内侧缝匠肌 (SA) 之间的股直肌 (RF) 肌腹。股直肌深方可见髂腰肌 (IP) 的肌腹。

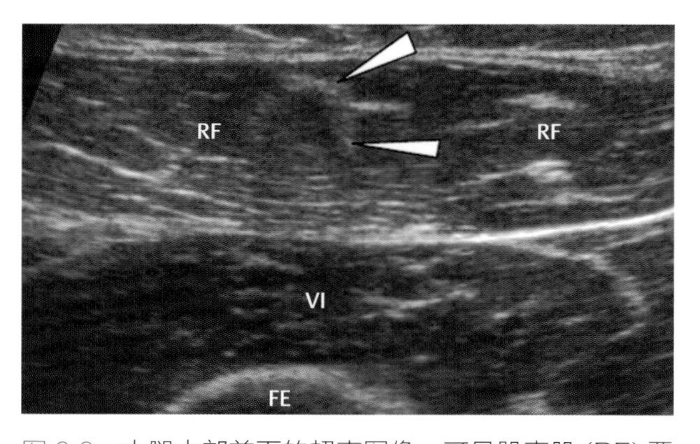

图 8.8　大腿中部前面的超声图像。可见股直肌 (RF) 覆盖股中间肌 (VI) 上。股直肌的中央腱膜（箭头）是间接肌腱的直接延伸。可见股中间肌深方的股骨 (FE)。

8

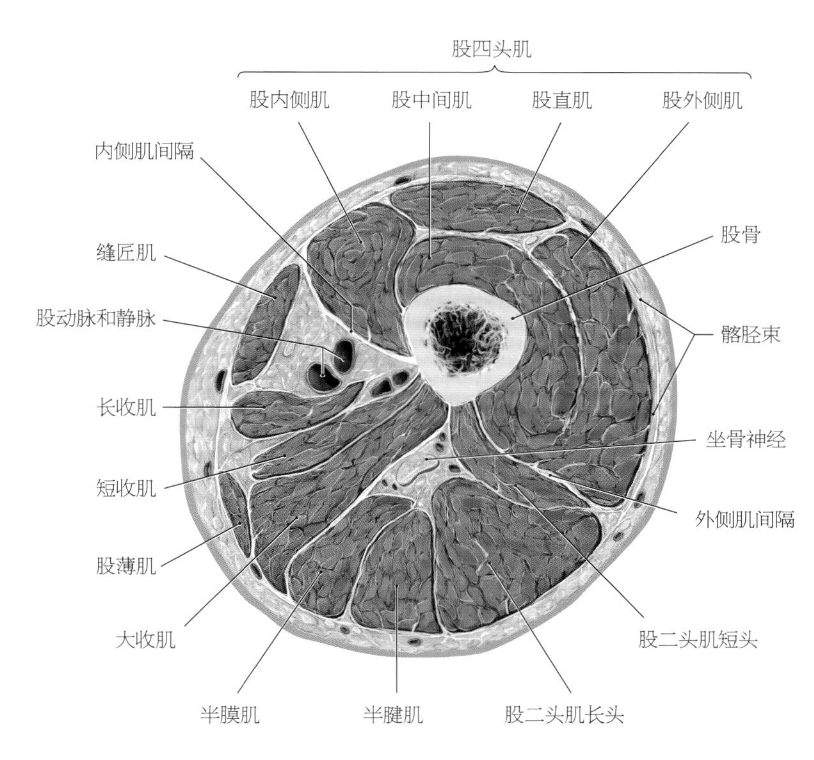

图 8.9 大腿中部的横断面。在横断面上，以股骨作为中心，大腿被筋膜分隔成 3 个不同的间室。每个间室都有自己的神经和血供，并包含不同的肌肉群。大腿前间室肌肉包括耻骨肌、缝匠肌和构成股四头肌的四块肌肉——股直肌、股内侧肌、股中间肌和股外侧肌。大腿后间室的肌肉是腘绳肌，包括半膜肌、半腱肌和股二头肌。内侧间室的肌肉是大收肌、长收肌、短收肌和股薄肌。注意股四头肌、腘绳肌和大腿内侧肌肉的关系，特别是髂胫束深面股四头肌的中间肌和外侧肌包绕大腿外侧的程度（经允许引自 Schuenke, Schulte, and Schumacher, Atlas of Anatomy, 2nd edition, ©2014, Thieme Publishers, New York. Illustration by Karl Wesker/Markus Voll）。

髂前上棘：横向扫查

患者仰卧位，探头横向放置在髂前上棘（ASIS）上，以成像内侧的缝匠肌和外侧的阔筋膜张肌肌腱。每个肌腱要向远端追踪以观察肌肉肌腱联合部及更远端的肌腹部。在大腿上部可见股直肌的肌肉位于缝匠肌和阔筋膜张肌之间（图 8.10）。

髂前上棘：纵向扫查

探头旋转 90° 使其位于矢状面，其近端在髂前上棘。当探头稍朝向内侧时，可以看到缝匠肌腱，稍朝向外侧时，可以看到阔筋膜张肌腱（图 8.11）。

股外侧皮神经和腹股沟韧带：横向扫查

在髂前上棘内侧的横斜面上，可见股外侧皮神经位于腹股沟韧带深方，呈卵圆形低回声（图 8.12）。

髋关节前面：病变

见图 8.13~ 图 8.17。

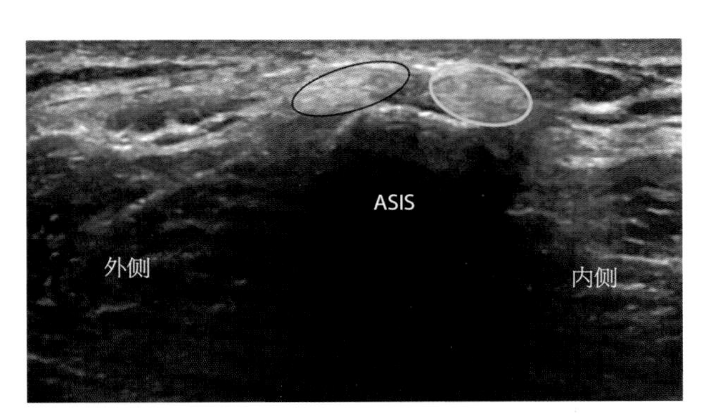

图 8.10 髂前上棘的超声图像。探头横向放置在髂前上棘（ASIS）上。缝匠肌和阔筋膜张肌的肌腱共同附着在髂前上棘。如果探头向远端移动，可见这两条肌腱分离，缝匠肌（黄椭圆形）向内侧而阔筋膜张肌（黑椭圆形）向外侧。

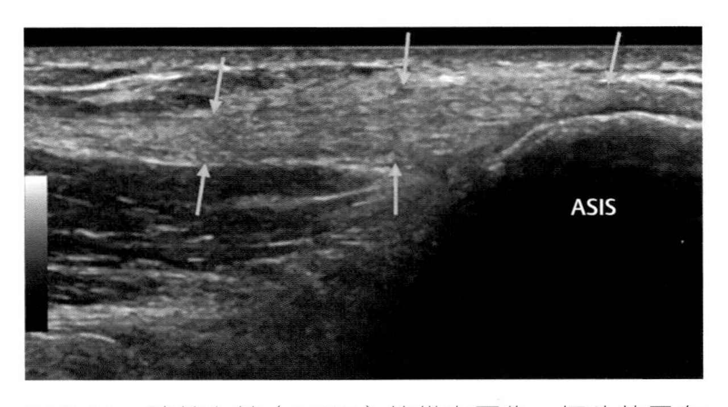

图 8.11 髂前上棘（ASIS）的纵向图像。探头放置在斜矢状平面，朝向内侧，位于缝匠肌腱（黄箭头）上。如果朝向外侧，位于阔筋膜张肌腱上，会出现类似的表现。

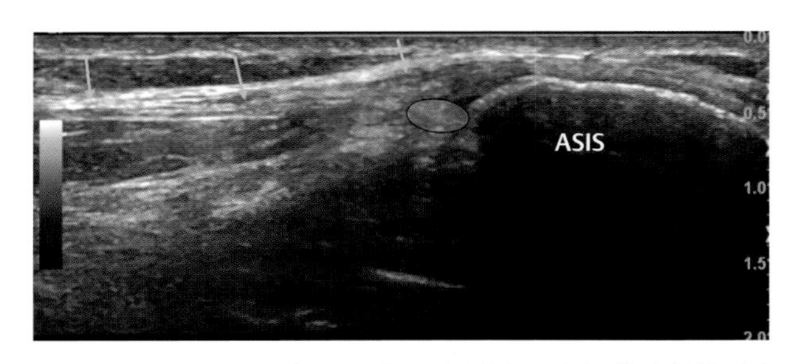

图 8.12　髂前上棘（ASIS）和内侧腹股沟韧带（黄箭头）的超声图像。探头放置在横斜平面，其内侧边缘位于髂前上棘上。在髂前上棘内侧和腹股沟韧带深方可见大腿股外侧皮神经（黑椭圆形）。

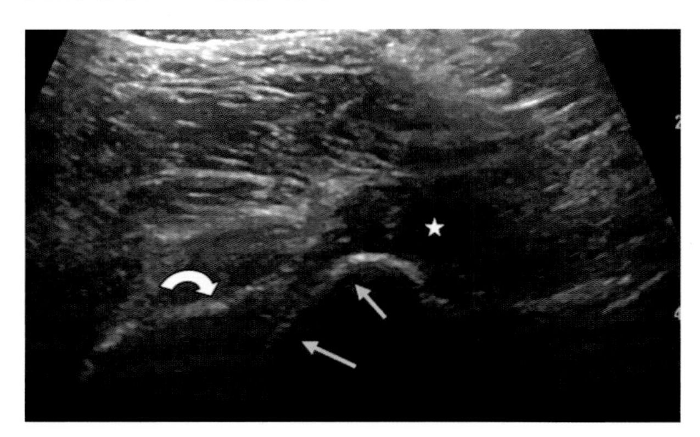

图 8.13　右髋关节前面的纵向图像，显示股骨头扁平（黄箭头）伴髋关节前方积液（白星）。这些发现提示明显的退行性改变。白弧形箭头，髋臼。

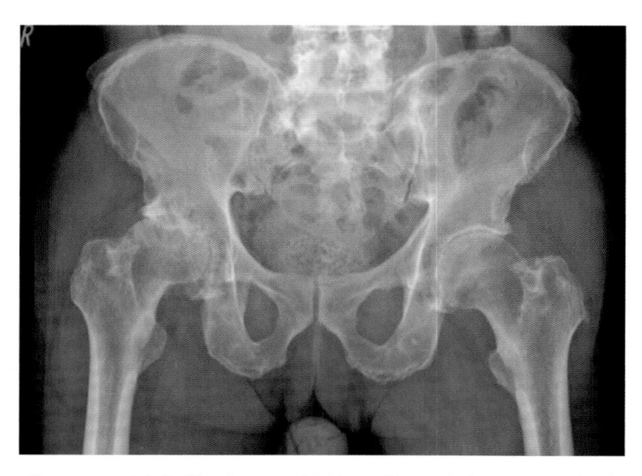

图 8.14　骨盆前后 (AP) 位的 X 线，对应图 8.13 超声图像。X 线显示右髋关节明显的退行性改变，上方关节间隙完全丧失，软骨下囊肿和软骨下硬化。左髋关节内出现中度退行性改变。

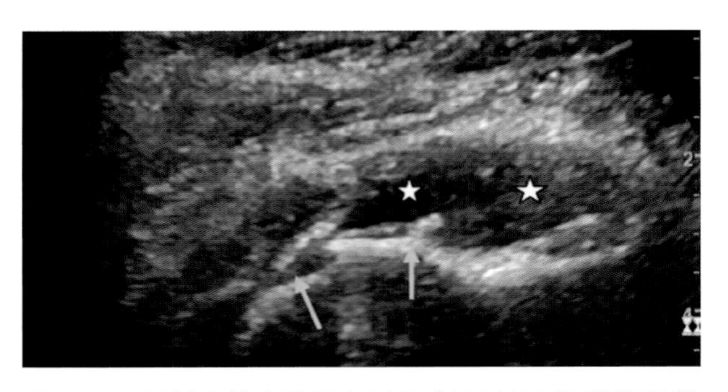

图 8.15　髋关节前方的纵向图像（这里使用了低频凸阵探头）。图像显示股骨头明显不规则（黄箭头）和股骨前隐窝内有大量积液（白星）。这些发现提示晚期的退行性改变。

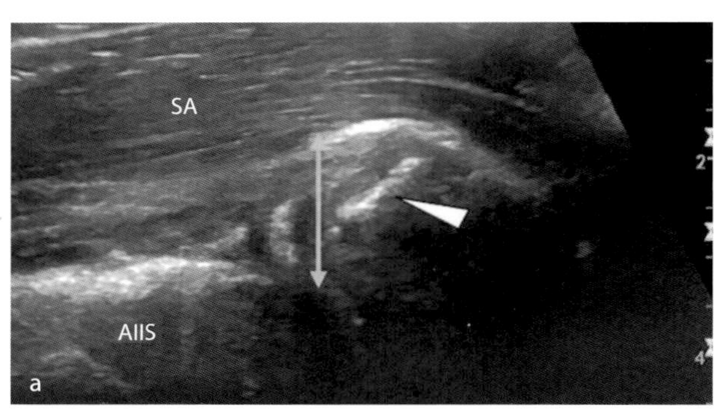

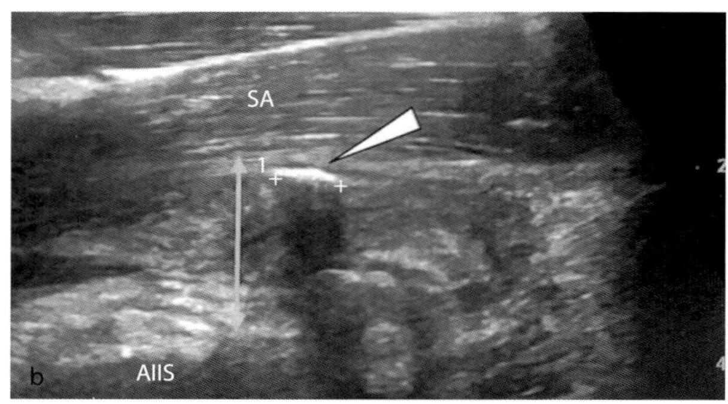

图 8.16　a、b. 髋关节前方和髂前下棘（AIIS）的纵向和横向图像。图像显示髂前下棘中断和股直肌腱（直接肌腱）增厚（黄箭头）。此外，肌腱实质内可见撕脱的骨片（白箭头），横向测量约 6 mm。这些发现符合股直肌腱部分撕裂和髂前下棘撕脱骨折。SA，缝匠肌。

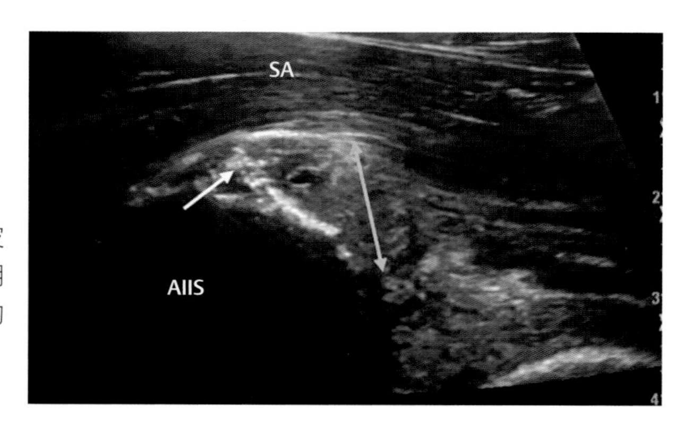

图 8.17　髂前下棘（AIIS）的纵向图像。髂前下棘有一些皮质不规则（白箭头）。另外，股直肌腱（黄箭头）表现为明显增厚伴腱内正常回声消失。这些发现符合右侧股直肌腱的末端肌腱病。SA，缝匠肌；白箭头，髂前下棘的皮质不规则；黄箭头，股直肌腱（直接肌腱）。

8.1.2 内侧

髋关节内侧：纵向扫查

患者仰卧位，要检查的髋关节略微屈曲、外展，同时适当外旋（蛙腿位）。膝关节应适当屈曲。探头放置在解剖冠状面，位于大部分内收肌和肌腱的纵向平面上。探头近端边缘应紧靠耻骨下支。在这个位置，可以看到3个不同的层次，内收肌近端止点呈三角形低回声结构（图8.18~图8.20）。

- 浅层：长收肌（前），股薄肌（后）。
- 中间层：短收肌。
- 深层：大收肌。

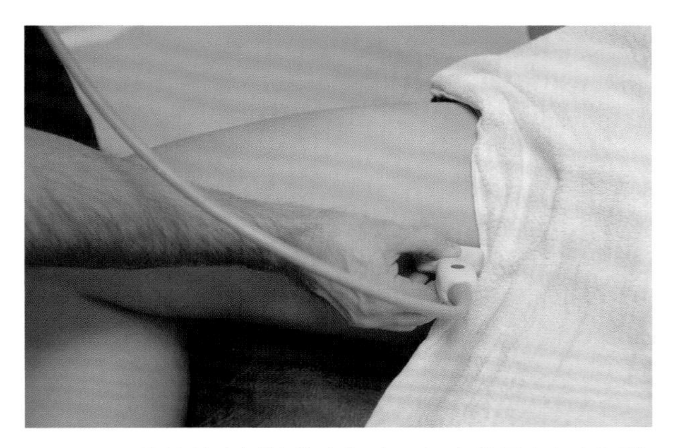

图8.18 髋关节内侧的纵向扫查。探头放置在解剖冠状面，位于大腿内侧中线和内收肌及肌腱纵向平面上。探头近端边缘应紧靠耻骨下支。

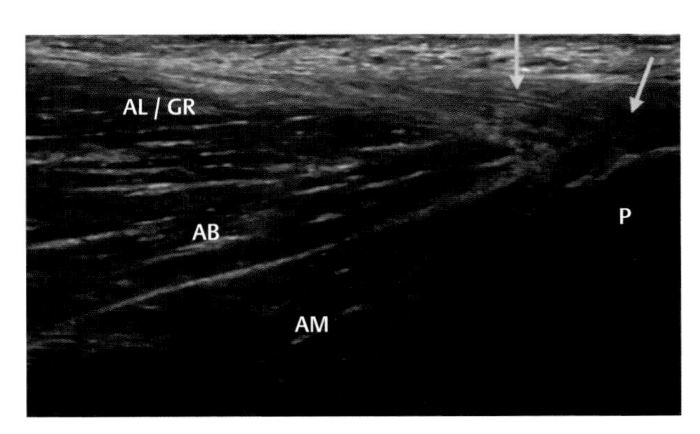

图8.19 髋关节内侧的纵向图像。可见内收肌形成三个不同的层次。探头放置在中线稍前方，最浅层的肌肉是长收肌(AL)。如果放置偏后方，最浅层的肌肉是股薄肌(GR)。无论探头是偏前还是偏后，下一层由短收肌(AB)形成，最深层由大收肌(AM)形成。P，耻骨支；黄箭头，总内收肌腱。

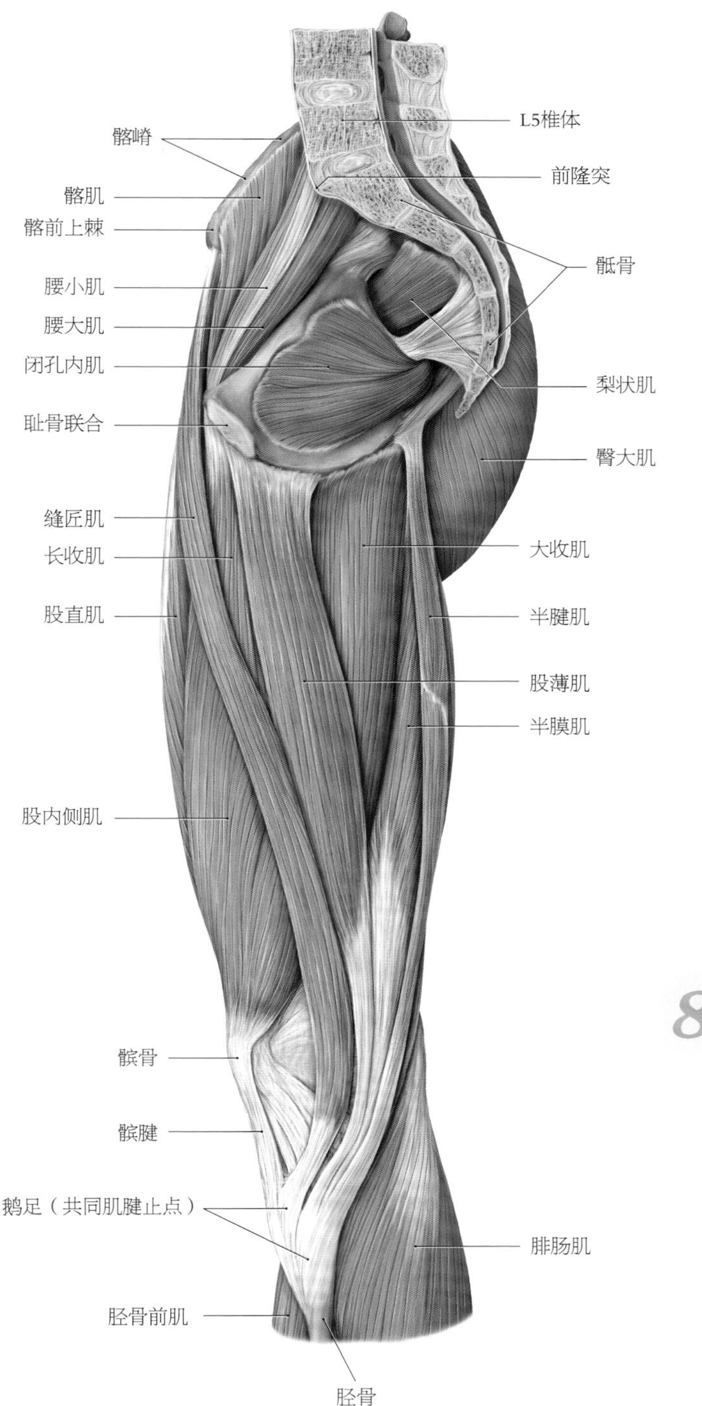

图8.20 右髋部和大腿内侧肌肉的内侧矢状面图。大腿内侧间室是腿部筋膜间室之一。内侧间室的肌肉是股薄肌、长收肌、短收肌和大收肌。闭孔外肌和耻骨肌也被认为是这组的一部分，尽管它们在超声图像不能清晰显示。大收肌由两部分组成，起自坐骨耻骨支的部分称为耻骨股骨部或内收肌部，起自坐骨结节的部分称为坐骨髁部或腘绳肌部（经允许引自Schuenke, Schulte, and Schumacher, Atlas of Anatomy, 2nd edition, ©2014, Thieme Publishers, New York. Illustration by Karl Wesker/Markus Voll）。

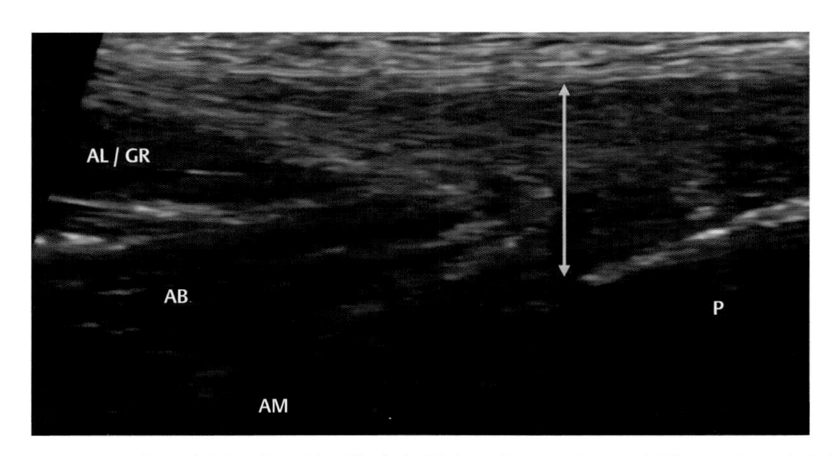

图 8.21 大腿内侧内收肌总腱起点的纵向图像。肌腱表现为增厚和低回声（黄箭头），符合内收肌肌腱病。AB，短收肌；AL，长收肌；AM，大收肌；GR，股薄肌；P，耻骨；黄箭头，增厚的内收肌腱。

髋关节内侧：病变

见图 8.21。

8.1.3 外侧

髋关节外侧：纵向扫查

患者侧卧位，髋关节和膝关节屈曲。探头放置在解剖冠状面，位于大转子的纵向平面上。在这个位置，可以看到大腿外侧筋膜覆盖的臀中肌和臀小肌肌腱附着在大转子。应该指出的是，虽然经常诊断大转子滑囊炎，但超声更多地显示出臀肌肌腱病（图 8.22~ 图 8.24）。

髋关节外侧：横向扫查

患者侧卧位，髋关节和膝关节屈曲。 探头放置在解剖横向平面，位于大转子上方。在这个位置，可以看到大腿外侧筋膜覆盖的臀中肌腱和臀小肌腱附着在大转子（图 8.25 和图 8.26）。

髋关节外侧：病变

见图 8.27。

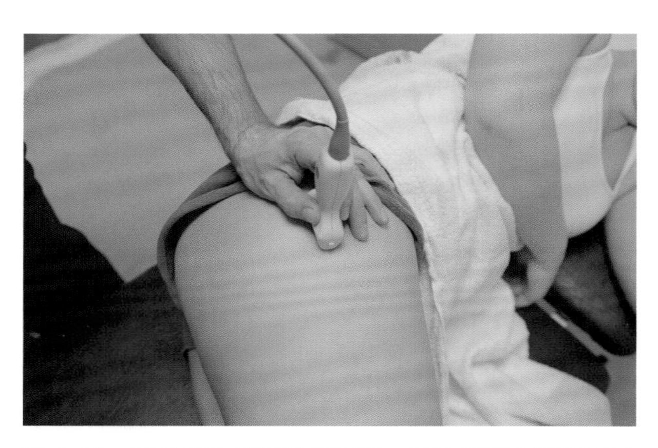

图 8.22 髋关节外侧的纵向扫查。探头放置在解剖冠状面，位于大转子的长轴上。

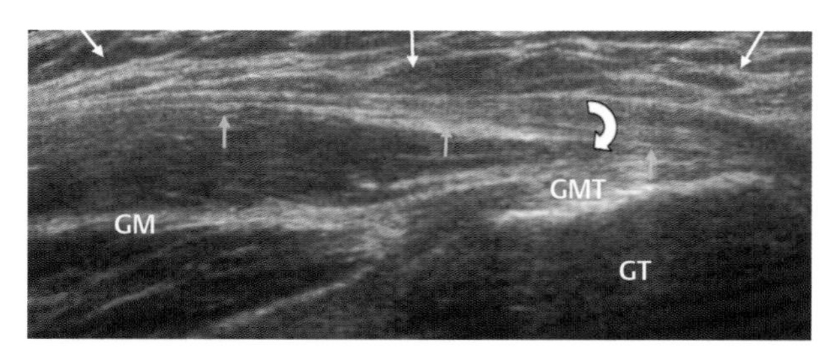

图 8.23 髋关节外侧的纵向图像。探头放置在冠状面。图像显示浅表皮下脂肪组织（白直形箭头）与其深处的大腿外侧筋膜（黄箭头）。再深的位置可见臀中肌 (GM) 肌肉和臀中肌腱 (GMT) 附着在大转子 (GT)。白弧形箭头显示转子滑囊的位置。在临床实际工作中，这是很少见的。

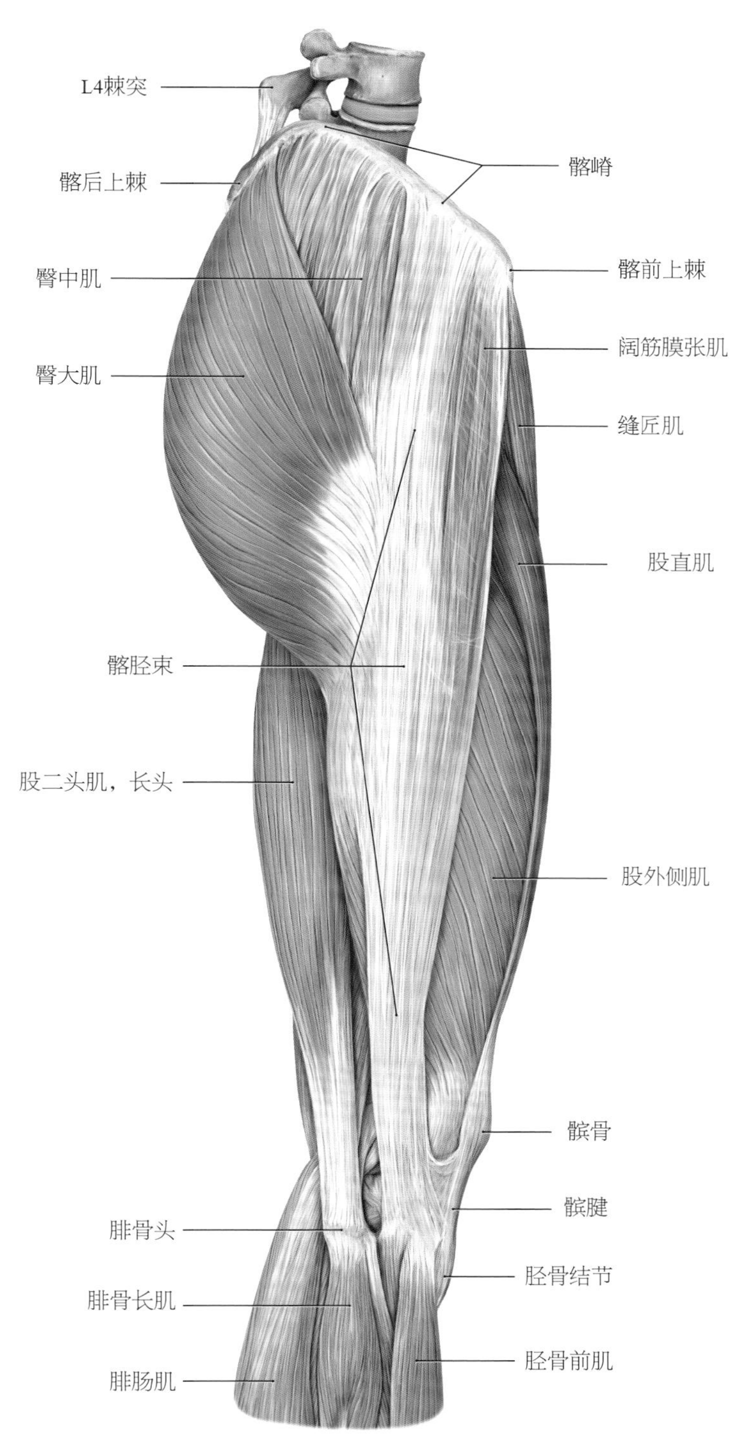

图 8.24　髋部和大腿的外侧冠状视图。髂胫束或髂胫带 (ITB) 是一种纵向纤维加强阔筋膜。髂胫束及其相关肌肉的作用是伸展、外展和外旋髋关节。此外，髂胫束有助于膝关节外侧的稳定。在膝关节伸直过程中，髂胫束移向股骨外侧髁的前方，而在膝关节屈曲约 30° 时，髂胫束移向股骨外侧髁的后方。它起自髂嵴外唇的髂前外侧结节，并止于胫骨外侧髁的 Gerdy 结节。图中只显示了髂胫束的近端和中部。阔筋膜张肌深部的部分髂胫束，向上延伸组成了髋关节囊的外侧部分囊。阔筋膜张肌有效地收紧了膝关节周围的髂胫束，能够支撑膝关节，特别是在正常步态中抬起对侧脚时。臀大肌和阔筋膜张肌止于髂胫束 (经允许引自 Schuenke, Schulte, and Schumacher, Atlas of Anatomy, 2nd edition, ©2014, Thieme Publishers, New York. Illustration by Karl Wesker/Markus Voll)。

8

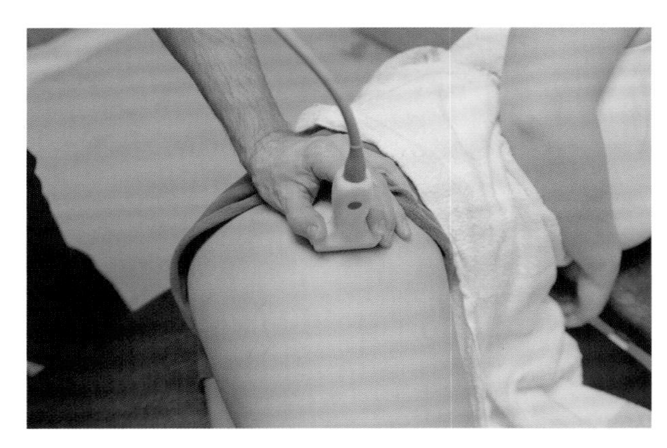

图 8.25　髋关节外侧的横向扫查。 探头放置在解剖横向平面大转子上方。

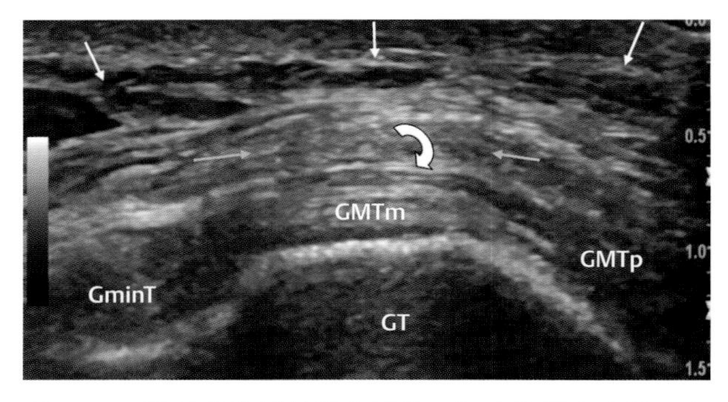

图 8.26　髋关节外侧的横向图像。探头放置在大转子上方的横向平面。可见浅表的皮下脂肪组织（白直形箭头）。下方可见大腿外侧筋膜（黄箭头）。臀中肌腱附着在大转子 (GT) 的中部 (GMTm) 和后面 (GMTp)。臀小肌腱附着在大转子前面 (GminT)。白弧形箭头，转子滑囊的位置；GminT，臀小肌腱；GMTm，臀中肌附着在中部；GMTp，臀中肌附着在后部；GT，大转子；白直形箭头，皮下脂肪；黄箭头，外侧筋膜。

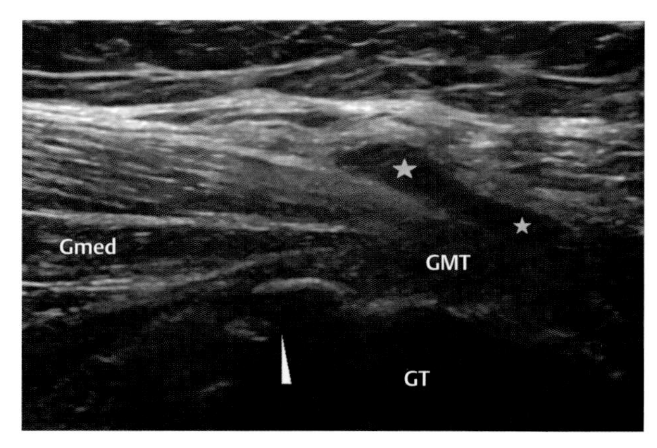

图 8.27　髋关节外侧的纵向图像。探头放置在冠状面大转子 (GT) 上方。大转子上有一些不规则（白箭头）。臀中肌腱 (GMT) 表现完整。在臀中肌腱上方有低回声肿胀（黄星）提示转子滑囊炎。Gmed，臀中肌；白箭头，皮质不规则；黄星，转子滑囊炎。

8.1.4　后面

髋关节后面：纵向扫查

患者侧卧位，髋关节和膝关节屈曲。这可以更好地显示坐骨。探头放置在解剖矢状面，位于坐骨和腘绳肌总腱的纵向平面上（图 8.28~ 图 8.30）。

髋关节后面：横向扫查

患者侧卧位，髋关节和膝关节屈曲。这可以更好地显示坐骨。探头放置在解剖横向平面，位于坐骨和腘绳肌总腱上方（图 8.31 和图 8.32）。

髋关节后面：病变

见图 8.33 和图 8.34。

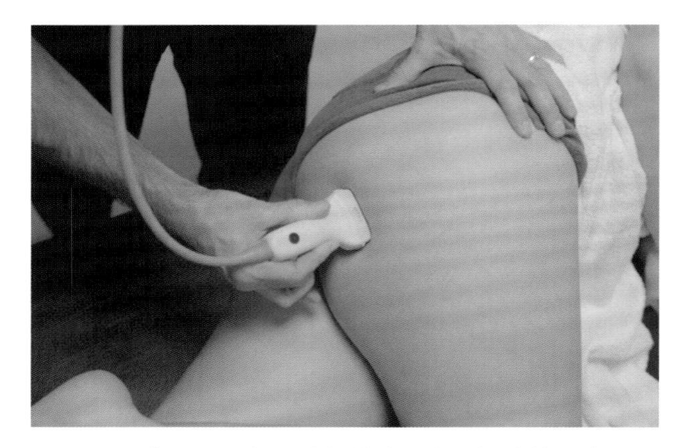

图 8.28　坐骨和腘绳肌腱的纵向扫查。探头放置在解剖矢状面坐骨和近端腘绳肌腱上。

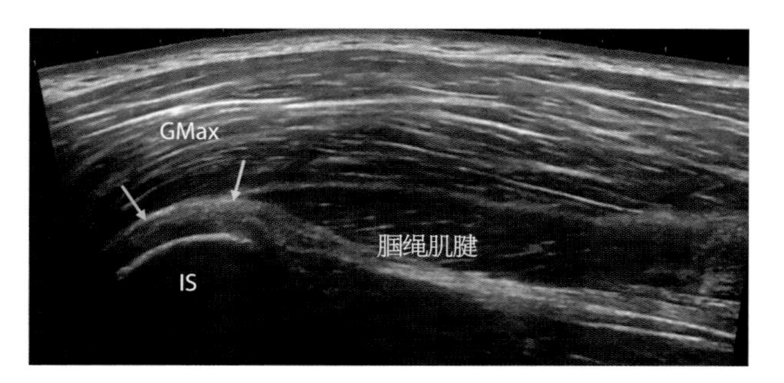

图 8.29　坐骨 (IS) 和近端腘绳肌总腱（黄箭头）的纵向图像（宽景成像）。腘绳肌总腱由股二头肌、半膜肌和半腱肌的肌腱形成，但是无法识别单个肌腱。肌腱应具有均匀的回声表现，且没有增厚。 GMax，臀大肌。

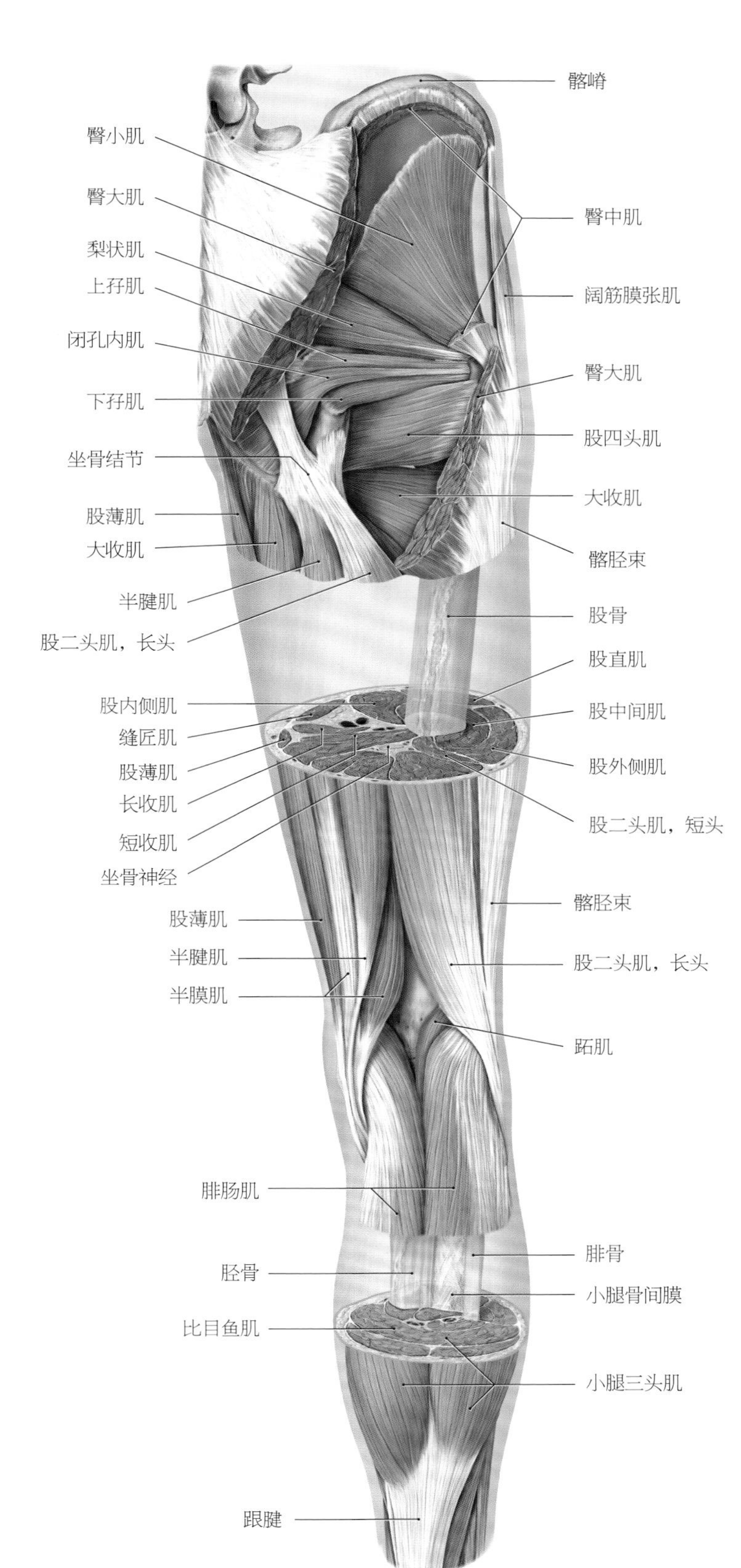

图 8.30 髋关节和大腿后面的解剖视图。示意图显示了臀大肌、臀中肌和臀小肌之间的关系。股二头肌长头起自坐骨结节的内侧面(短头起自外侧粗线、外侧髁上线和肌间隔)。半腱肌腱起自坐骨结节上部的下内侧，与股二头肌长头形成联合腱。半膜肌腱起源于坐骨结节的上外侧，在半腱肌近侧半的下方。半膜肌腱向前内朝着其他腘绳肌腱方向走行。临床上最常见股二头肌损伤，其次是半腱肌，半膜肌损伤少见。超声成像能有助于区分损伤的程度，并可作为治疗的有效指导。髋关节深层的肌肉，包括闭孔内肌，上、下孖肌和股方肌，很难用超声显示[①](经允许引自 Schuenke, Schulte, and Schumacher, Atlas of Anatomy, 2nd edition, ©2014, Thieme Publishers, New York. Illustration by Karl Wesker/Markus Voll)。

① 闭孔内肌、上、下孖肌和股方肌也可用超声显示。——译者注

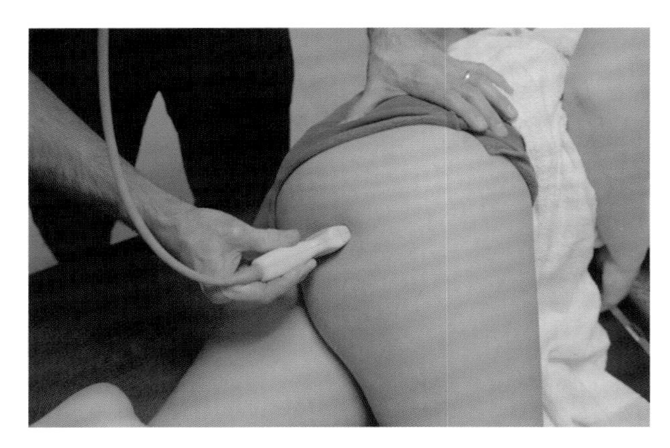

图 8.31 坐骨和腘绳肌总腱的横向扫查。探头放置在解剖横向平面坐骨和近端腘绳肌腱上。

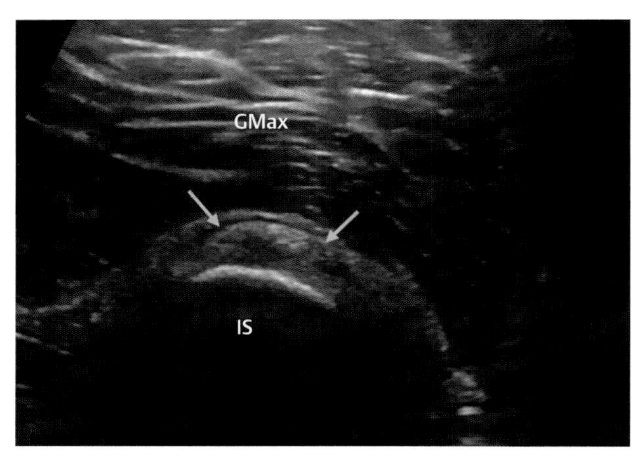

图 8.32 坐骨 (IS) 和近端腘绳肌总腱（黄箭头）的横向图像。腘绳肌总腱是由股二头肌、半膜肌和半腱肌的肌腱形成的，但是无法识别单个肌腱。如本图所见，肌腱应有均匀的回声表现，且没有增厚。GMax，臀大肌。

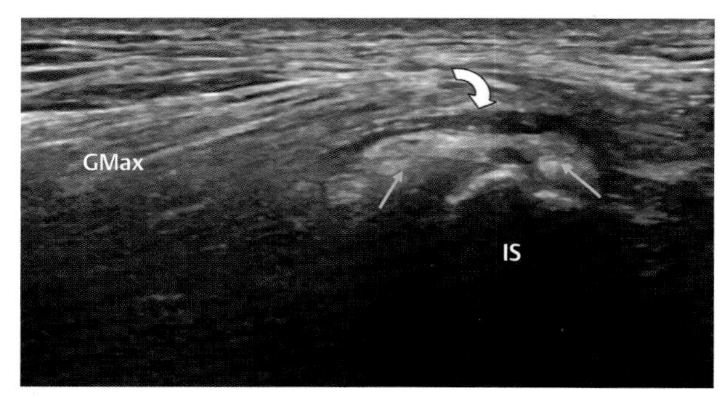

图 8.33 坐骨 (IS) 的横向图像，骨质表现不规则。腘绳肌总腱（黄箭头）回声不均匀，符合肌腱病并可能部分撕裂。可见无回声肿胀（白弧形箭头）覆盖肌腱。这些发现符合坐骨滑囊积液。GMax，臀大肌。

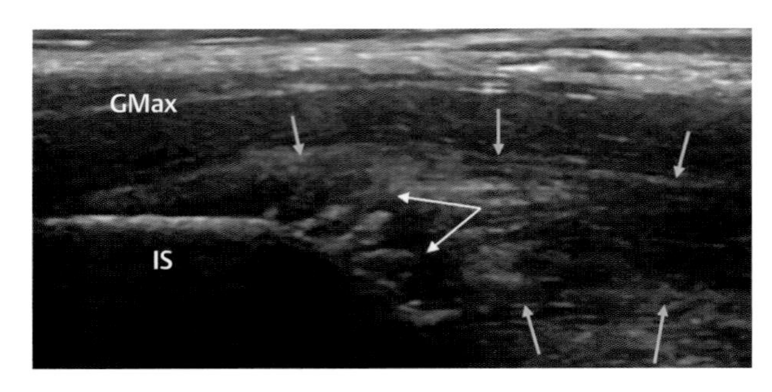

图 8.34 坐骨 (IS) 和腘绳肌总腱（黄箭头）的纵向图像。肌腱表现为正常回声消失和肌腱止点处的低回声灶，这符合肌腱末端病。GMax，臀大肌；白箭头，附着体。

8.1.5 耻骨联合

患者平卧位，探头放置在横斜平面，位于耻骨联合的前上方（图 8.35）。

耻骨联合：病变

见图 8.36 和图 8.37。

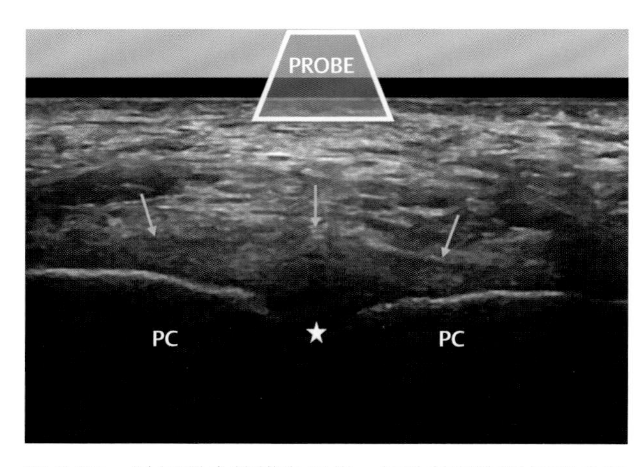

图 8.35 耻骨联合的横向图像。探头放置在耻骨联合前上方的横斜平面。耻骨联合的纤维软骨（白星）在两个耻骨嵴 (PC) 之间呈无回声的“间隙”。可见耻骨上韧带是一个拱形的回声层（黄箭头），从一侧耻骨嵴到另一侧跨过纤维软骨。白星，耻骨联合纤维软骨；黄箭头，耻骨上韧带。

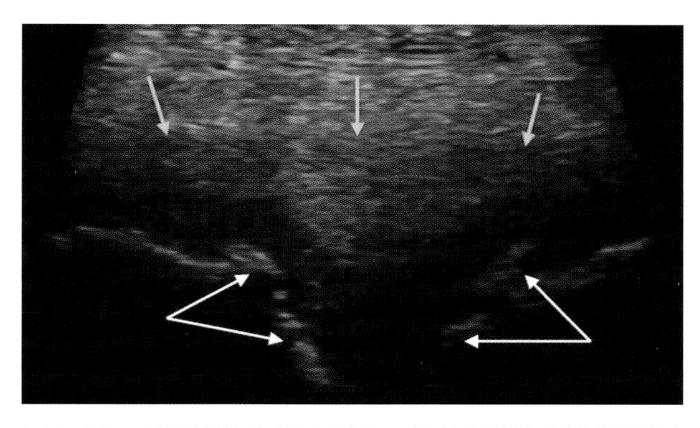

图 8.36 耻骨联合的横向图像。探头放置在横斜平面耻骨联合前上方。图像显示双侧耻骨有明显的骨质不规则（白箭头）。此外，耻骨上韧带表现增厚（黄箭头）。这些发现符合慢性耻骨炎。

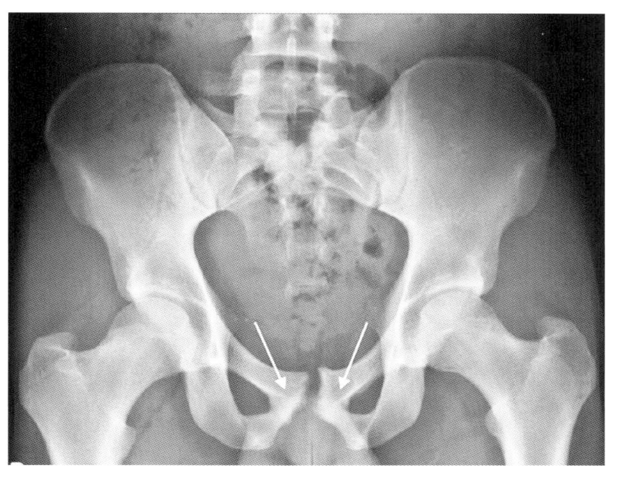

图 8.37 骨盆前后（AP）位 X 线。X 线图像与图 8.36 所示是同一耻骨联合，显示双侧耻骨皮质明显不规则（白箭头），符合慢性耻骨炎。

髋关节：介入治疗技术

9

摘要

本章概述了髋关节周围常用的介入治疗技术。目的是详细说明探头和针的位置以及校正方式，以便精准置入目标组织。另外，每种病变均给出了简要的临床表现以及一些需要注意的解剖学考虑。所提供的药物、剂量和体积是作者诊所使用的。

关键词

髋关节，盂唇，腰肌滑囊，转子滑囊，髂腰肌，股直肌，缝匠肌，阔筋膜张肌，臀大肌，臀中肌，臀小肌，坐骨，腘绳肌，内收肌

9.1 髋关节注射

9.1.1 病因

- 最常见的原因是潜在的骨关节炎。
- 运动员中的常见表现，股骨 – 髋臼撞击(凸轮型损伤和钳型损伤)。
- 可能继发于创伤或过度使用。

9.1.2 临床表现

腹股沟疼痛，并牵涉到大腿前部区域。偶尔疼痛可能会放射到下腰部。

如果疼痛的原因是骨关节炎，髋关节表现为典型的关节囊型活动受限，并因疼痛丧失以下功能：

- 大部分内旋功能，并伴僵硬感。
- 部分伸直功能。
- 少量外展功能。

如果疼痛的原因是股骨 – 髋臼撞击，疼痛可以通过髋关节的屈曲、外展和内旋再现。

9.1.3 物品准备

见表 9.1。

表 9.1 髋关节注射所需的物品

注射器	针	皮质类固醇	局麻药	探头
10 mL	22 G 腰穿针	40 mg 甲泼尼龙	5 mL 1% 利多卡因	大接触面线阵探头或在体型较大患者中用凸阵探头

9.1.4 解剖考虑

最安全和最简单的方法是使用前外侧入路。如果使用这种方法，临床医生不用担心任何大的血管或神经。针指向股骨头或股骨前隐窝。

9.1.5 操作过程

- 患者仰卧位，膝关节放在枕头上屈曲20°。髋关节略微外展。
- 探头放置在髋关节前方的横斜平面。应与股骨颈在同一平面，并和股骨的长轴成大约45°。
- 针沿探头的长轴从下外侧向上内侧方向。
- 目标是股骨头前方或股骨前隐窝。

9.1.6 注射

见图 9.1 和图 9.2。

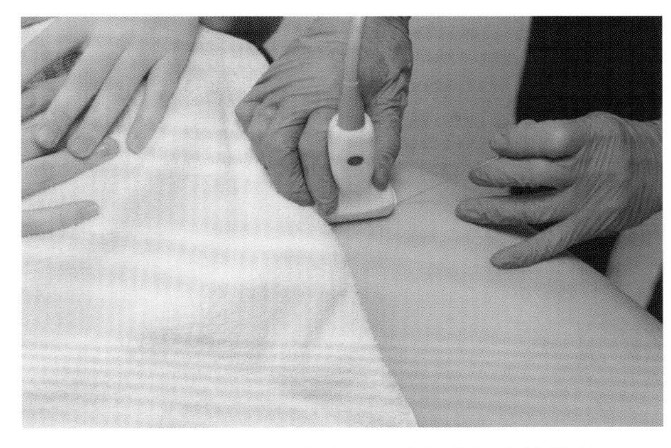

图 9.1 髋关节注射。探头放置在髋关节前方的横斜平面。应与股骨颈在同一平面，并和股骨的长轴成大约 45°。针沿探头的长轴从下外侧向上内侧方向。目标是股骨头前方或股骨前隐窝。

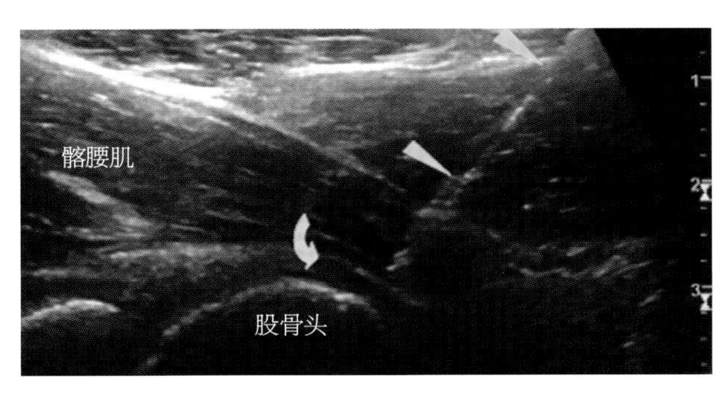

图 9.2 髋关节前方的纵向图像。可见针（三角箭头）从图像的右侧进入髋关节囊（弧形箭头）。

9.1.7 注意事项

使用前外侧入路可以很容易地避开股骨神经血管结构。如果对这些血管的位置有顾虑，可以在注射前向内侧移动探头并利用多普勒功能成像。一旦看到股骨的神经血管结构，探头就可以移回股骨颈线并放心地注射。

在轻度至中度髋关节骨关节炎患者中，注射可以充分缓解症状，以开始康复方案。

作为皮质类固醇注射的替代，透明质酸可以更长期的缓解症状。透明质酸可能对于轻度退行性改变的患者尤其有帮助。

在轻度股骨－髋臼撞击的患者，只要解决其他因素，如髂腰肌复合体内的紧张性，注射皮质类固醇足以解决症状。在更严重的股骨－髋臼撞击的情况，可能需要手术来解决骨质改变或前上盂唇的损伤。然而，即使在更严重的股骨－髋臼撞击病例中，注射也有诊断价值，并提示手术可能的益处。

9.2 髂腰肌滑囊注射

9.2.1 病因

最常见的是，损伤部位的过度使用，特别是与反复屈曲髋关节相关的运动和活动，如骑自行车。

9.2.2 临床表现

腹股沟和大腿前方感觉到疼痛，并随着外展和终末屈曲而加剧。不采用影像技术，其症状和体征很难与股骨－髋臼撞击区分。

9.2.3 物品准备

见表 9.2。

表 9.2 髂腰肌滑囊注射所需的物品

注射器	针	皮质类固醇	局麻药	探头
10 mL	22 G 腰穿针	20 mg 甲泼尼龙	2 mL 1% 利多卡因	大接触面线阵探头或在体型较大患者中用凸阵探头

9

9.2.4 解剖考虑

像许多滑囊一样，髂腰肌滑囊通常不能通过超声成像清楚地看到，除非它有病理性的增厚和（或）积液。滑囊位于髂腰肌腱与股骨头和颈部前方之间。它还略微向内侧延伸，位于股静脉、动脉和神经下面。因为这个原因，利用超声成像确保针的精确放置是至关重要的。

9.2.5 操作过程

- 患者仰卧位，膝关节放在枕头上屈曲 20°。髋关节略微外展。
- 探头放置在髋关节前方，与矢状面大约成 20°。这使探头放置在股骨干轴线到股骨颈的中线上。
- 针沿探头的长轴从下外侧向上内侧方向。
- 目标是髂腰肌腱深部、股骨头和颈的前面。

9.2.6 注射

见图 9.3 和图 9.4。

9.2.7 注意事项

在髋关节注射时，使用前外侧入路可以确保易于避开股骨的神经血管结构。如果对这些血管的位置有顾虑，可以在注射前向内侧移动探头并利用多普勒功能成像。一旦看到股骨神经血管结构，探头就可以移回原位并放心地注射。

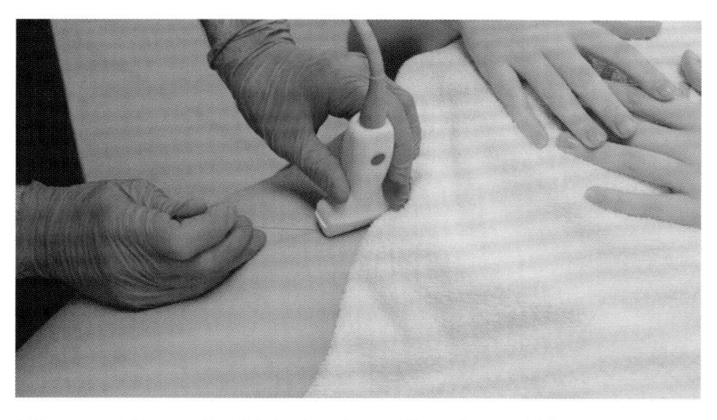

图 9.3 髂腰肌滑囊注射。探头放置在髋关节前方与矢状面大约成 20°。这使探头放置在股骨干轴线到股骨颈的中线上。针沿探头的长轴从下外侧向上内侧方向。目标是髂腰肌腱深部股骨头和颈的前面，但在髋关节前关节囊的浅部。

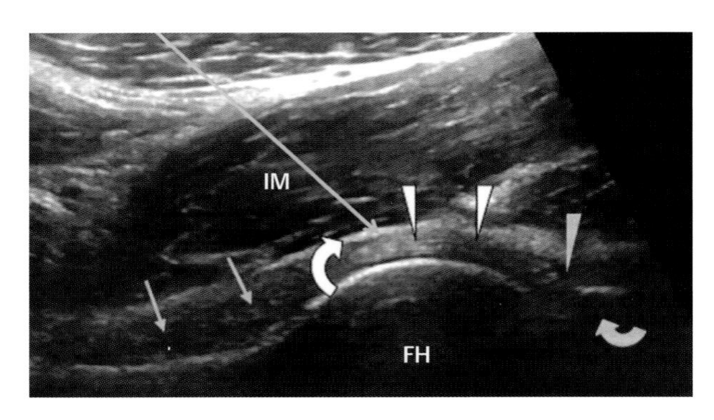

图 9.4 髋关节前面的纵向图像。可见髂腰肌 (IM) 覆盖髋关节前关节囊（白三角箭头）。滑囊位于前关节囊前方（白弧形箭头）。针（黄长箭头）的尖端紧贴关节囊浅方。FH，股骨头；黄长箭头，针的方向；黄短箭头，股骨前隐窝；白弧形箭头，髂腰肌滑囊的位置；黄三角箭头，前上盂唇；黄弧形箭头，髋臼。

在临床上鉴别髂腰肌滑囊炎和更常见的股骨－髋臼撞击是很困难的，因为临床表现和病史很可能相似。影像学应包括普通 X 线，以评估骨质改变，如股骨头的凸轮型损伤和髋臼的相关钳型损伤。超声能识别增厚或有积液的髂腰肌滑囊。如果怀疑盂唇病变并考虑手术检查，则应考虑进行 MRI 或磁共振关节造影（MRA）。

医生要考虑解决髋关节和骨盆周围的任何肌肉不平衡，以防止复发和增加治疗成功的可能性。特别是髋关节的紧张度，屈肌问题应该被纠正。

9.3 坐骨结节滑囊 / 腘绳肌起点的注射

9.3.1 病因

最常见的是劳损性损伤导致的肌腱病，发病机制往往与运动和活动有关，如踢这个动作，需要腘绳肌在股四头肌强烈收缩后作为腿部的减速器起作用，例如在足球或空手道中。

腘绳肌的起点也可能在腘绳肌“一次性”有力地收缩并同时拉伸后受到严重影响，如足球运动中的滑动铲球。这种损伤机制可能导致坐骨撕脱性骨折。

坐骨结节滑囊炎虽然不常见，但可能会在摔倒后臀部着地引起。

9.3.2 临床表现

臀部深面感觉到疼痛，并在对抗膝关节屈曲和被动做直腿抬高时加重。直接触诊坐骨通常有疼痛。

9.3.3 物品准备

见表 9.3。

表 9.3 坐骨结节滑囊 / 腘绳肌起点注射所需的物品

注射器	针	皮质类固醇	局麻药	探头
5 mL	22 G	20 mg 甲泼尼龙	2 mL 1% 利多卡因	大接触面线阵探头或在较大体型患者中用凸阵探头

9.3.4 解剖考虑

腘绳肌由股二头肌、半膜肌和半腱肌组成，其联合腱起点在坐骨。虽然超声成像能够提供累及这些肌腱的相关病变的详细信息，但不能清晰地区分它们。坐骨结节滑囊位于臀大肌和深方坐骨结节之间，在正常状态下超声成像很难显示。

9.3.5 操作过程

- 患者俯卧位，被注射侧的髋关节和膝关节屈曲在检查床一侧，以便从臀大肌下部向下方移动时，能更好地显示坐骨。
- 探头放置于矢状面坐骨和腘绳肌腱上。
- 针沿探头的长轴从下到上的方向。
- 注射分布到腘绳肌腱的浅部和深部。如果有明显的肌腱病，那么随后应进行反复的肌腱针刺。
- 如果目标是坐骨结节滑囊，那么注射以团注方式进行，不需要肌腱针刺。

9.3.6 注射

见图 9.5 和图 9.6。

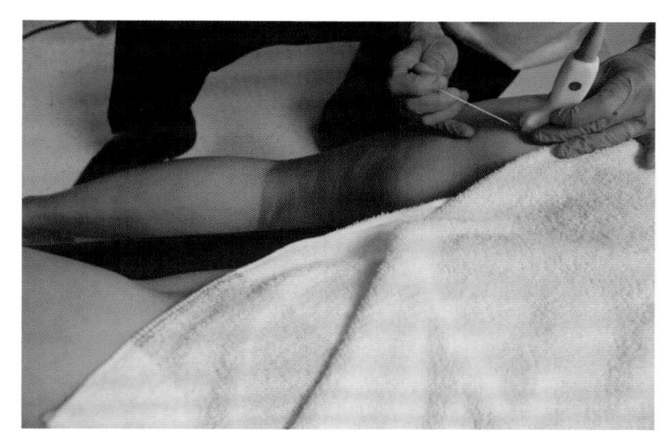

图 9.5 坐骨结节滑囊 / 腘绳肌注射。探头放置在矢状面坐骨和腘绳肌腱上。针沿探头的长轴从下到上的方向。

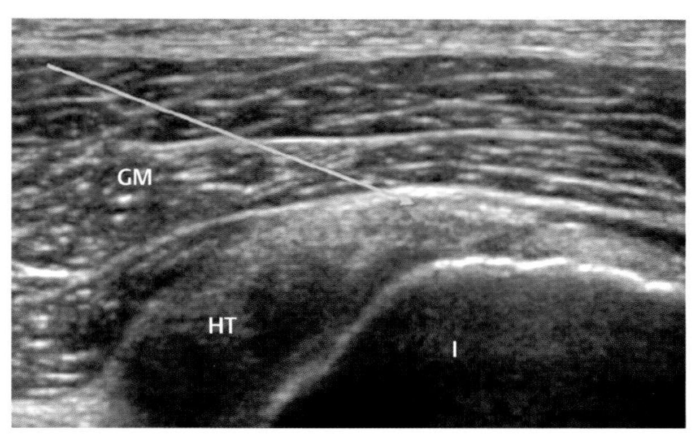

图 9.6 位于臀大肌 (GM) 深面坐骨 (I) 和腘绳肌腱 (HT) 的纵向图像。针从下方朝着坐骨（黄箭头）。黄箭头，针的方向。

9.3.7 注意事项

虽然腘绳肌起点不是肌腱病最常见的部位，但当腘绳肌起点出现问题时，它会持续存在，并且非常顽固。注射及肌腱针刺可以帮助恢复；然而，治疗必须还包括一个有效的康复计划。

特别是，应该解决股四头肌和腘绳肌之间的不平衡。对于运动员来说，相对强化股四头肌肌力而超过腘绳肌导致不平衡并不少见，这给努力以减速模式控制股四头肌收缩的腘绳肌造成过度的压力。

9.4 大转子注射

9.4.1 病因

大转子疼痛通常由于转子滑囊炎引起。但在

临床实践中，这非常少见，在这区域的疼痛更常见于臀中肌腱的末端肌腱病，超声很少显示转子滑囊肿胀。

由于大转子区的疼痛通常是由于肌腱病，发病经常与过度使用和肌肉不平衡有关。这不仅影响运动员，而且还是中老年人常见的症状。

疼痛也可能是由直接摔倒在髋关节外侧引起的，这更有可能导致滑囊炎。

9.4.2 临床表现

- 大转子上感觉到疼痛和压痛。
- 此外，疼痛可以由抵抗外展和被动内收引起。

9.4.3 物品准备

见表 9.4。

表 9.4 大转子注射所需的物品

注射器	针	皮质类固醇	局麻药	探头
5 mL	22 G	20 mg 甲泼尼龙	4 mL 1% 利多卡因	大接触面线阵探头

9.4.4 解剖考虑

臀中肌腱止于大转子的中部和后部，而臀小肌止于前部。转子滑囊位于大腿外侧筋膜深处和肌腱上方。在其正常状态下，滑囊在超声上是不可见的，只有当扩张时才可见。

9.4.5 操作过程

- 患者侧卧位，患侧朝上。
- 探头放置在冠状面大转子上。
- 针沿探头的长轴从上向下方向。
- 注射分布到臀中肌腱的浅部和深部。如果有明显的肌腱病，那么随后应进行反复的肌腱针刺。
- 如果目标是转子滑囊，那么注射以团注方式进行，不需要肌腱针刺。

9.4.6 注射

见图 9.7 和图 9.8。

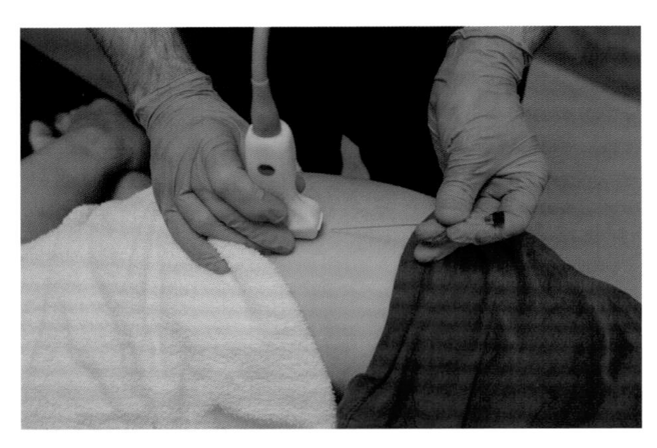

图 9.7 大转子注射。探头放置在冠状面大转子上。针沿探头的长轴从上向下方向。

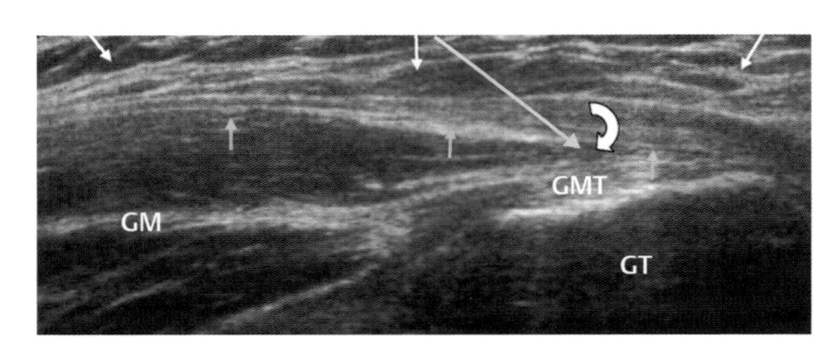

图 9.8 大转子 (GT) 和臀中肌 (GM) 肌肉、臀中肌腱 (GMT) 的纵向图像。针尖（黄长箭头）定位于外侧筋膜（黄短箭头）深部。白弧形箭头，转子滑囊的位置；黄短箭头，外侧筋膜；白短箭头，皮下组织。

9.4.7 注意事项

大转子区疼痛是全髋关节置换术后患者的常见表现，是由术后康复不足伴继发的臀肌无力导致的。

有时候，直接摔倒或撞击转子区会导致出血性滑囊炎。如果能迅速发现，滑囊穿刺抽液可以立即缓解症状。

膝关节：超声诊断 10

摘要

膝关节超声检查对于膝关节周围许多常见疾病是一种准确而敏感的成像方式，可以快速评估肌腱病变的存在并分级，还可以动态监测随时间而产生的变化。损伤韧带表现为肿胀、回声改变，并可以动态评估其连续性。超声可以显示半月板周围部分的不同类型的损伤，尽管在检测半月板病变方面MRI比超声更敏感。超声能够显示炎症性关节病的滑膜增厚和积液，以及退变性关节炎关节表面破坏情况。它可以有效地监测类风湿性关节炎对治疗的反应变化，还可以对退变性关节炎进行分级。膝部超声检查应使用大接触面的高频线阵探头（7.5~15 MHz）。可以将阳性发现与触诊时的最大压痛点相结合，并与对侧关节获得的结果比较。

关键词

膝关节，髌腱，股四头肌腱，髌上囊，Hoffa脂肪垫，鹅足，外侧副韧带，内侧副韧带，半月板，腘窝，半膜肌，半腱肌，腓肠肌

10.1 膝关节的超声诊断：简介

膝关节可被看作由四个象限组成，即前面、内侧、外侧和后面。根据临床诊断，超声通常只聚焦在这四个象限中的一两个。

超声影像包括以下象限：

- 前面。
  - ◇ 髌腱。
  - ◇ 胫骨结节和髌下浅囊、髌下深囊。
  - ◇ 股四头肌及其肌腱。
  - ◇ 髌前滑囊。
  - ◇ 髌上囊（用于积液）。
  - ◇ 股内侧肌和内侧支持带。
- 内侧。
  - ◇ 内侧副韧带（MCL）（如果有提示包括外翻应力）。
  - ◇ 内侧胫股关节间隙和内侧半月板。
  - ◇ 鹅足腱和滑囊（如果有病变）。
- 外侧。

◇ 外侧副韧带（如果有提示包括内翻应力）。
◇ 髂胫束和滑囊（如果有病变）。
◇ 外侧胫股关节间隙和外侧半月板。
◇ 腘肌腱。
◇ 近端胫腓关节。
- 后面。
◇ 半膜肌、半腱肌及其肌腱。
◇ 股二头肌及其肌腱。
◇ 内侧和外侧腓肠肌及其肌腱。
◇ 腘窝。
◇ 腘动脉和静脉。

10.1.1 前面

膝关节前面——髌下：纵向扫查

患者仰卧位，膝关节屈曲 20°~30°。这种体位使髌腱和股四头肌腱承受一定的张力，从而可以更好地显示这些结构。

探头放置在解剖矢状平面，位于胫骨结节和远端髌腱上。然后将探头向近端移动并依次显示近端髌腱、股四头肌腱和髌上区域（图 10.1~ 图 10.3）。

髌下脂肪垫也被称为 Hoffa 脂肪垫，可以在髌腱深面和髌骨下极处看到。在脂肪垫撞击或 Hoffa 病的情况下会出现疼痛，通常是由于单次或反复创伤造成的。发炎的脂肪垫变得肥大，可

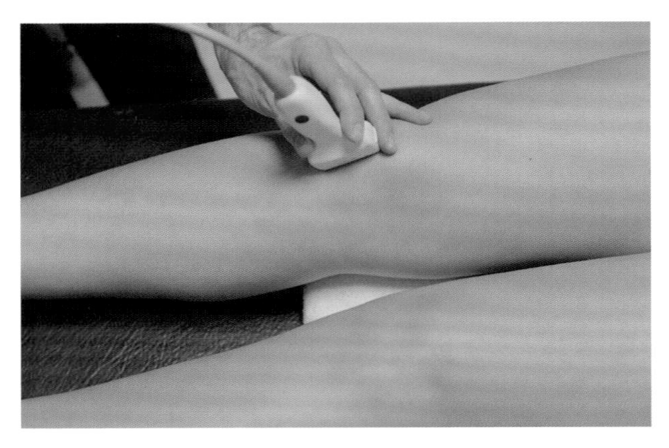

图 10.1 髌下区域的纵向扫查。放置探头时，其远端位于胫骨结节上而其近端应位于髌韧带远端上方。

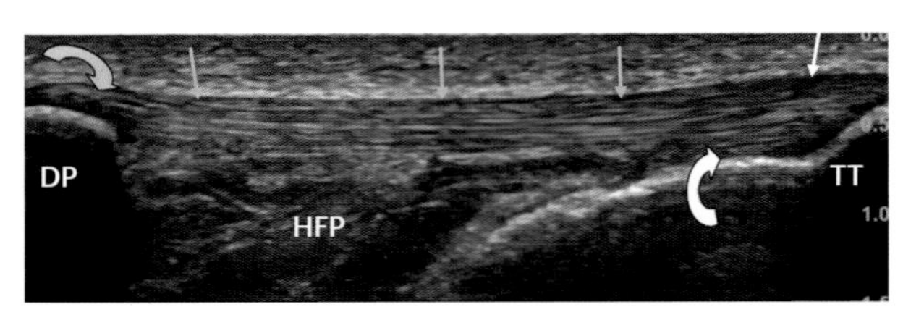

图 10.2 髌下区域的纵向图像。远端髌骨（DP）位于图像左侧。无肌腱病的髌腱（黄直形箭头）可见清晰的纤维结构。胫骨结节（TT）外观正常。髌腱深方可见 Hoffa 脂肪垫（HFP）。白直形箭头和白弧形箭头分别指示髌下浅囊和髌下深囊位置，而黄弧形箭头指示髌前滑囊。在非病理状态下，这些滑囊看不见。

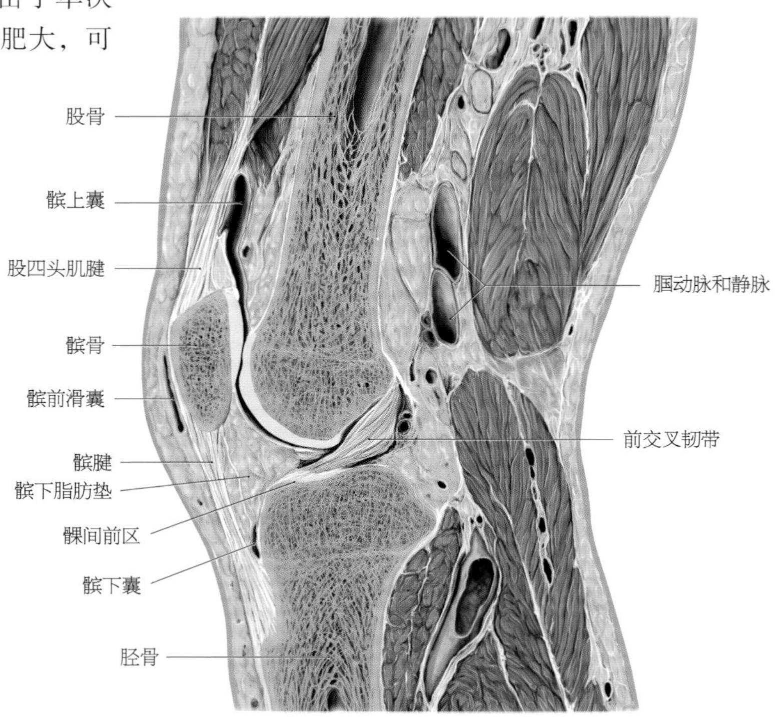

图 10.3 膝关节正中矢状断面。注意髌上囊在股四头肌腱、髌上脂肪深面以及股骨和股前脂肪前方向近端髌骨上方的延伸程度。髌下脂肪垫也称为 Hoffa 脂肪垫，可以在髌腱深面和髌骨下极处看到。在脂肪垫撞击或 Hoffa 病的情况下会出现疼痛，通常是由于单次或反复创伤造成的。出现炎症的脂肪垫变得肥大，可导致胫骨、股骨和髌骨下极之间进一步撞击。治疗应包括适当的康复锻炼，如果症状持续存在，建议引导注射治疗（经允许引自 Schuenke, Schulte, and Schumacher, Atlas of Anatomy, 2nd edition, ©2014, Thieme Publishers, New York. Illustration by Karl Wesker/Markus Voll）。

导致胫骨、股骨和髌骨下极之间的进一步撞击。治疗应包括适当的康复锻炼，如果症状持续存在，建议引导注射治疗。

膝关节前面——髌下：横向扫描

患者仰卧位，膝关节屈曲 20°~30°。这种体位使髌腱和股四头肌腱承受一定的张力，从而可以更好地显示这些结构。

探头放置在解剖横断面，位于胫骨结节上，然后向近端方向移动到髌腱上直至髌骨远端（图 10.4 和图 10.5）。

膝关节前面——髌上：纵向扫查

膝关节维持在 20°~30° 屈曲位，探头向近端移动并保持在解剖矢状面，位于股四头肌腱和髌上区域上方（图 10.6 和图 10.7）。

膝关节前面——髌上：横向扫查

膝关节维持在 20°~30° 屈曲位，探头在解剖横断面上向近端移动，位于股四头肌腱和髌上区域上方。

将探头保持在横向平面并屈曲膝关节可以看到股骨滑车（图 10.8~ 图 10.10）。

膝关节前面：常见病变

髌下区域

见图 10.11~ 图 10.19。

膝关节前面：病变

髌上区域

见图 10.20~ 图 10.25。

大腿前面：病变

见图 10.26~ 图 10.31。

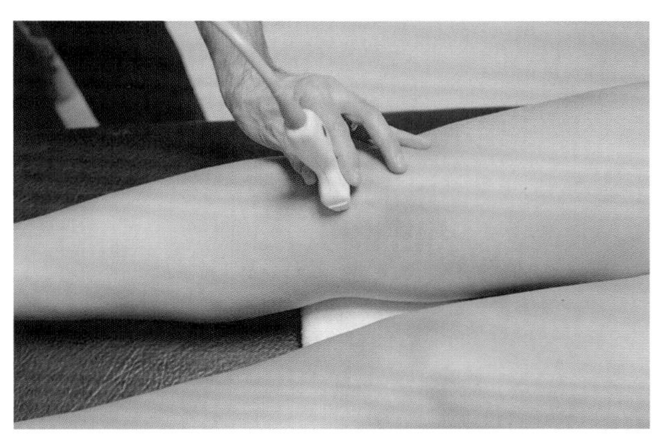

图 10.4 髌下区域的横向扫查。探头放置在横断面，首先位于胫骨结节上，然后向近端方向移动扫查髌腱，最后到达其在髌骨远端附着点。

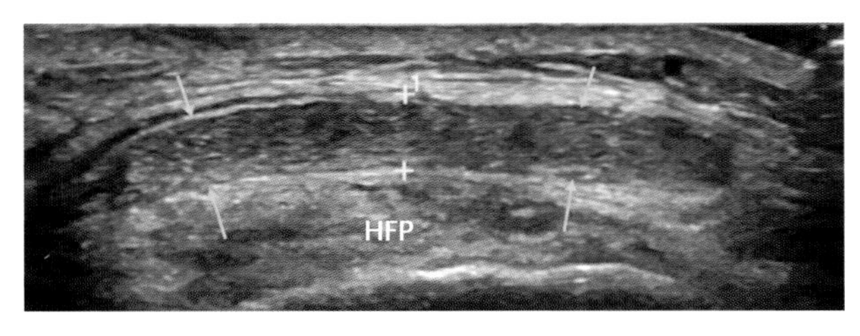

图 10.5 髌腱横断面图像。探头位于肌腱中部（黄箭头）上方。可见肌腱回声良好并且正常厚度约为 4 mm（十字标尺）。Hoffa 脂肪垫（HFP）位于肌腱深处。

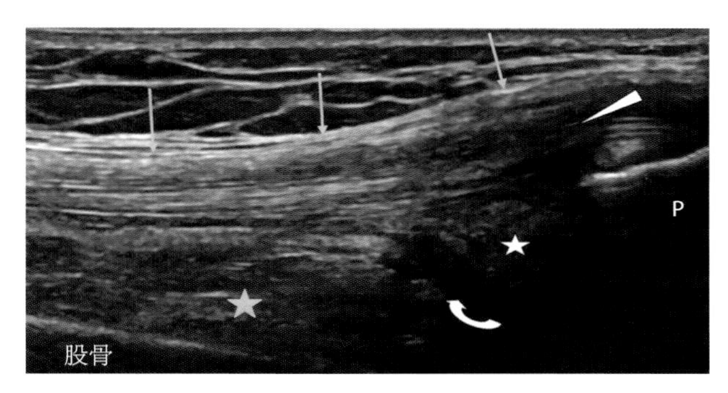

图 10.6 膝关节髌上区域的纵向图像。可见股四头肌腱（黄箭头）具有完整的纤维形态。肌腱止于近端髌骨（P）处的回声缺失（白三角箭头）是一个“各向异性”的例子，并不代表病变。股四头肌腱深面和髌骨近端是髌上脂肪垫（白星）。股骨前皮质可见于图像的左下方，股前脂肪位于它的上方（黄星）。髌上脂肪垫上方的深色区域表示髌上囊（白弧形箭头）。

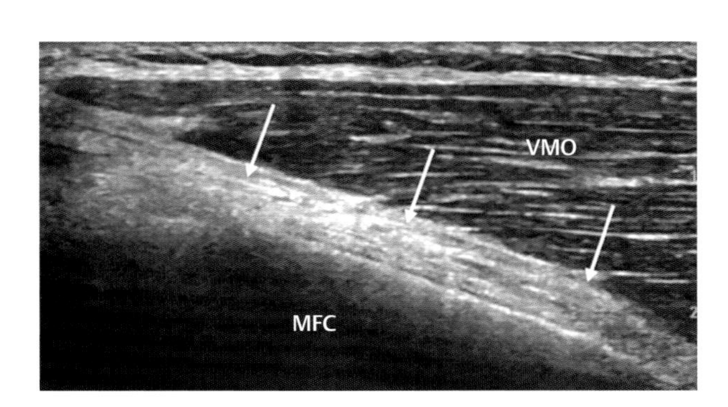

图 10.7 髌骨内侧支持带的纵向图像。先显示股四头肌腱，然后将探头移至斜矢状位方向，置于股骨内侧髁（MFC）、髌骨内侧支持带（白箭头）和股内侧肌（VMO）上方。

10

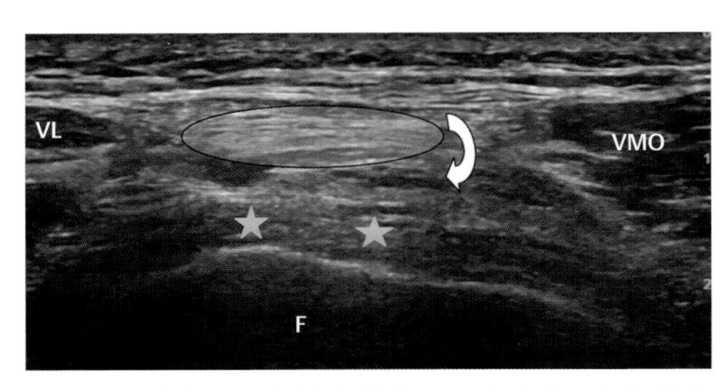

图 10.8　髌上区域的横向图像。探头放置在解剖横断面股四头肌腱（椭圆形）上。肌腱深部可见股前脂肪（黄星）。髌上囊因为膝关节屈曲动作被压缩而不能显示，白弧形箭头指示其所在位置，如果由于病变扩张则可被看到。

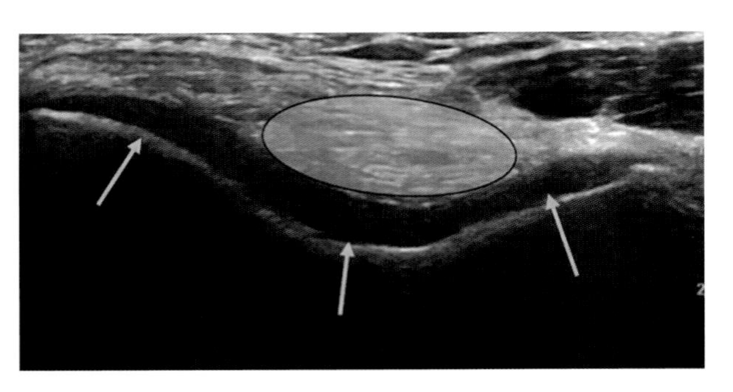

图 10.9　髌上区域的横向图像。完全屈曲膝关节可以显示股骨滑车（黄箭头）。股骨滑车上方的无回声层代表透明软骨覆盖。可在滑车上方看到股四头肌腱（椭圆形）。

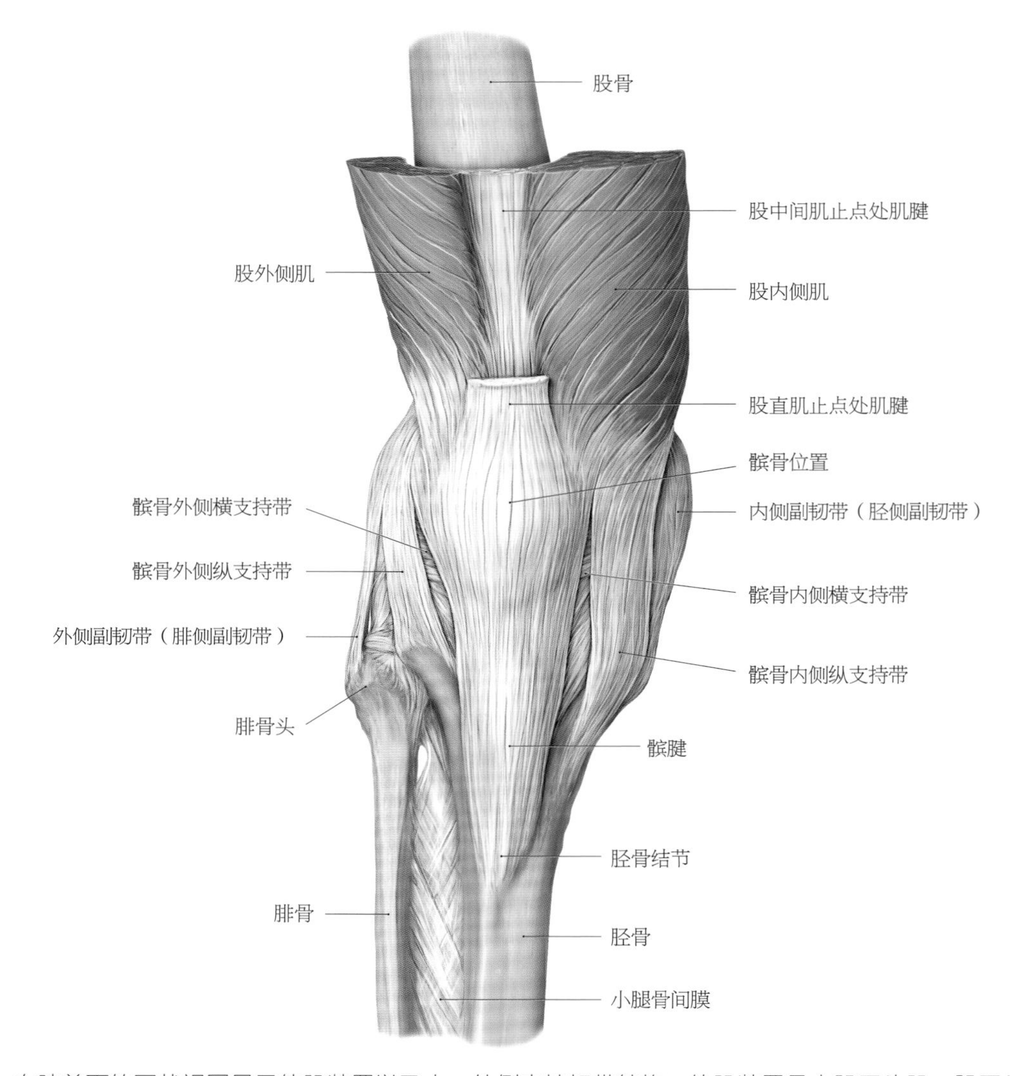

图 10.10　右膝前面的冠状视图显示伸肌装置以及内、外侧支持韧带结构。伸肌装置是由股四头肌、股四头肌腱、髌骨和髌腱组成的一个复杂结构。股四头肌腱由四束股四头肌形成。股直肌形成最浅层（在此插图中已移除），股外侧肌和股内侧肌形成中间层，而股中间肌形成肌腱的最深层（经允许引自 Schuenke, Schulte, and Schumacher, Atlas of Anatomy, 2nd edition, ©2014, Thieme Publishers, New York. Illustration by Karl Wesker/Markus Voll）。

10

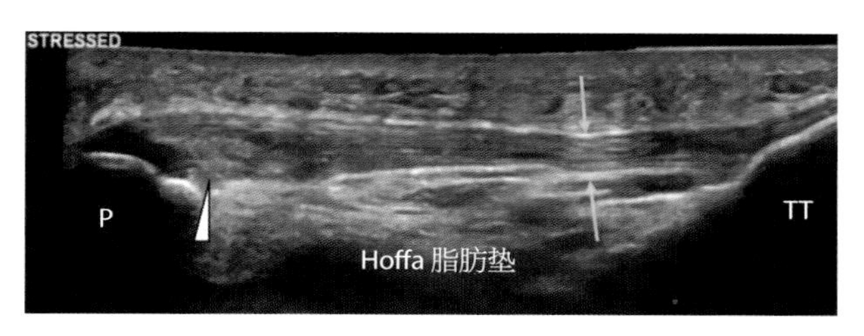

图 10.11 髌腱的纵向图像。屈曲膝关节通过肌腱施加应力。然而，在肌腱下 1/3 处仍显示“波浪状”外观（黄箭头）。这一表现提示部分或完全撕裂，在这种情况下是由于肌腱缺乏牢固固定。在此图像中，肌腱在髌骨附着处其深层纤维失去了正常的纤维结构（白箭头）。这些发现符合肌腱深层的部分撕裂。P，髌骨；TT，胫骨结节。

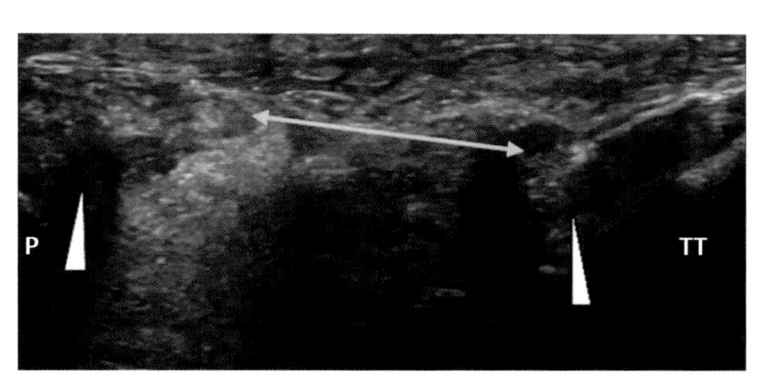

图 10.12 膝关节髌下区域的纵向图像，显示髌腱正常纤维结构完全消失，符合完全断裂。可见肌腱的近端和远端残端（白箭头）。黄双箭头表明两个残端之间有相当大的间隙。P，髌骨；TT，胫骨结节。

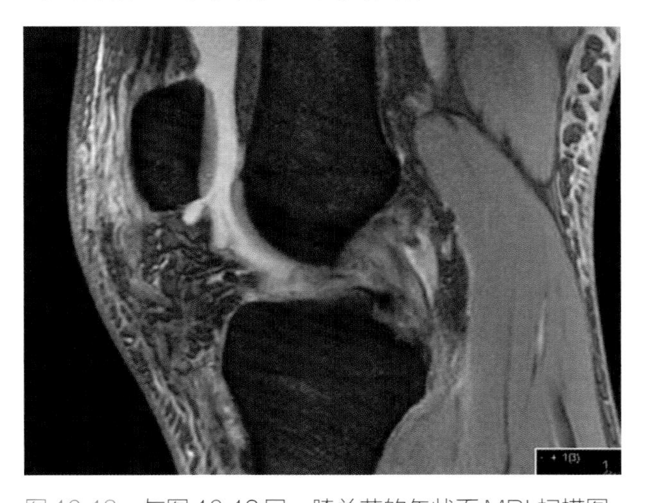

图 10.13 与图 10.12 同一膝关节的矢状面 MRI 扫描图。该图像也表明髌腱正常纤维结构完全消失。此外，关节腔内可见大量积液。

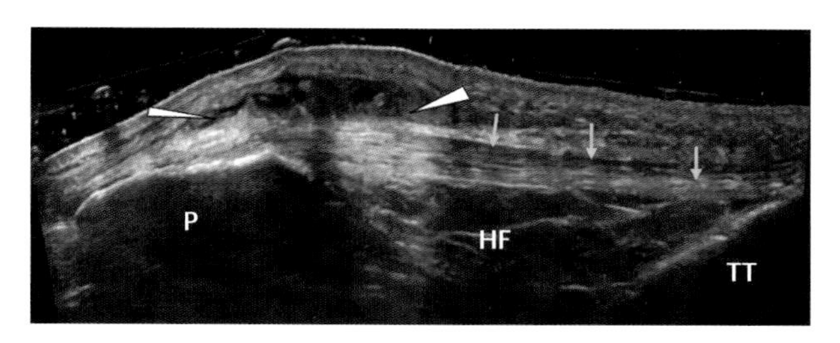

图 10.14 膝部髌腱和髌下区域的纵向图像。髌腱（黄箭头）表现完整，但可见混合无回声 / 低回声肿胀（白箭头）覆盖髌骨的下半部分和髌腱的上 1/3（注意后方回声增强）。这些发现提示髌前滑囊炎。HF，Hoffa 脂肪垫；P，髌骨；TT，胫骨结节。

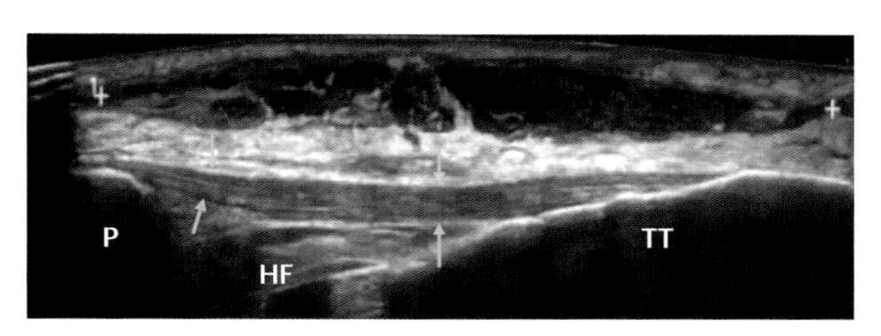

图 10.15 膝部髌下区域的纵向图像，患者检查前 10 天摔伤膝盖。髌腱（黄箭头）表现完整，但是髌腱浅方皮下组织内有长约 9 cm（白十字）的巨大低回声肿胀。使用能量多普勒没有发现血流。这些发现提示皮下创伤后血肿。HF，Hoffa 脂肪垫；P，髌骨；TT，胫骨结节；白十字，皮下血肿。

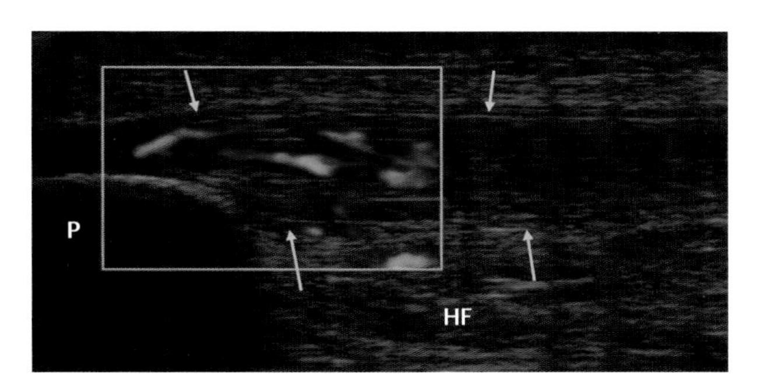

图 10.16 近端髌腱的纵向图像。矩形框表示能量多普勒成像。图像显示近端髌腱有些增厚，并且在使用能量多普勒的位置整个肌腱都有明显的新生血管。这些发现提示近端髌腱病，通常称为“跳跃膝”。HF，Hoffa 脂肪垫；P，髌骨；黄箭头，髌腱。

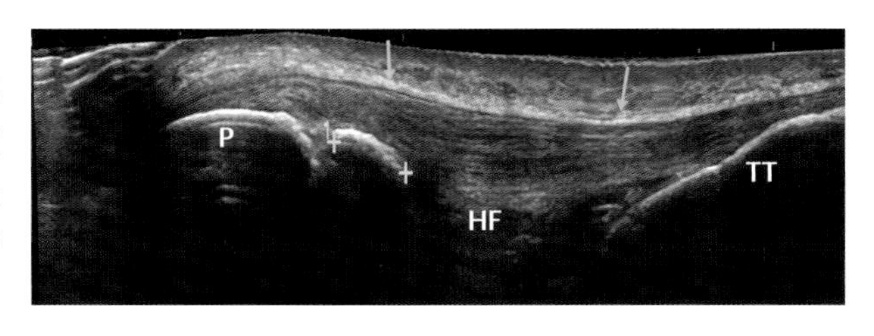

图 10.17 膝部髌骨和髌腱的纵向图像。髌腱（黄箭头）表现完整。在髌骨远端可见较大的钙化灶，其长径约为 1 cm（黄十字）。钙化灶周围的髌腱有些增厚。这些发现提示可能是陈旧的 Sinding-Larsen-Johansson 病。HF，Hoffa 脂肪垫；P，髌骨；TT，胫骨结节；黄十字，钙化灶。

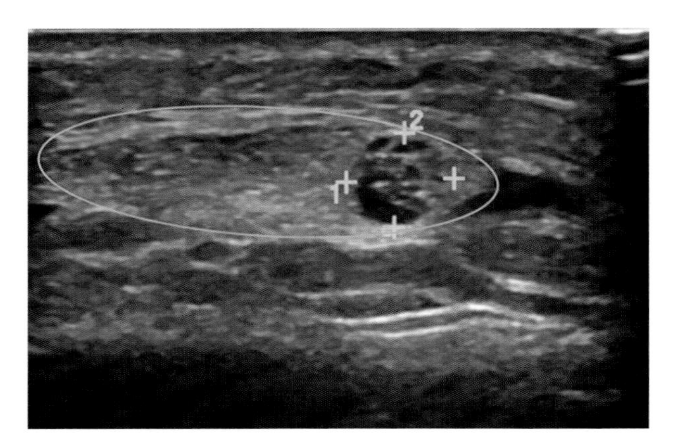

图 10.18 髌腱的横向图像（黄椭圆形）。肌腱具有良好的回声并且表现完整，除了在外侧面有一个横径约为 5 mm 的球形低回声灶（黄十字）。这些发现提示腱内撕裂 / 囊性退变。

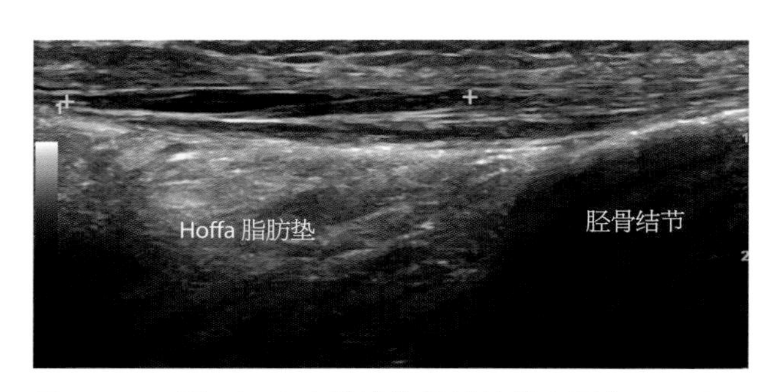

图 10.19 图 10.18 中描述的髌腱的纵向图像。可见一个约 2.8 cm 低回声灶穿过肌腱（黄十字）。黄十字，腱内病灶，提示部分撕裂或退行性囊性病变。

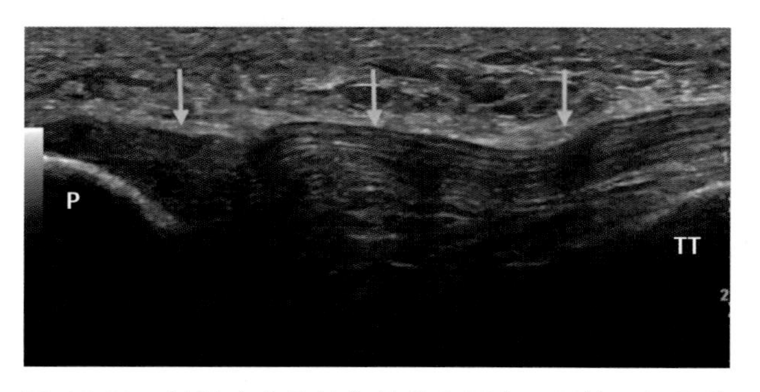

图 10.20 髌腱（黄箭头）的纵向图像。尽管已经屈曲膝关节以紧张肌腱，肌腱表现为相对完整的纤维结构，但肌腱本身具有波浪形外观。这高度提示股四头肌腱断裂（参见图 10.21）。P，髌骨；TT，胫骨结节。

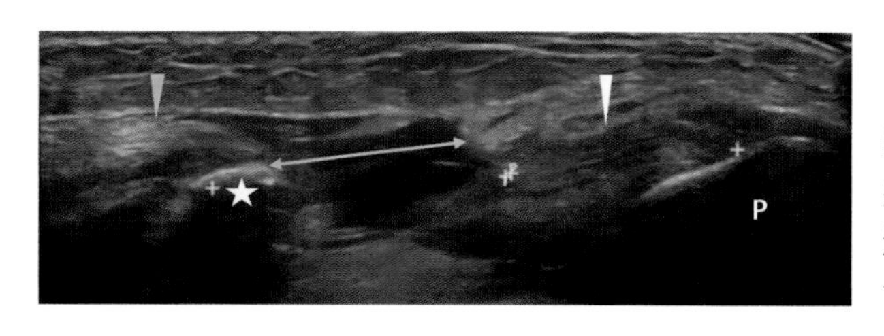

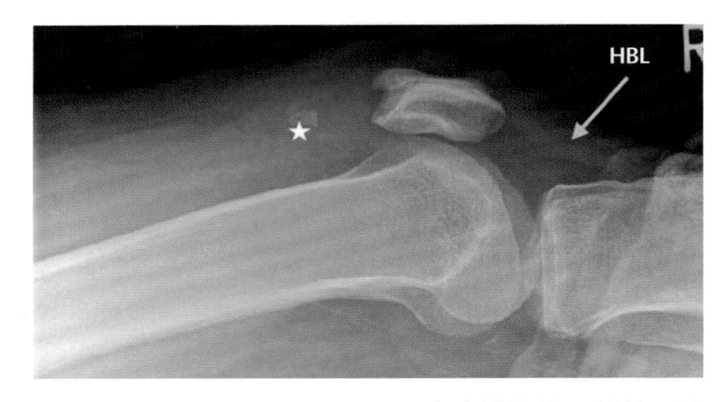

图 10.22 图 10.20 和图 10.21 中膝关节的 X 线片。该图显示了髌腱的波浪形外观（黄箭头）。在髌骨近端，可以看到骨碎片（白星）。

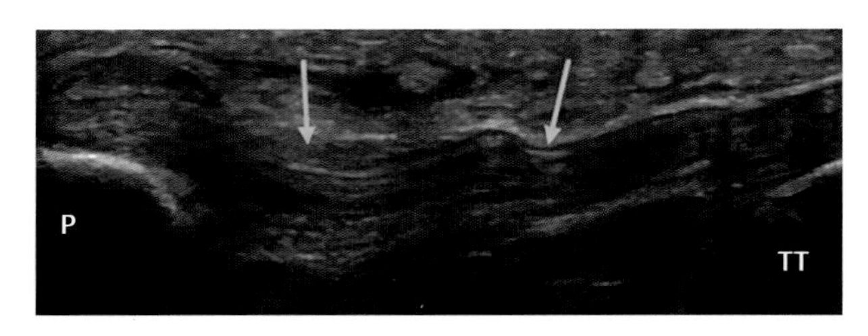

图 10.23 56 岁举重运动员的髌腱的纵向图像（黄箭头）。膝关节已屈曲 30°，但肌腱仍呈波浪形外观，提示股四头肌腱断裂（参见图 10.24)。P，髌骨；TT，胫骨结节。

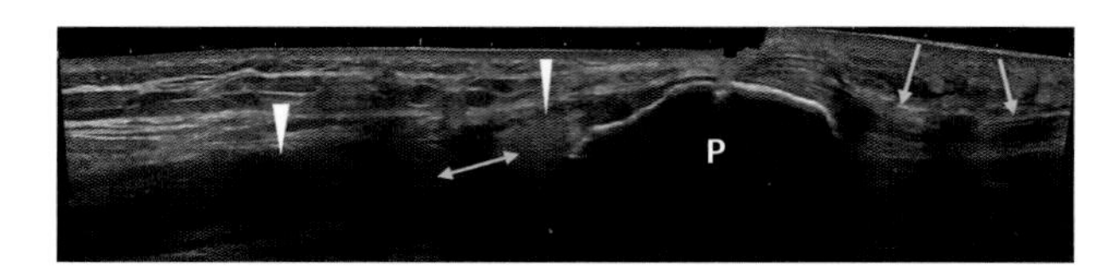

图 10.24 膝关节伸肌装置的纵向图像。股四头肌腱（白箭头）表现不连续。注意股四头肌腱完全断裂同时近端残端回缩（黄双箭头）。髌腱（黄单箭头）表现出波浪状外观（在图 10.23 中更清晰）。P，髌骨。

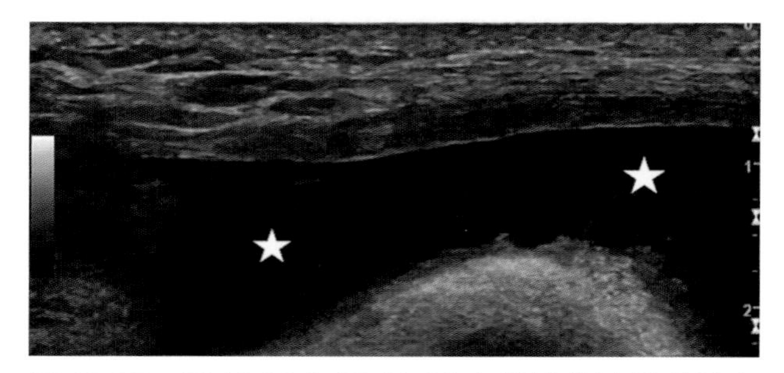

图 10.25 图 10.23 和图 10.24 中描述的膝关节髌上区域的横向图像。股四头肌腱完全消失，伴髌上囊积液（白星）。

图 10.21 膝部髌上区域的纵向图像。图像显示股四头肌腱完全断裂（黄双箭头）。可见远端残端（白箭头）仍附着在近端髌骨（P）。近端残端（黄三角箭头）出现回缩，并包含撕脱的骨碎片（白星）。

10

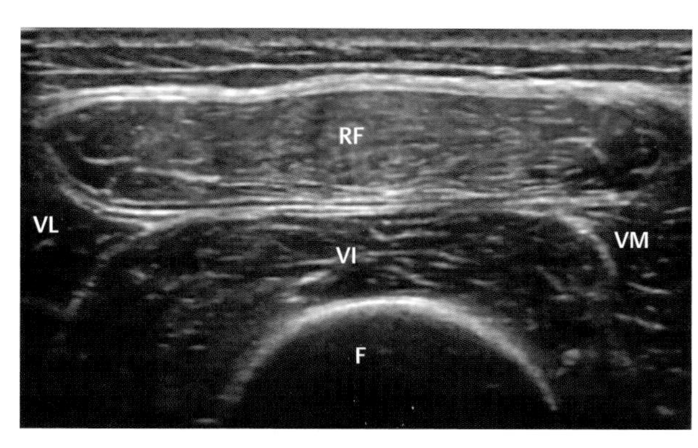

图 10.26 大腿下 1/3 的横向图像。可见股四头肌的四部分覆盖股骨（F）。这是正常的图像。RF，股直肌；VI，股中间肌；VL，股外侧肌；VM，股内侧肌。

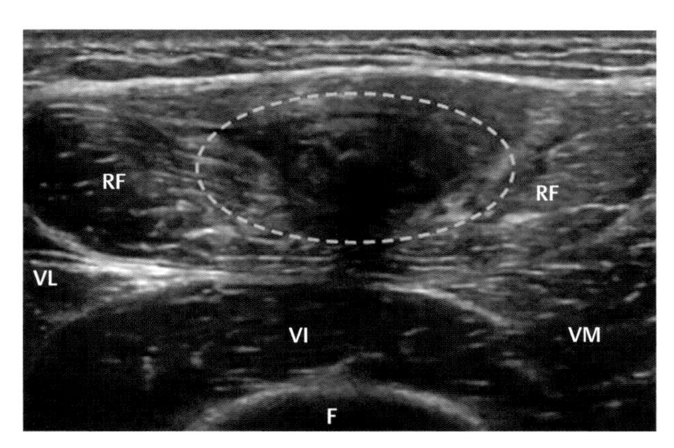

图 10.27 大腿下 1/3 的横向图像。股直肌（RF）内的正常肌肉结构明显中断（虚线）。此图像符合股直肌中央区域的撕裂。图 10.28 显示了撕裂如何在肌肉纵轴上延伸。F，股骨；VI，股中间肌；VL，股外侧肌；VM，股内侧肌。

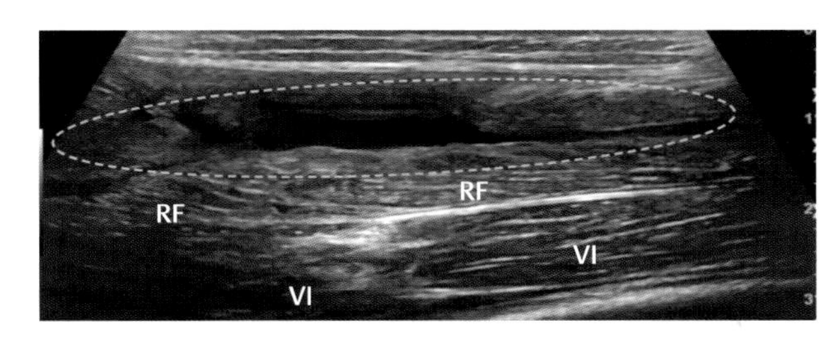

图 10.28 大腿下 1/3 的纵向图像。在股直肌（RF）肌肉中发现明显的中断（虚线），主要影响其浅层纤维，肌肉深层表现相对完整。更深的股中间肌（VI）表现完整。这些表现符合股直肌中央肌腱旁的广泛撕裂。虚线，股直肌内的撕裂。

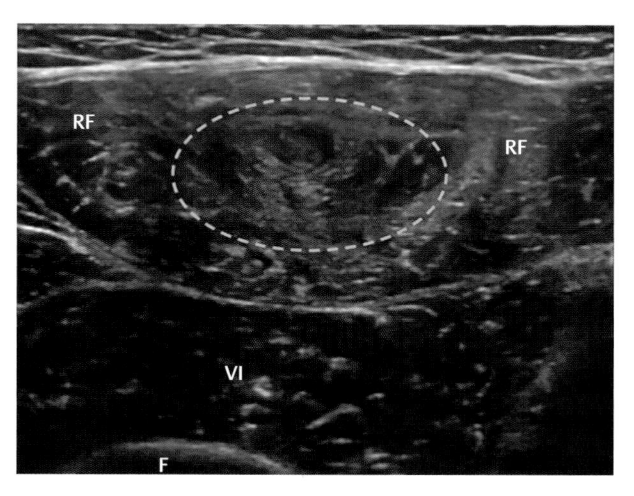

图 10.29 大腿下 1/3 的横向图像。该图像与图 10.27 中显示的是同一患者，但取自 1 个月后。图 10.27 概述的撕裂区域仍然可以看到（虚线），但其中充满了回声组织，代表股直肌（RF）内的溶解性撕裂。F，股骨；VI，股中间肌。

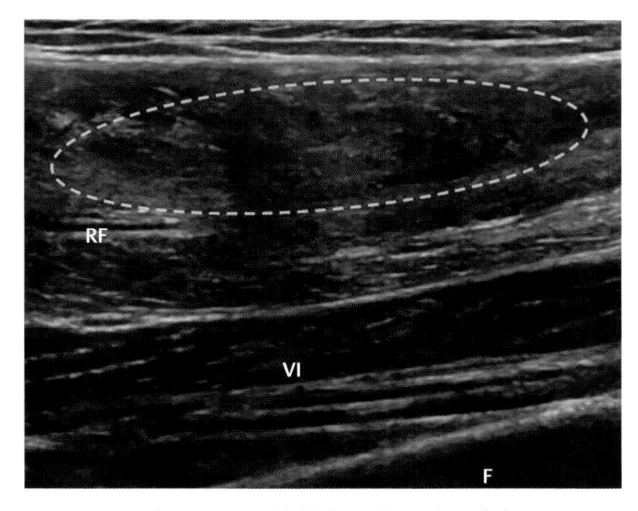

图 10.30 大腿下 1/3 的纵向图像。该图像与图 10.28 中显示的是同一患者，但取自 1 个月后。撕裂区域仍然可以看到（虚线），但其中充满了回声组织，代表股直肌（RF）内的溶解性撕裂。F，股骨；VI，股中间肌。

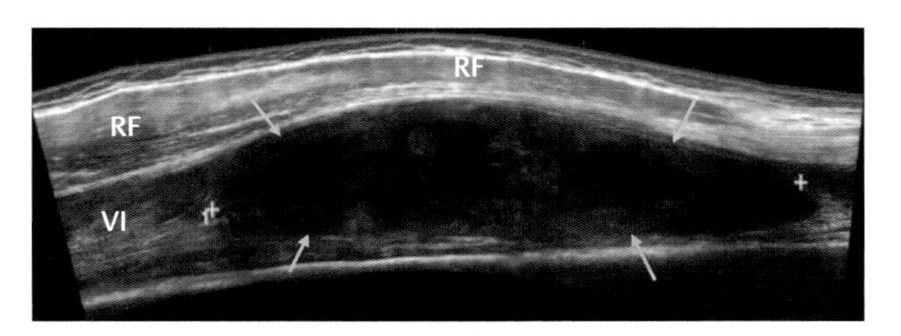

图 10.31 大腿下 1/3 的纵向图像。股中间肌（VI）内可见一个巨大的肌内低回声积液（黄箭头），测量长约 16 cm（白十字）。上方的股直肌（RF）表现完整。该患者描述在空手道训练中做踢腿运动后突发疼痛。图像符合股中间肌的明显断裂和继发积液。

10.1.2 内侧

膝关节内侧：纵向扫查

患者仰卧位，膝关节屈曲 80°~90°。探头放置在解剖冠状平面，位于内侧副韧带（MCL）和内侧关节线上（图 10.32~ 图 10.34）。

内侧副韧带浅层近端起自股骨内侧髁后方，远端止于关节远端约 4~5 cm 的胫骨干骺端。

内侧副韧带深层分为半月板股骨和半月板胫骨部分，直接止于胫骨平台边缘和内侧半月板。浅层抵抗外翻力，而深层并不显著抵抗外翻力。

越过内侧副韧带下部的是由缝匠肌、股薄肌和半腱肌的肌腱形成的鹅足腱。内侧副韧带和鹅足腱之间可能存在滑囊。

膝关节内侧：鹅足附着点

患者仰卧位，膝关节屈曲 20°~30°。探头放置在胫骨内侧上方的矢状斜面，大约在胫骨结节和内侧副韧带的中点（图 10.35 和图 10.36）。

膝关节内侧：病变

见图 10.37~ 图 10.44。

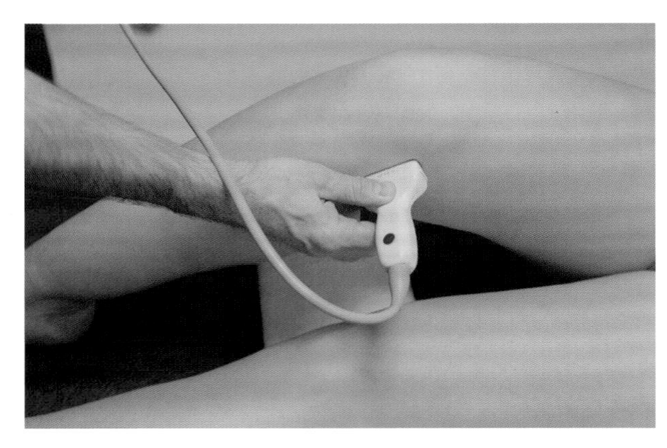

图 10.32 膝关节内侧和内侧副韧带的纵向扫查。探头位于解剖冠状平面内，其近端在股骨内侧髁上而其远端在胫骨平台上。

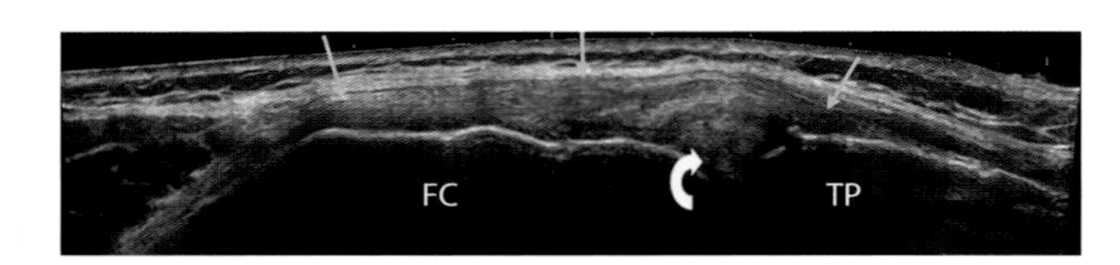

图 10.33 膝关节内侧的纵向图像。可见内侧副韧带（黄箭头）在浅部从股骨内侧髁（FC）到胫骨内侧平台（TP）跨过关节。内侧半月板（白弧形箭头）呈等回声三角形，位于内侧副韧带深部。虽然超声可以显示半月板，并且可以识别许多周围的撕裂，但是细微的撕裂和位于更中心的撕裂都不能显示。

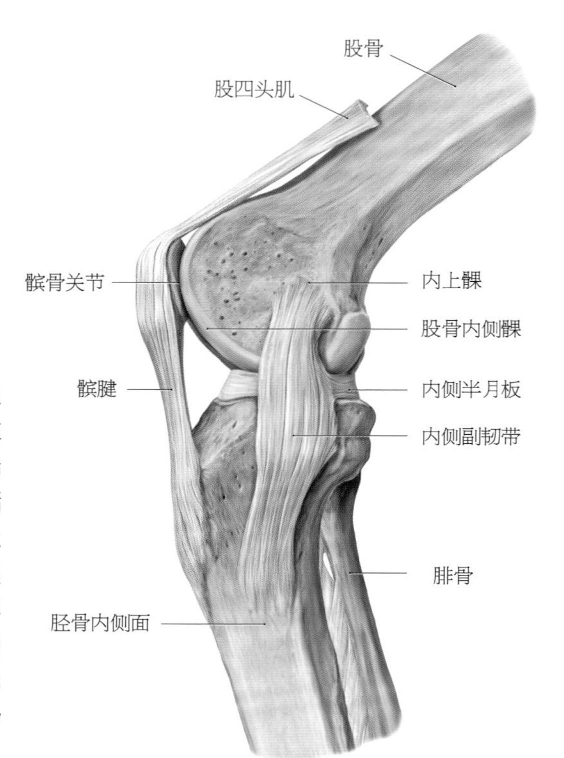

图 10.34 膝关节内侧的矢状面图，显示髌骨和股四头肌腱以及内侧副韧带（MCL）。内侧副韧带是一条宽而平的膜状带，位于膝关节内侧稍后方。内侧副韧带由浅层和深层组成。浅层近端起自股骨内侧髁后方，远端止于关节远端约 4~5 cm 的胫骨干骺端。内侧副韧带深层分为半月板股骨和半月板胫骨部分，直接止于胫骨平台边缘和内侧半月板。浅层抵抗外翻力，而深层并不显著抵抗外翻力。越过内侧副韧带下部的是由缝匠肌、股薄肌和半腱肌的肌腱形成的鹅足腱。内侧副韧带和鹅足腱之间可能存在滑囊（经允许引自 Schuenke, Schulte, and Schumacher, Atlas of Anatomy, 2nd edition, ©2014, Thieme Publishers, New York. Illustration by Karl Wesker/Markus Voll）。

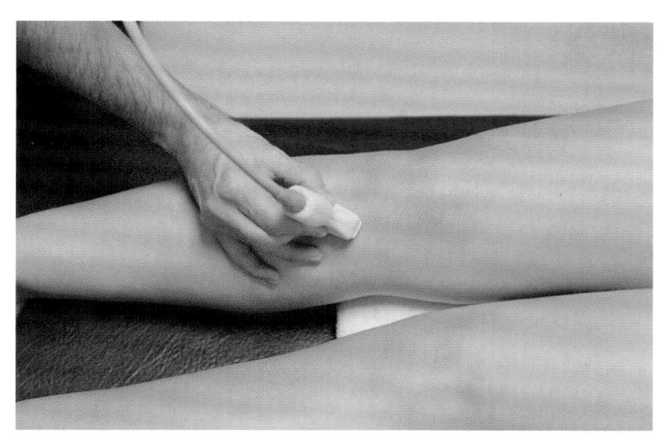

图 10.35 鹅足附着点的纵向扫查。探头放置在胫骨内侧上方的矢状斜面。探头近端恰位于膝关节线前面远端，而远端位于髌腱附着在胫骨结节处的内侧。

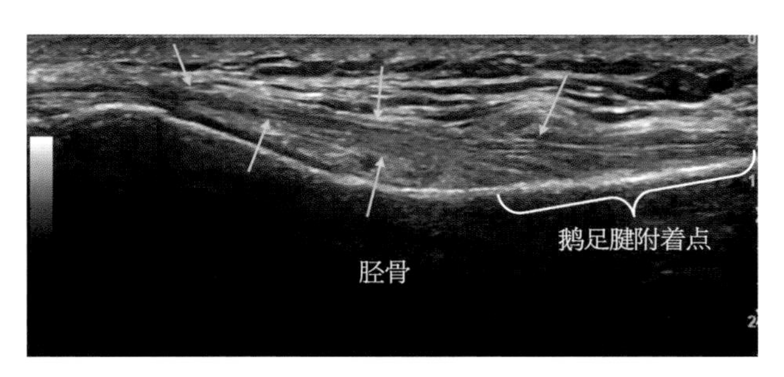

图 10.36 鹅足附着在胫骨干上部前内侧的纵向图像。肌腱本身可以看作是相对扁平的纤维结构（黄箭头）。可见附着点相对较宽（白括号）。在正常状态下，鹅足滑囊不能显示。白括号，鹅足腱附着点；黄箭头，鹅足肌腱[①]。

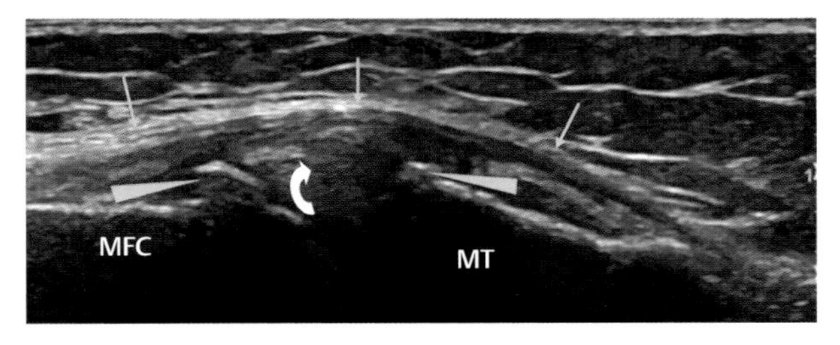

图 10.37 膝关节内侧关节线的纵向图像。可见内侧副韧带（黄细箭头）覆盖在关节上，由于深方内侧半月板（白弧形箭头）和边缘骨赘（黄三角箭头）挤压而向外弯曲。这些发现符合关节内侧的骨关节炎。MFC，股骨内侧髁；MT，胫骨内侧平台。

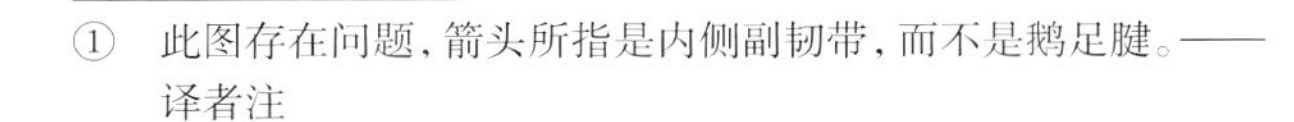
① 此图存在问题，箭头所指是内侧副韧带，而不是鹅足腱。——译者注

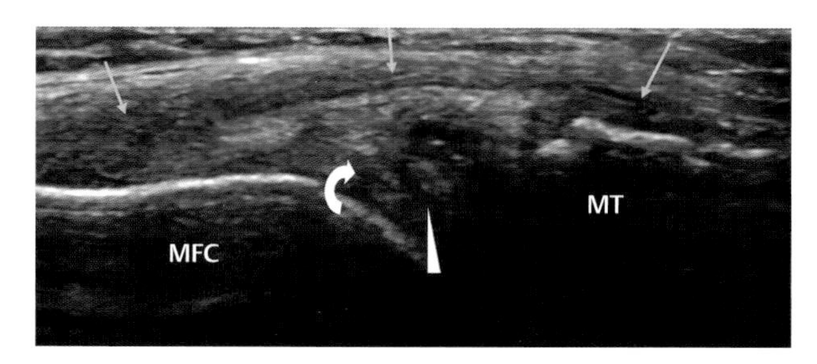

图 10.38 膝关节内侧的纵向图像。可见内侧副韧带表现完整并跨过关节线（黄箭头）。没有明显的退行性改变的征象。内侧半月板（白弧形箭头）显示被挤出伴其实质内出现 C 形低回声灶（白三角箭头）。这些发现符合明显的半月板撕裂。需要 MRI 进一步评估半月板。MFC，股骨内侧髁；MT，胫骨内侧平台；白三角箭头，半月板撕裂。

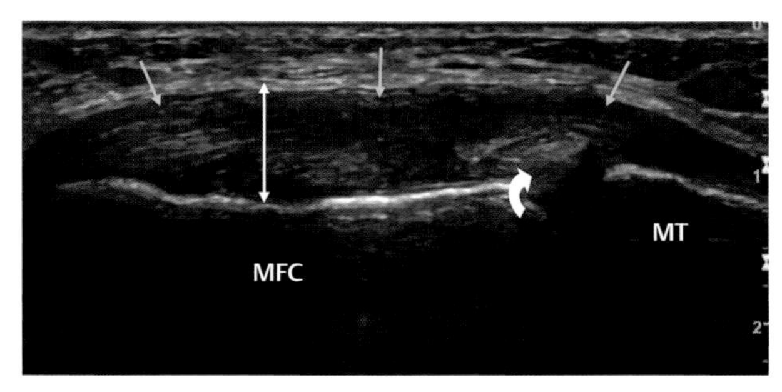

图 10.39 膝关节内侧副韧带的纵向图像（黄箭头）。看起来完整的韧带在其股骨附着处明显增厚（白双箭头）。可见内侧半月板位于韧带深方（白弧形箭头）。这些发现符合内侧副韧带近端附着处部分撕裂（2 级）与继发纤维化。MFC，股骨内侧髁；MT，胫骨内侧平台。

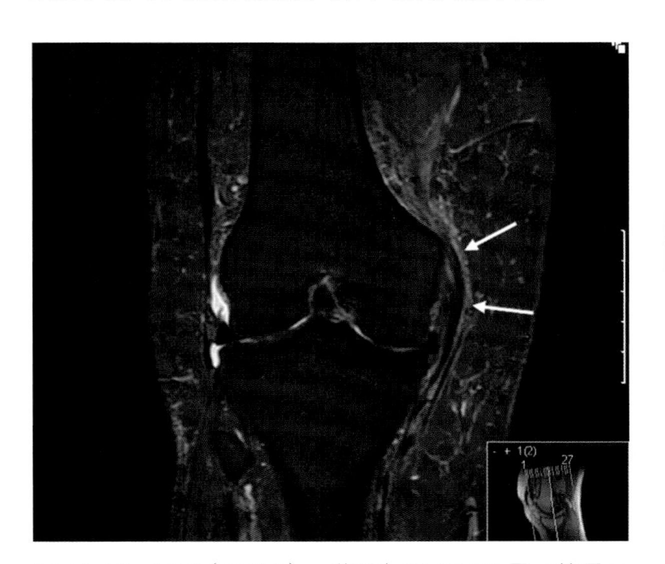

图 10.40 MRI（STIR）。此图与图 10.39 显示的是同一膝关节。内侧副韧带近端增厚和水肿（白箭头），符合 2 级撕裂。

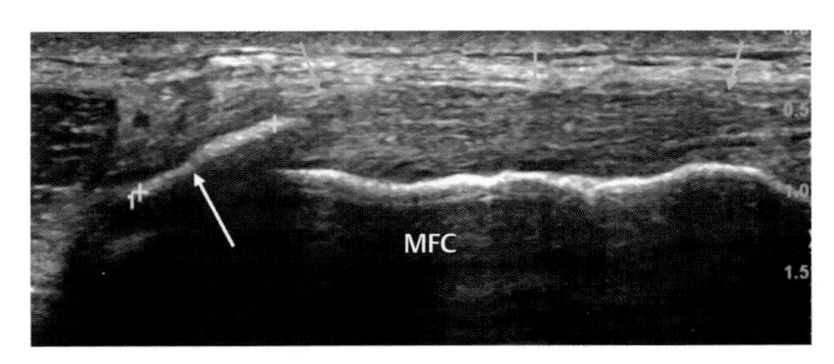

图 10.41 膝关节内侧的纵向图像。内侧副韧带（黄箭头）表现完整且具有良好的纤维结构。内侧副韧带在其近端附着于股内侧髁处有一些增厚。此外，内侧副韧带近端附着处有一个撕脱骨片（白箭头），纵向测量约为 9 mm。MFC，股骨内侧髁。

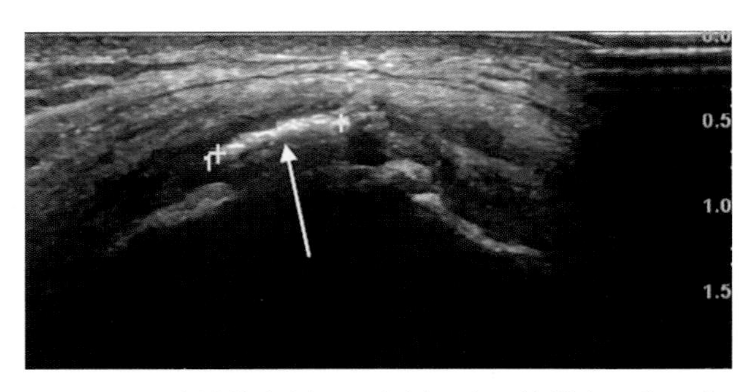

图 10.42 膝关节内侧股骨内侧髁水平的横向图像。此图与图 10.41 所概述的是同一膝关节。可以清楚地看到横向测量约 7 mm 的骨碎片（白箭头）。

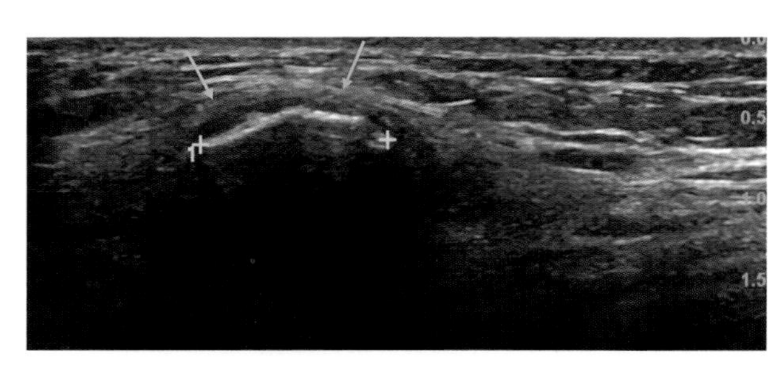

图 10.43 鹅足腱在胫骨内上方附着处的横向图像。鹅足腱（黄箭头）深方可见约 10 mm（黄十字）的钙化灶。注意钙化灶深方的声影。主动屈曲和伸展膝关节，可见鹅足腱在此突出处“轻弹”，引起患者的不适。

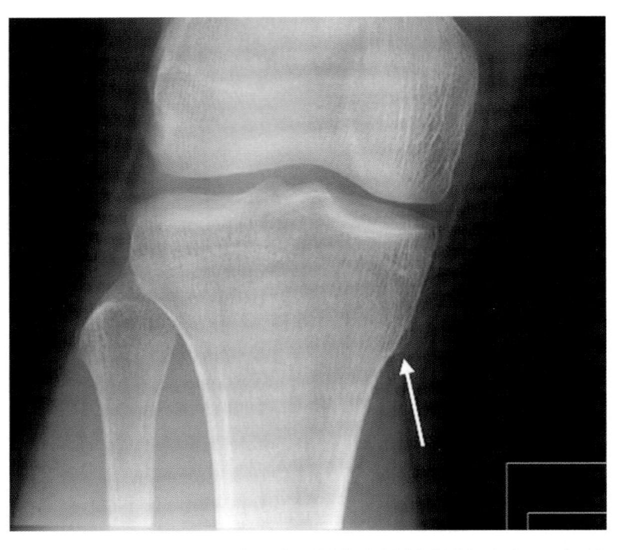

图 10.44 图 10.43 中所概述的膝关节的前后（AP）位 X 线片。胫骨上内侧面可见小的钙化灶（白箭头）。

10.1.3 外侧

膝关节外侧和外侧副韧带——纵向扫查

患者仰卧位，膝关节屈曲 80°~90°。为观察外侧副韧带，探头放置在解剖冠状平面内，使其沿着胫骨和腓骨的长轴。探头远端置于腓骨头上，这可作为寻找韧带附着点的标记（图 10.45~ 图 10.47）。

膝关节外侧——远端髂胫束：纵向扫查

患者仰卧位，膝关节屈曲 80°~90°。为观察远端髂胫束，探头放置在解剖冠状平面，使其在股骨外侧髁上方沿股骨长轴方向（图 10.48~ 图 10.50）。

膝关节外侧：腘肌腱

患者仰卧位，膝关节屈曲 80°~90°。为观察腘肌腱，探头放置在解剖冠状平面，使其沿着股骨的长轴在股骨外侧髁和膝关节外侧上方（图

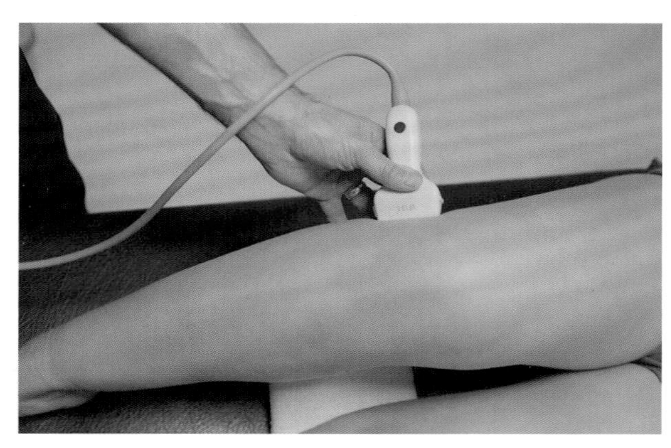

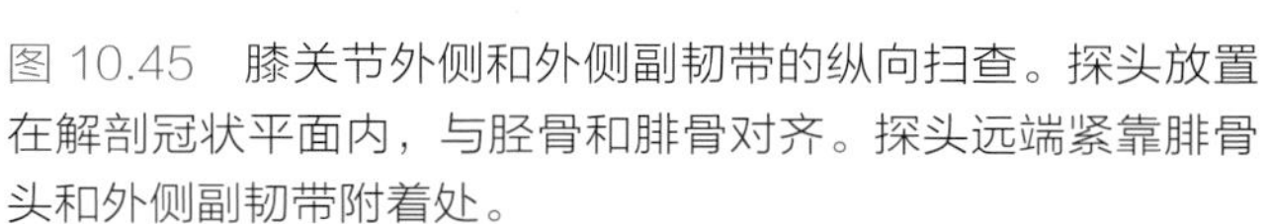

图 10.45 膝关节外侧和外侧副韧带的纵向扫查。探头放置在解剖冠状平面内，与胫骨和腓骨对齐。探头远端紧靠腓骨头和外侧副韧带附着处。

10.51 和图 10.52）。

膝关节外侧：上胫腓关节

患者仰卧位，膝关节屈曲 80°~90°。为观察上胫腓关节，探头放置在胫骨上端关节前面的解剖横斜面。

膝关节外侧：病变

见图 10.54 和图 10.55。

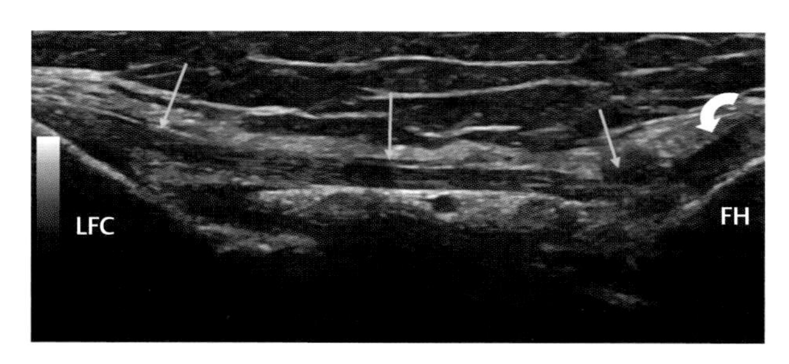

图 10.46 膝关节外侧和外侧副韧带（黄箭头）的纵向图像。可见韧带完整并具有良好的纤维结构。远端肌腱（白弧形箭头）附着于腓骨头（FH）处显示失去正常的回声。这不代表病变而是各向异性。LFC，股骨外侧髁；白弧形箭头，各向异性。

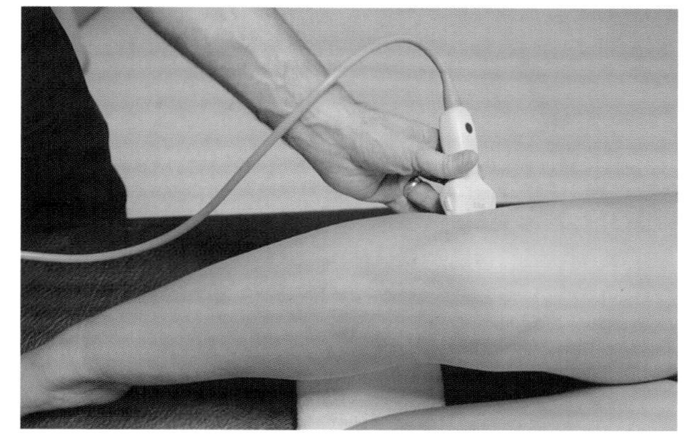

图 10.48 远端髂胫束的纵向扫查。探头放置在解剖冠状平面，使其在股骨外侧髁上方沿着股骨长轴方向。

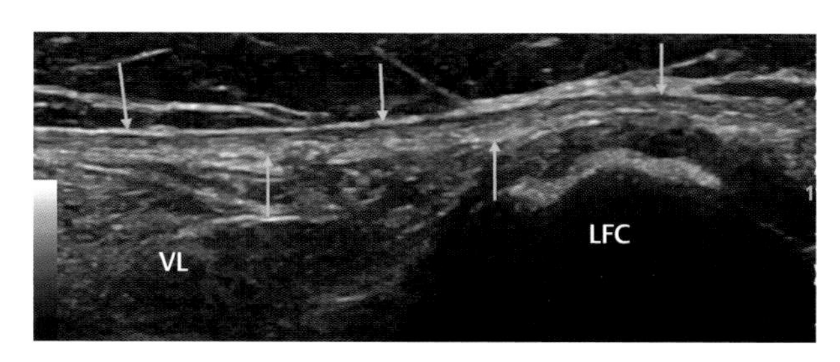

图 10.49 膝关节外侧远端髂胫束的纵向图像。可见髂胫束位于股外侧肌（VL）浅方，为一条低回声带（黄箭头）。当它接近膝关节时越过股骨外侧髁（LFC）。在正常状态下，看不到髂胫束滑囊。

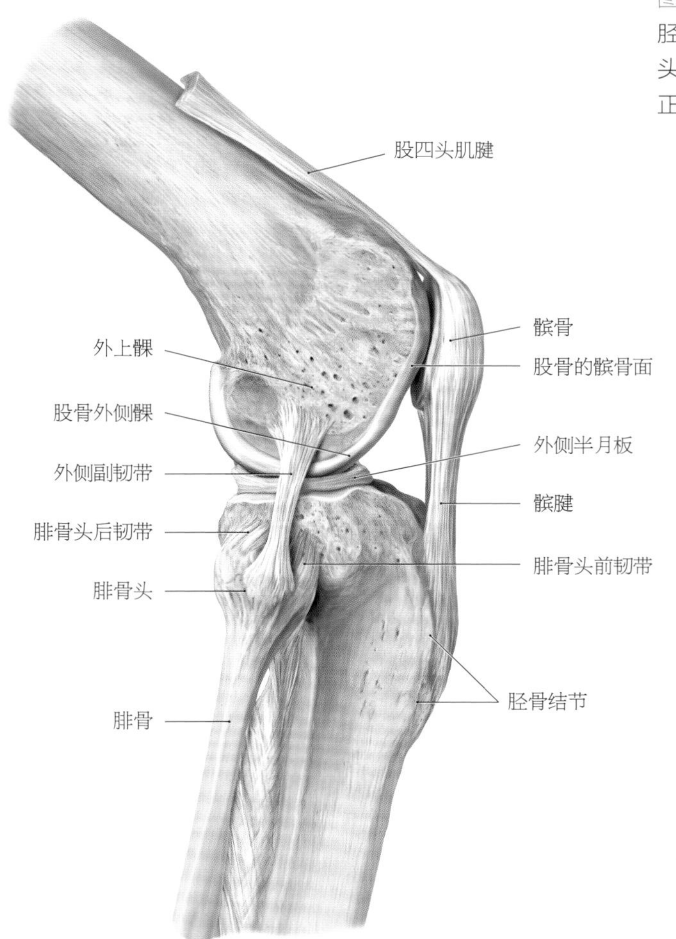

图 10.47 膝关节外侧面的矢状图，显示伸肌装置和外侧副韧带。外侧副韧带或腓骨韧带呈圆形、更窄，也没有内侧副韧带那么宽。外侧副韧带从上方的股骨外侧髁斜向下向后延伸到下方的腓骨头。外侧副韧带与内侧副韧带相反，既不融合形成关节囊韧带，也不与外侧半月板融合。因此，外侧副韧带比内侧副韧带更有弹性，不容易损伤。股外侧髁起点处的外侧副韧带深部是腘肌腱沟。外侧副韧带外表面的大部分被股二头肌腱覆盖，在其止点处分裂成两部分并包绕着韧带（经允许引自 Schuenke, Schulte, and Schumacher, Atlas of Anatomy, 2nd edition, ©2014, Thieme Publishers, New York. Illustration by Karl Wesker/Markus Voll）。

10

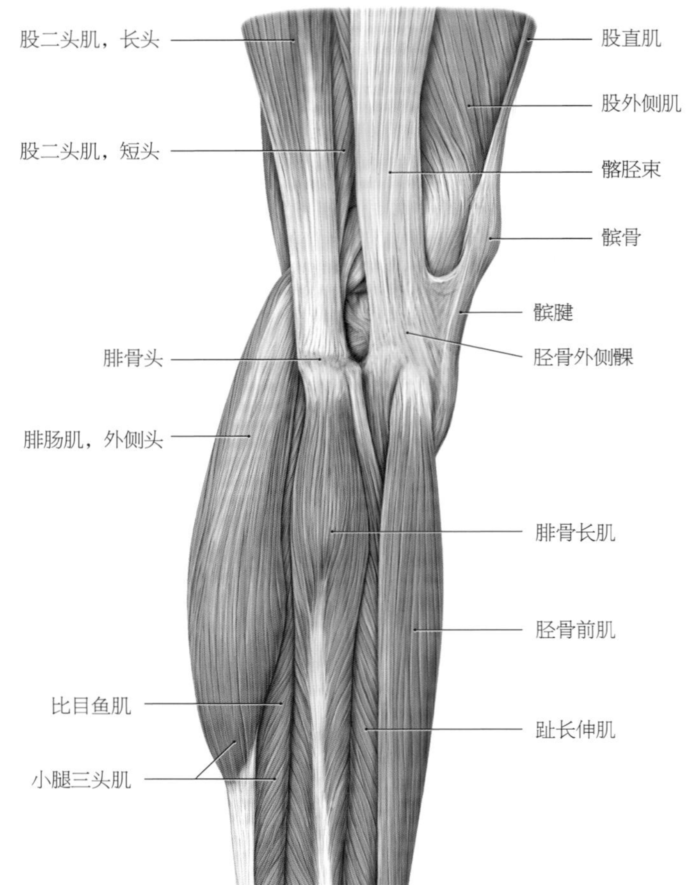

图 10.50　膝关节外侧面的矢状图，显示大腿外侧和小腿肌肉之间的关系。股二头肌腱在止于腓骨头上时分为两部分并包绕膝关节的腓侧韧带。髂胫带起源于髂外侧结节和部分的髋嵴外唇，止于腓骨头前方胫骨外侧髁的 Gerdy 结节。髂胫束可在伸展和部分屈曲时稳定膝关节，因此在走路和跑步过程中不断被使用（经允许引自 Schuenke, Schulte, and Schumacher, Atlas of Anatomy, 2nd edition, ©2014, Thieme Publishers, New York. Illustration by Karl Wesker/Markus Voll）。

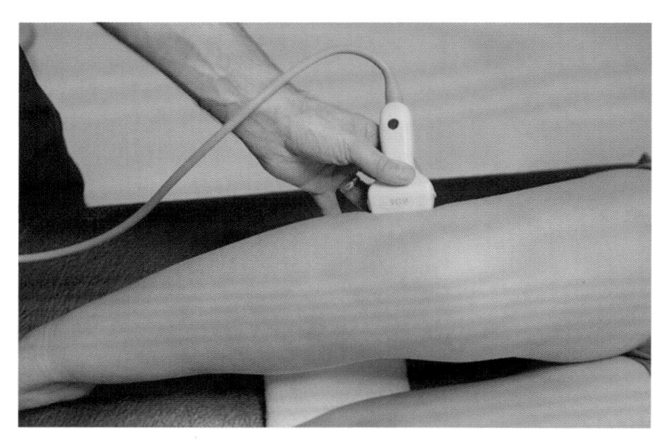

图 10.51　膝关节外侧腘肌腱的纵向扫查。探头放置在冠状平面，沿着股骨长轴。

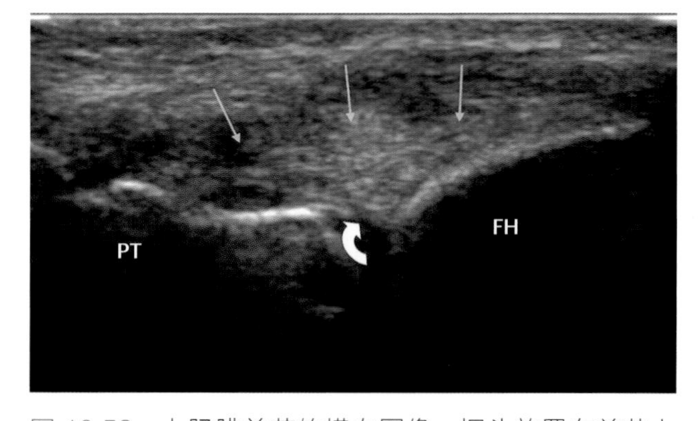

图 10.53　上胫腓关节的横向图像。探头放置在关节上的解剖横斜面。可见腓骨头（FH）和胫骨近端（PT）之间的前上胫腓韧带（黄箭头）呈等回声纤维结构。白弧形箭头，上胫腓关节。

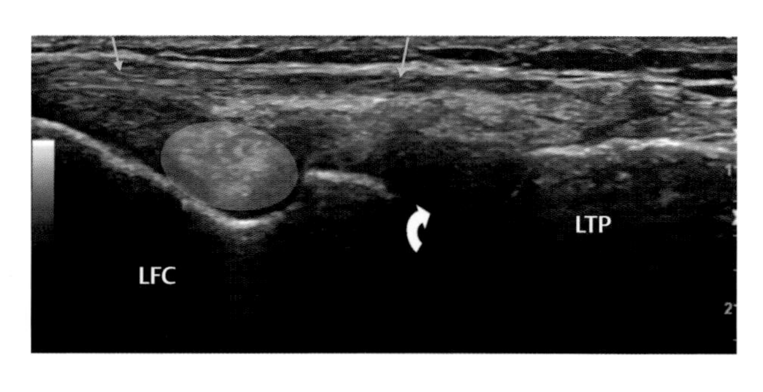

图 10.52　膝关节外侧的纵向图像（白弧形箭头）。腘肌腱（灰椭圆形）位于股外侧髁形成的沟内。在这个位置，可见肌腱的部分横断面，并走向关节内。LFC，股外侧髁；LTP，胫骨外侧平台；白弧形箭头，膝关节外侧和半月板；黄箭头，髂胫束。

10

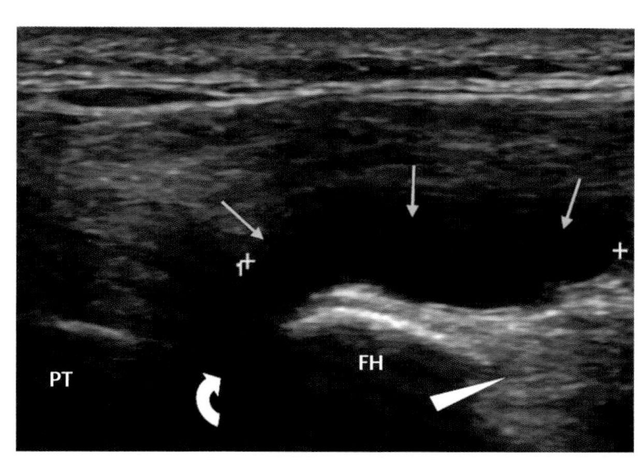

图 10.54 上胫腓关节的横向图像。该图像显示在关节前方有一边界清晰的无回声肿胀（黄箭头），直径约 1.5 cm。结果提示上胫腓关节的腱鞘囊肿。注意由上覆囊肿的低密度而产生的后方回声增强（白三角箭头）。FH，腓骨头；PT，近端胫骨；白弧形箭头，上胫腓关节。

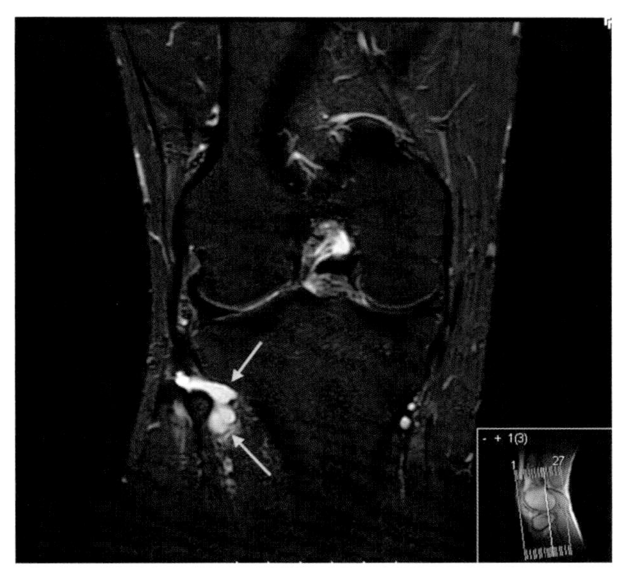

图 10.55 MRI（冠状位 STIR）。此图与图 10.54 中所示的是同一患者。可见从上胫腓关节延伸的分叶状高信号，符合囊肿（黄箭头）的判断。

10.1.4 后面

膝关节后面——腘窝：横向扫查

患者俯卧位，脚踝和脚放在枕头上，使膝关节放松在 20° ~30° 的屈曲位。探头放置在腘窝内侧的解剖横向平面上（图 10.56~ 图 10.58）。

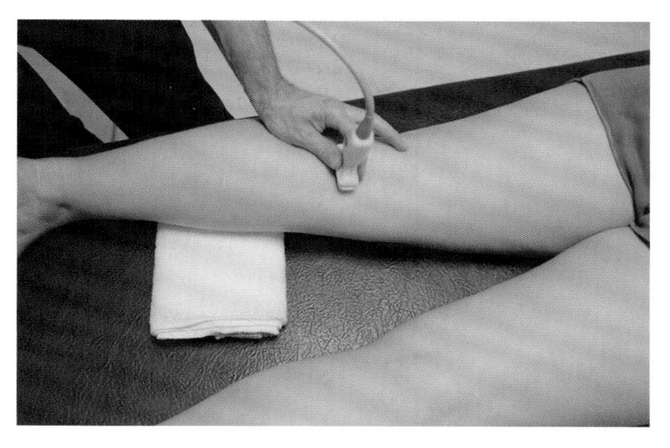

图 10.56 腘窝内侧的横向扫查。探头放置在解剖横向平面。在这个位置，可以看到内侧腘绳肌腱的半膜肌和半腱肌以及内侧腓肠肌。探头向外侧移动，可看到的外侧腘绳肌腱的股二头肌。

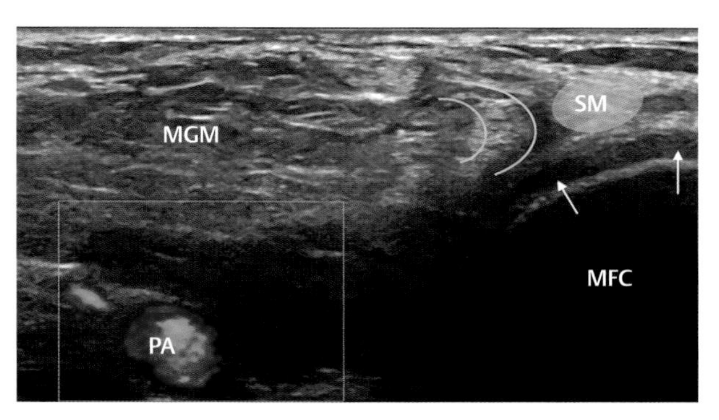

图 10.57 腘窝内侧的横向图像。半膜肌腱（SM）可以在股骨内侧髁（MFC）的后部上方看到。在这个水平无法看到半腱肌腱，因为它在内侧延伸过程中变成了鹅足肌腱。可见内侧腓肠肌（MGM）肌腱是弧形的，邻近半膜肌腱。PA，腘动脉；白箭头，关节软骨；黄弧线，内侧腓肠肌腱。

膝关节后面——腘窝：纵向扫查

患者俯卧位，脚踝和脚放在枕头上，使膝关节屈曲 20° ~30° 。探头放置在沿腘窝内侧边界的解剖矢状平面，以纵向观察半膜肌腱（图 10.59 和图 10.60）。

膝关节后面：病变

见图 10.61~ 图 10.66。

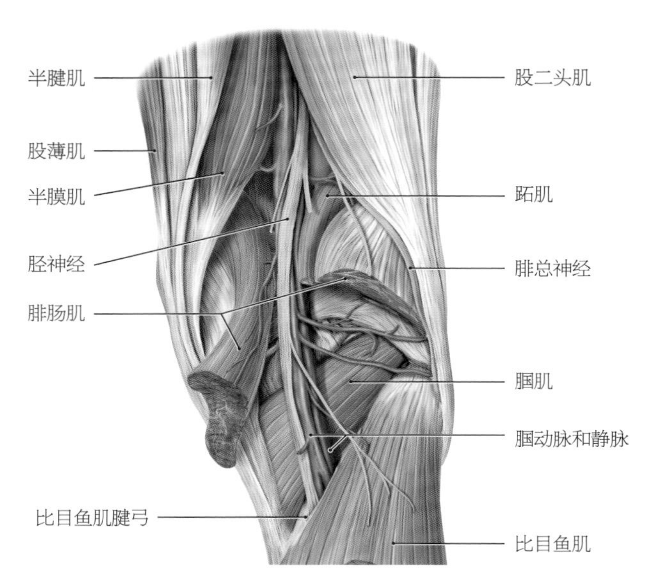

图 10.58　右侧腘窝的冠状图。腘窝的边界由上内侧的半膜肌、上外侧的股二头肌、下内侧的腓肠肌内侧头和下外侧的腓肠肌外侧头组成。窝底由股骨的腘面、膝关节的关节囊、腘斜韧带和覆盖腘肌上的强大筋膜形成。腘窝内的结构包括胫神经、腘静脉和腘动脉、小隐静脉和腓总神经（也称为腓神经）(经允许引自 Schuenke, Schulte, and Schumacher, Atlas of Anatomy, 2nd edition, ©2014, Thieme Publishers, New York. Illustration by Karl Wesker/Markus Voll)。

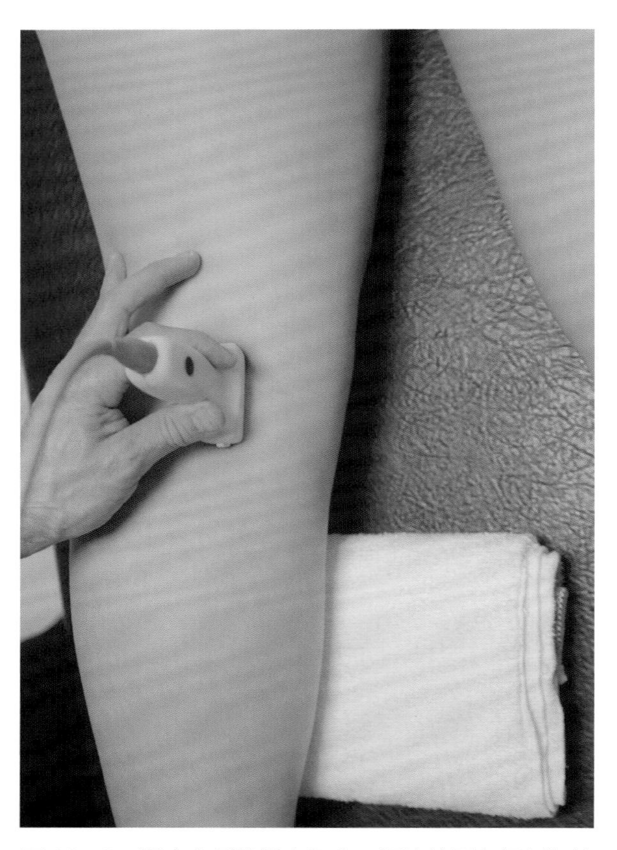

图 10.59　腘窝内侧的纵向扫查。探头放置在解剖矢状平面半膜肌腱上。

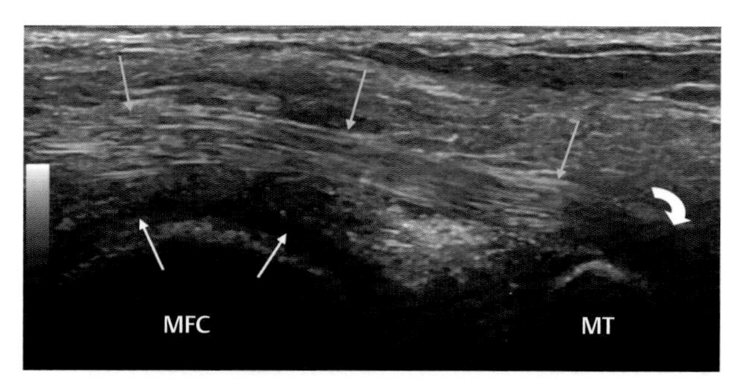

图 10.60　腘窝内侧的纵向图像。可见半膜肌腱(黄箭头)越过股骨内侧髁(MFC)的后方，止于胫骨内侧平台(MT)的后侧。止点处肌腱内正常纤维形态缺失是由于各向异性（白弧形箭头）。白直形箭头，关节软骨。

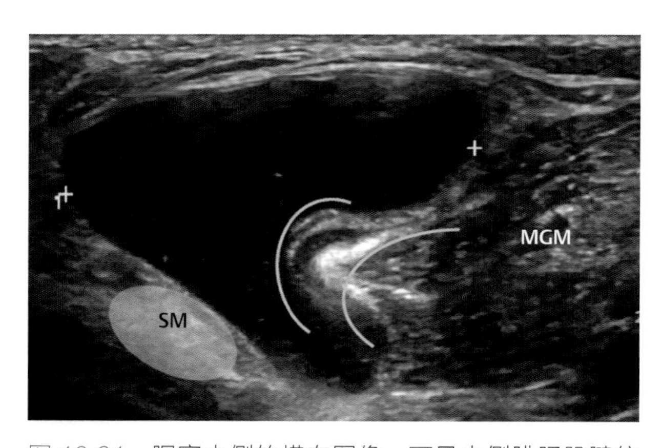

图 10.61　腘窝内侧的横向图像。可见内侧腓肠肌腱位于两条黄弧线之间。半膜肌腱（SM）位于图像的左下方。从这两条肌腱之间，可以看到一个很大的无回声肿胀，符合 Baker 囊肿。囊肿具有典型的“对话框样”外观。MGM，内侧腓肠肌；白十字，测量标尺。

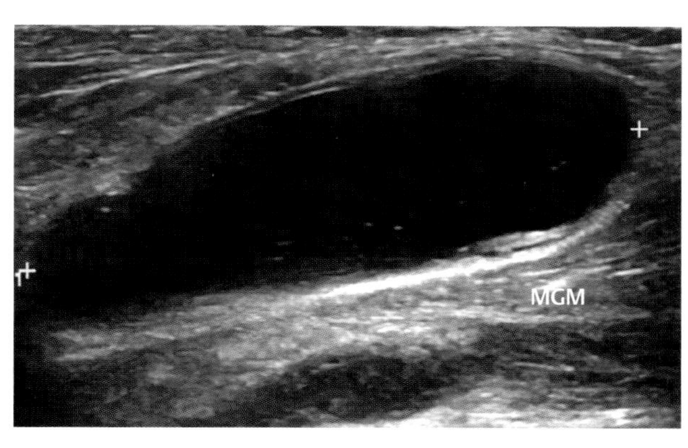

图 10.62 腘窝内侧的纵向图像。此图像与图 10.61 概述的横向图像相同。显示一个大的无回声肿胀位于内侧腓肠肌（MGM）上方。该图像表现了 Baker 囊肿的经典外观。白十字，测量标尺。

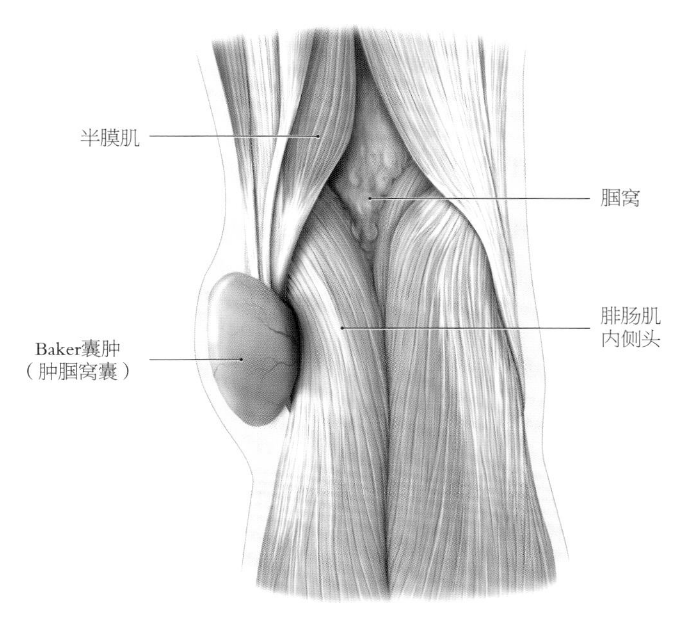

图 10.64 右侧腘窝区的冠状图，显示 Baker 或腘窝囊肿。它首先由 William Morrant Baker (1838—1896) 描述，这并不是“真正”的囊肿，因为通常会保持与膝关节滑膜囊相通。在成年人中，Baker 囊肿通常由膝关节的关节炎或半月板撕裂引起。Baker 囊肿起自膝关节，向后经腓肠肌内侧头和半膜肌腱，位于股骨内侧髁后方。Baker 囊肿会破裂，在膝关节后方和小腿处产生急性疼痛和肿胀（经允许引自 Schuenke, Schulte, and Schumacher, Atlas of Anatomy, 2nd edition, ©2014, Thieme Publishers, New York. Illustration by Karl Wesker/Markus Voll）。

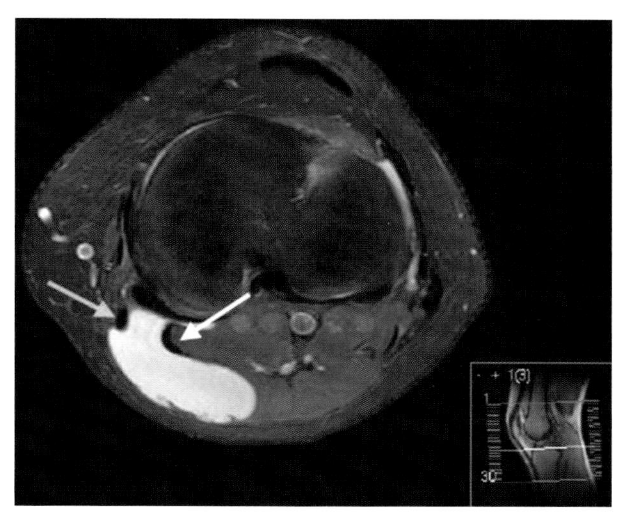

图 10.63 图 10.61 和图 10.62 显示的同一膝关节的 MRI。可见符合 Baker 囊肿的高信号肿胀在半膜肌腱（黄箭头）和内侧腓肠肌（白箭头）之间向后方延伸。

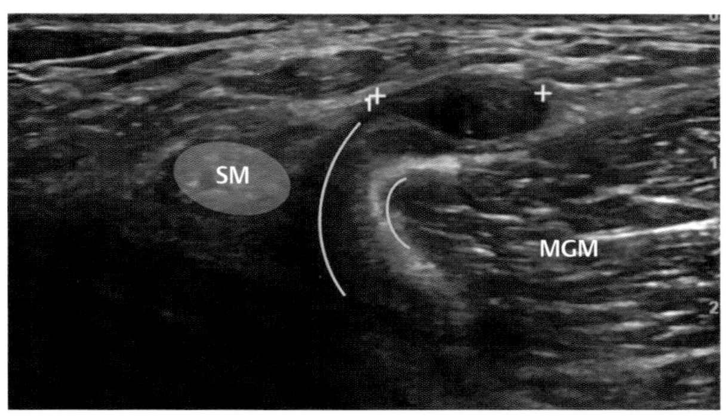

图 10.65 腘窝内侧的横向图像。在半膜肌腱和内侧腓肠肌腱之间可见一小的低回声肿胀（黄弧线）。图像符合小的 Baker 囊肿。SM，半膜肌；MGM，内侧腓肠肌；白十字，测量标尺。

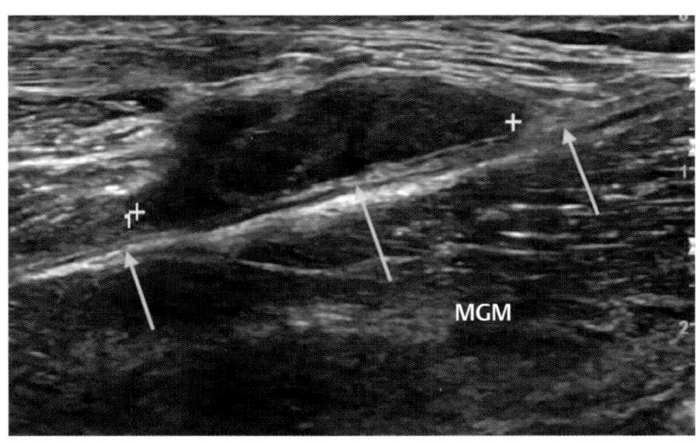

图 10.66 腘窝内侧的纵向图像。图像与图 10.65 所示的横向图像相同。在内侧腓肠肌（MGM）和肌腱（黄箭头）上方可见一个小的低回声“肿胀”。该图像显示一个小的吸收的 Baker 囊肿。“肿胀”显示包含物质但不是单纯液体，最有可能是透明质酸和增厚滑膜一定程度的混合。白十字，测量标尺。

膝关节：介入治疗技术 11

摘要

本章概述了膝关节周围常用的介入治疗技术。目的是详细说明探头和针的位置以及校正方式，以便精准置入目标组织。另外，每种病变均给出了简要的临床表现以及一些需要注意的解剖学考虑。所提供的药物、剂量和体积是作者诊所使用的。

关键词

膝关节，髌腱，股四头肌，髌上隐窝，Hoffa 脂肪垫，鹅足腱，外侧副韧带，内侧副韧带，半月板，腘窝，半膜肌，半腱肌，腓肠肌

11.1 膝关节穿刺抽液 / 注射

11.1.1 病因

- 骨关节炎、类风湿性关节炎或创伤。

11.1.2 临床表现

在临床检查中可以看到或检测到积液。患者可能会描述导致疼痛和肿胀加剧的初始创伤事件或活动改变。但是，在患有骨关节炎的患者中，患者可能无法描述任何这种机制。

11.1.3 物品准备

见表 11.1。

表 11.1 膝关节穿刺抽液 / 注射所需的物品

注射器	针	皮质类固醇	局麻药	探头
10 mL	21 G–2 in (5.1 cm)	40 mg 甲泼尼龙	5 mL 1% 利多卡因	大接触面线阵探头

11.1.4 解剖考虑

最安全和最简单的方法是使用髌骨上缘近端的外侧到内侧入路。如果使用此方法，医生不用担心任何大的血管或神经，穿刺抽液和注射均可很好地显示针。

11.1.5 操作过程

- 仰卧位，膝关节屈曲约 20°。

• 探头放置在横向平面髌上隐窝上。
• 针沿着探头的长轴从外侧向内侧进入。
• 瞄准在股四头肌腱或股四头肌脂肪垫（浅表）和股骨前脂肪（深层）之间的髌上隐窝。

注意：进行髌骨内侧 / 外侧滑动可提高髌上隐窝的识别度。

11.1.6 注射

见图 11.1 和图 11.2。

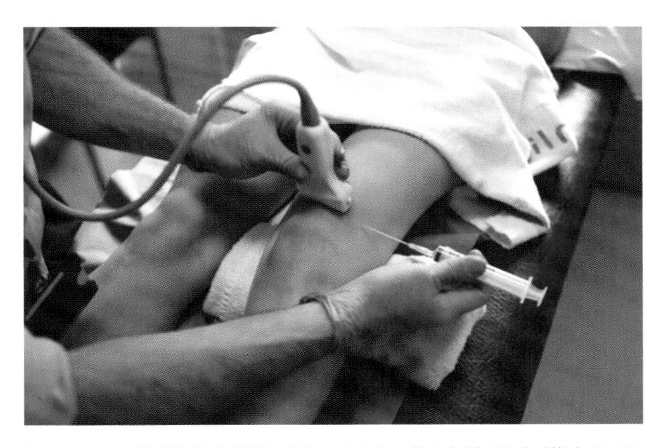

图 11.1 膝关节穿刺抽液 / 注射。探头放置在横向平面髌上隐窝上。针沿着探头的长轴从外侧向内侧进入。瞄准在股四头肌腱或股四头肌脂肪垫（浅表）和股骨前脂肪（深层）之间的髌上隐窝。

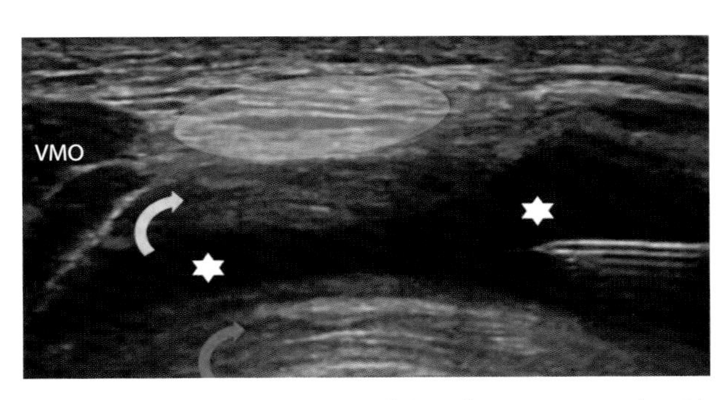

图 11.2 膝关节髌上区域的横向图像。可见股四头肌腱（椭圆形阴影）位于图像顶部。髌上囊有积液（白星）。针从外侧进入髌上囊（注意混响伪像）。蓝弧形箭头，股骨前脂肪；椭圆形阴影，股四头肌腱；VMO，股内侧肌；白星，髌上囊积液；黄弧形箭头，髌上脂肪。

11.1.7 注意事项

如果有外伤，在考虑注射之前应排除骨折的可能性。在老年人或骨质疏松患者中尤其如此，他们可能会因轻微损伤而骨折。对于较年轻的患者，在注射前应考虑半月板损伤、韧带损伤或软骨病变。

此外，与任何皮质类固醇注射剂一样，在那些没有明显初始外伤却出现膝关节积液的患者中，要考虑感染或反应性关节炎。

如果髌上区域没有积液，那很容易注射入髌股关节的内侧缘。在这种情况下，探头放置在横向平面髌骨和内侧髌股关节上方。针与探头成 45° 角进入髌骨深方。

对于没有明显积液的膝关节骨关节炎，考虑注射透明质酸而不是皮质类固醇。

11.2 半膜肌滑囊或 Baker 囊肿穿刺抽液与注射

11.2.1 病因

自发性和隐匿性发作。Baker 囊肿通常与膝关节潜在的骨关节炎有关。如果出现半膜肌滑囊，则可能有重复活动的病史，例如在举重过程中反复深蹲。

11.2.2 临床表现

腘窝肿胀可能很大。很多小的肿胀只有在超声下才能看到。

11.2.3 物品准备

见表 11.2。

表 11.2 半膜肌滑囊或 Baker 囊肿穿刺抽液与注射所需的物品

注射器	针	皮质类固醇	局部药
10 mL 或 20 mL	21 G	—	—

11.2.4 解剖考虑

Baker囊肿是膝关节囊后壁充满滑膜液的疝。通常可以在横向成像中看到囊肿起源于关节后方内侧的内侧腓肠肌腱和外侧的半膜肌腱之间的深部。较小的肿胀可能表示半膜肌滑囊扩张，在这种情况下可能没有向深部明显延伸。

11.2.5 操作过程

- 患者俯卧位，膝关节下垫枕头。
- 探头放置在解剖矢状平面。
- 针从下到上沿着探头的长轴进入。
- 从滑囊中抽出液体。
- 如果需要注射，则将针留在原处，并与含有注射药物的新注射器连接。
- 注射以团注方式进行。

11.2.6 注射

见图 11.3 和图 11.4。

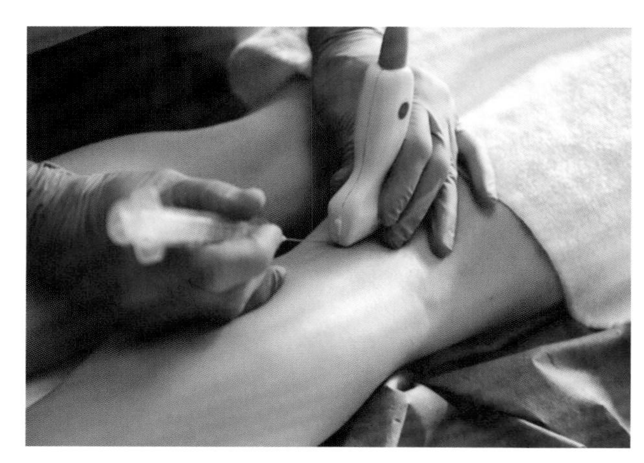

图 11.3 半膜肌滑囊或 Baker 囊肿的穿刺抽液与注射。探头放置在解剖矢状平面。针从下到上沿着探头的长轴进入。从滑囊中抽出液体。如果需要注射，则将针留在原处，并与含有注射药物的新注射器连接。

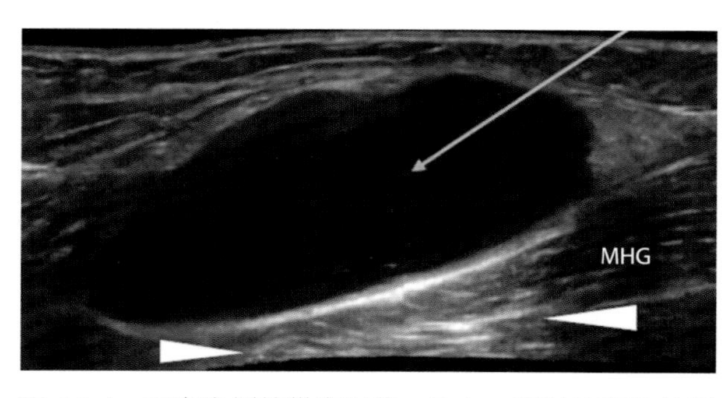

图 11.4 腘窝内侧的纵向图像。Baker 囊肿表现为边界清晰的无回声肿胀，位于腓肠肌（MHG）内侧头的浅方。黄箭头指示针方向，是从下向上的线。注意后方回声增强（三角箭头）表示肿胀的密度相对较低。

11.2.7 注意事项

应该在囊肿内侧看到腘动脉、静脉和胫神经。囊肿或滑囊可能是分叶的，要有针对性地朝向不同的部分。对于半膜肌滑囊，注射皮质类固醇前要抽液。

应该注意的是，Baker 囊肿通常与潜在的膝关节骨关节炎有关。在这种情况下，治疗应针对骨关节炎作为诱发因素。

在对腘窝进行成像时，可能会注意到位于内侧或外侧腓肠肌腱的一个副骨（小籽骨）。这种小籽骨是正常变异，存在于 10% ~30% 的患者。很少数人有 2~3 个这样的骨头（“腓肠豆”）。“腓肠豆”很少出现问题，除非患者的职业或运动涉及膝关节反复的过屈和过度负重，如举重。在这种情况下，“腓肠豆”周围的引导注射可能具有诊断和治疗价值。

尽管相对罕见，但应使用多普勒成像排除腘动脉瘤。腘动脉瘤是最常见的真性外周动脉瘤，其发生率比股动脉瘤高，但比腹主动脉瘤少。

11.3 远端髂胫束或滑囊注射

11.3.1 病因

- 常见于过度使用。
- 通常与长跑或越野跑有关。

11.3.2 临床表现

患者描述疼痛位于膝关节外侧，该疼痛实际上可能是弥散的，但以股骨外侧髁为中心有触痛。如果滑囊有炎症，可能会出现明显的肿胀。

11.3.3 物品准备

见表 11.3。

表 11.3 远端髂胫束或滑囊注射所需的物品

注射器	针	皮质类固醇	局麻药
5 mL	23 G–1.25 in (3.2 cm)	20 mg 甲泼尼龙	2 mL 1% 利多卡因

11.3.4 解剖考虑

滑囊位于股骨外侧髁上的髂胫束深方。在正常状态下，超声不能显示。

11.3.5 操作过程

- 患者侧卧位，有症状的一侧朝上，膝关节屈曲 20° 并放在枕头上。
- 探头放置在解剖冠状平面，位于股骨外侧髁水平髂胫束长轴上。
- 针从上到下沿着探头长轴进入。
- 针尖应位于髂胫束和股骨外侧髁之间。

11.3.6 注射

见图 11.5 和图 11.6。

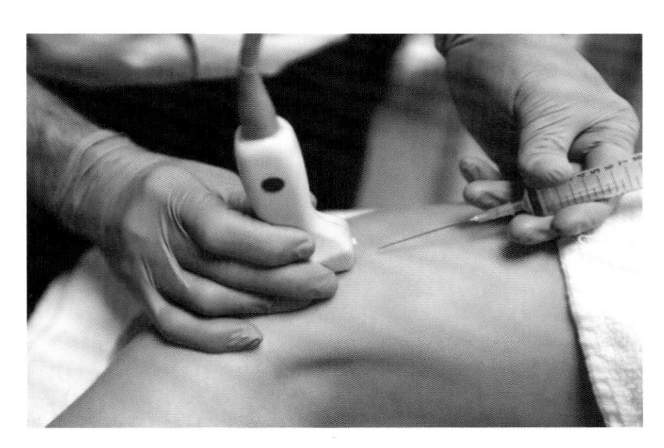

图 11.5 远端髂胫束或滑囊注射。探头放置在解剖冠状平面，位于股骨外侧髁水平髂胫束上。针从上到下沿着探头长轴进入。针尖应位于髂胫束和股外侧髁之间。

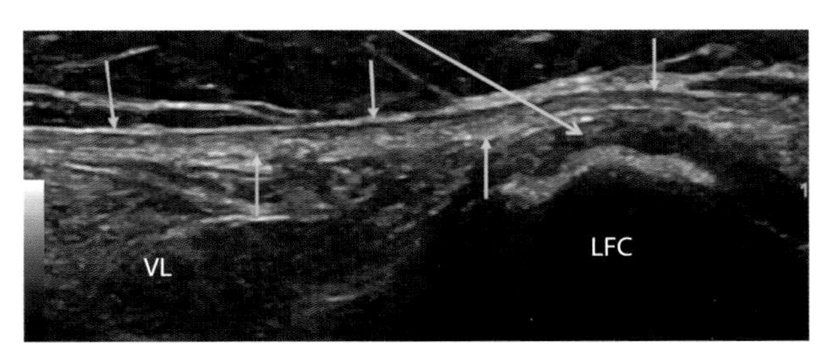

图 11.6 远端髂胫束的纵向图像（黄短箭头）。可见股骨外侧髁（LFC）位于髂胫束深方。针的方向由黄长箭头指示。VL，股外侧肌。

11.3.7 注意事项

滑囊炎症和扩张少见。更常见的是成像时看不到滑囊，但髂胫束增厚，提示病情为慢性。如果是这种情况，则可以进行 10 mL 的高容量注射，以帮助拉伸和松解粘连。

需要就任何肌肉失衡或髂胫束本身紧张对患者进行评估。此外，如果认为脚型有问题，则应考虑进行步态分析。

11.4 鹅足滑囊或肌腱注射

11.4.1 病因

- 最常见的是过度使用。
- 通常与长跑有关。

11.4.2 临床表现

患者描述疼痛在缝匠肌、半腱肌和股薄肌的肌腱（鹅足腱）于胫骨上内侧的止点处。抵抗屈膝可能会有一些疼痛。通常，唯一的临床发现是直接触诊疼痛。如果滑囊有炎症，可以看到明显的肿胀。

11.4.3 物品准备

见表 11.4。

表 11.4 鹅足滑囊或肌腱注射所需的物品

注射器	针	皮质类固醇	局麻药
5 mL	25 G–1 in (2.5 cm)	20 mg 甲泼尼龙	2 mL 1% 利多卡因

11.4.4 解剖考虑

鹅足腱是由缝匠肌、半腱肌和股薄肌形成的联合肌腱。超声上可能无法清楚地区分各个肌腱。鹅足肌腱附着在胫骨的内侧上方，正好在关节线下方、胫骨结节和髌腱止点的内侧。鹅足滑囊位于肌腱深方。在正常的非病理状态下，超声不能显示滑囊，只有积液扩张时才能显示。

11

11.4.5 操作过程

• 患者仰卧位，膝关节屈曲 20° 放在枕头上。髋关节可以稍微外旋。

• 探头放置在解剖矢状 / 斜平面。

• 针从下到上沿着探头长轴进入。

• 针尖应位于鹅足腱深方，或如果出现滑囊炎则位于滑囊内。

11.4.6 注射

见图 11.7 和图 11.8。

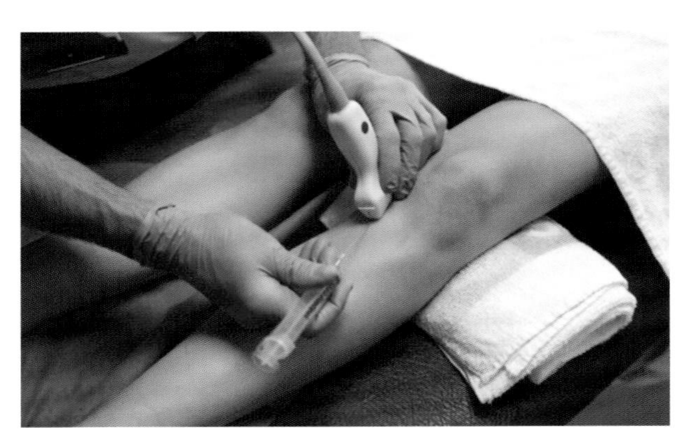

图 11.7 鹅足注射。探头放置在解剖矢状 / 斜平面。针从下到上沿着探头长轴进入。针尖应位于鹅足肌腱的深方，或如果出现滑囊炎则位于滑囊内。

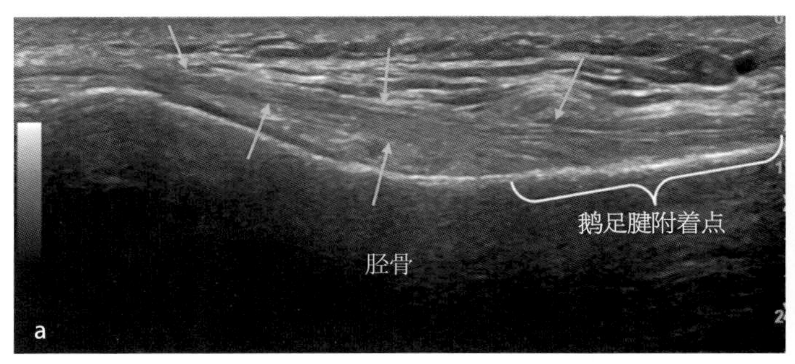

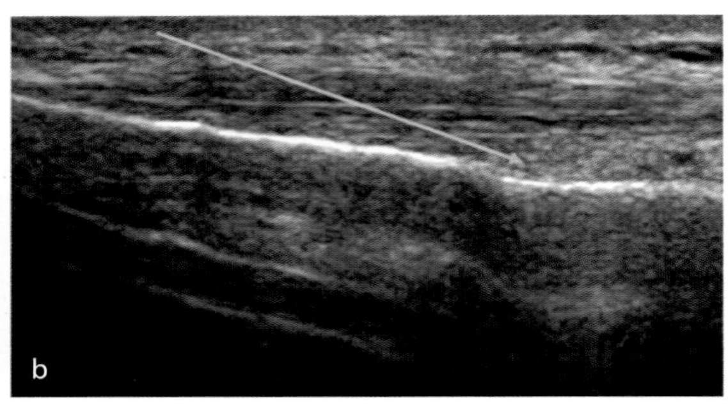

图 11.8 a、b. 鹅足肌腱（黄短箭头）的纵向图像[①]。可见胫骨前内侧止点呈一个较宽的附着。针的方向由黄长箭头指示。

11.4.7 注意事项

鹅足滑囊扩张并在超声上显示是很少见的。更常见的是扫查时未见异常。如果临床检查发现鹅足滑囊或肌腱有问题，而在超声上无明显改变，仍可注射到鹅足肌腱深方，且有效果。

11.5 内侧副韧带注射

11.5.1 病因

• 创伤性外翻损伤或扭伤。

• 急性损伤可能需要保护性支具和正确的康复。

• 注射适用于未完全恢复的慢性病例。

11.5.2 临床表现

• 患者描述疼痛位于膝关节内侧。

• 外翻或者过屈和过伸可能会引发疼痛。

11.5.3 物品准备

见表 11.5。

表 11.5 内侧副韧带注射所需的物品

注射器	针	皮质类固醇	局麻药
5 mL	25 G–1 in (2.5 cm)	20 mg 甲泼尼龙	2 mL 1% 利多卡因，慢性者可达 5 mL

11.5.4 解剖考虑

内侧副韧带（MCL）近端附着在股骨内侧髁，向远侧延伸越过关节线，止于胫骨干上端内侧面。在关节线处，它大约有两个手指的宽度，并与深方的关节囊和内侧半月板紧密相连。

11.5.5 操作过程

• 患者仰卧位，膝关节屈曲 20° 并放在枕头

① 此图存在问题，短箭头所指不是鹅足腱而是内侧副韧带。——译者注

11

上。髋关节可以稍微外旋。

• 探头放置在解剖矢状平面内侧副韧带上。

• 针从下到上沿着探头长轴进入。

• 针尖应位于内侧副韧带纤维的深方。注意不要将针放置得太深，以免注射到内侧半月板。

• 注射可以在韧带深处深层纤维与内侧关节囊之间团注。如果是慢性病例，注射后可以进行韧带针刺。

11.5.6 注射

见图 11.9 和图 11.10。

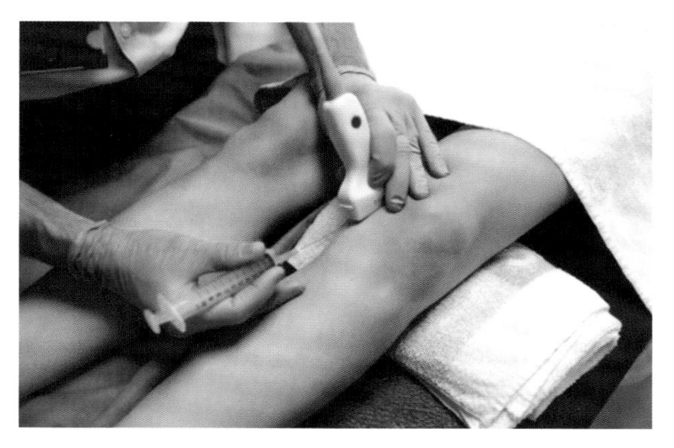

图 11.9 内侧副韧带注射。探头放置在解剖矢状平面内侧副韧带上。针从下到上沿着探头长轴进入。

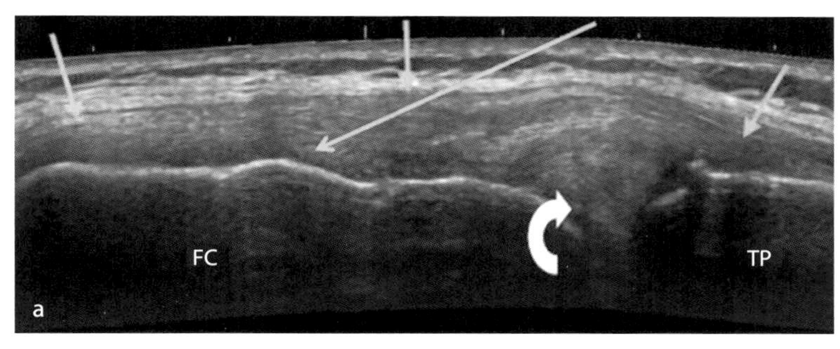

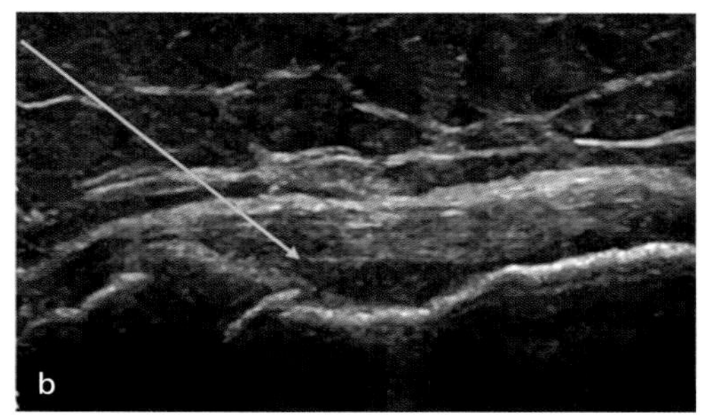

图 11.10 a、b. 内侧副韧带的纵向图像（黄短箭头）。可见内侧半月板（白弧形箭头）位于韧带深方。针的方向由黄长箭头指示。

11.5.7 注意事项

急性损伤应使用保护性铰链支具进行治疗，该支具可以限制膝关节屈曲并防止外翻和剪切力。注射应用于慢性损伤导致韧带增厚的病例。如果是这种情况，则注射首先团注到韧带深处，然后对韧带本身针刺。注射后应立即采取有效的康复方案。

11.6 髌下深囊和浅囊注射

11.6.1 病因

• 跌倒或撞击膝关节前面后的创伤。

• 也可能与过度使用有关，例如长跑或过度下跪。

11.6.2 临床表现

患者描述在膝关节前面髌骨下方髌腱附着在胫骨结节水平的局部疼痛。直接触诊该区域可能会引发疼痛。超声可帮助区分滑囊的深、浅和累及髌腱的末端肌腱病。

11.6.3 物品准备

见表 11.6。

表 11.6 髌下深囊和浅囊注射所需的物品

注射器	针	皮质类固醇	局麻药
2 mL	25 G–1 in (2.5 cm)	20 mg 甲泼尼龙	2 mL 1% 利多卡因

11

11.6.4 解剖考虑

髌下深囊位于髌腱深方，正好位于髌腱胫骨结节止点的上方。髌下浅囊位于胫骨结节水平处髌腱的前方，有保护作用。在正常非病理状态下，超声检查可能无法显示滑囊，只有在扩张和（或）

炎症时才会显现。

11.6.5 操作过程

- 患者仰卧位，膝关节屈曲 20° 放在枕头上。
- 探头放置在解剖横向平面髌下滑囊上。
- 针沿着探头长轴进入。
- 根据临床表现和影像，定位针尖在深囊或浅囊。
- 注射以团注方式进行。

11.6.6 注射

见图 11.11。

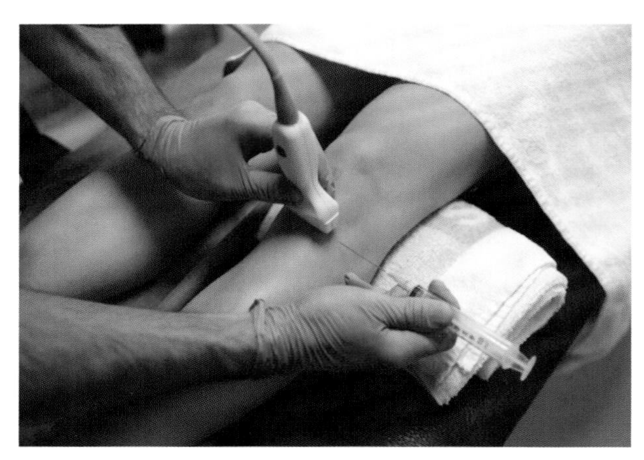

图 11.11 髌下深囊和髌下浅囊注射。探头放置在解剖横向平面髌下滑囊上。针沿着探头长轴进入。根据临床表现和影像定位针尖在深囊或浅囊。

11.6.7 髌下深囊

见图 11.12。

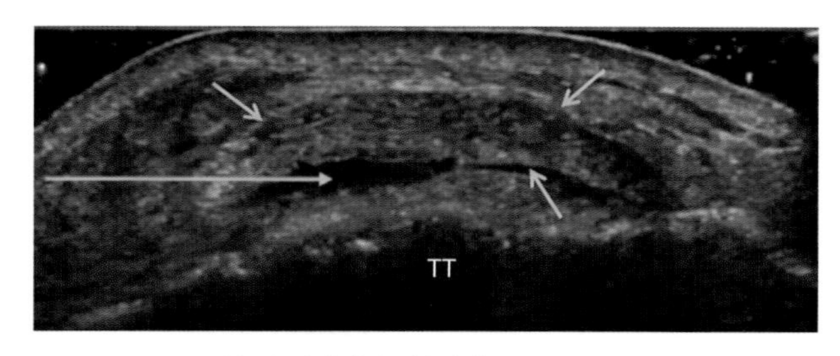

图 11.12 远端髌腱（黄短箭头）附着于胫骨结节（TT）的横向图像。针（黄长箭头）位于髌腱深方，恰位于胫骨结节附着点的近端。

11.6.8 髌下浅囊

见图 11.13。

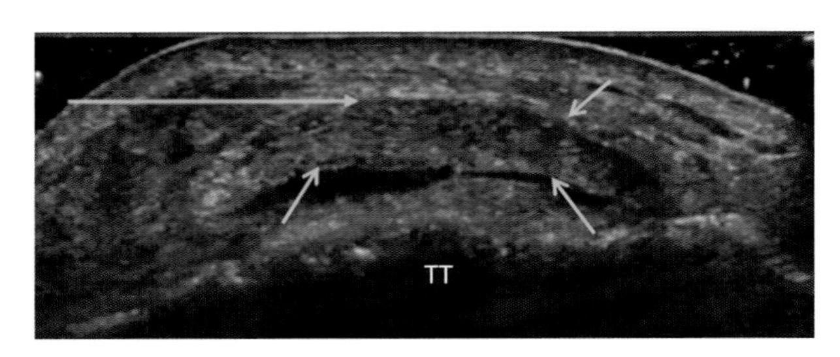

图 11.13 远端髌腱（黄短箭头）附着于胫骨结节（TT）的横向图像。针（黄长箭头）位于髌腱浅方，恰位于胫骨结节附着点的近端。

11.6.9 注意事项

应注意避免注射入髌腱实质内。应指导患者在注射后至少 1 周避免对膝关节前面施加直接压力或过度屈曲。然后，应进行股四头肌和髌腱的拉伸锻炼。

髌下浅囊由于解剖位置和容易受穿刺伤口的影响，尤其是跪着工作的患者，所以医生应排除感染性滑囊炎。

11.7 腘肌腱鞘内注射

11.7.1 病因

- 可能由于脚固定时扭伤膝关节而损伤，如在足球或橄榄球中。
- 通常与越野跑或增加坡度训练的运动员的过度使用有关。

11.7.2 临床表现

患者描述与活动有关的膝关节后外侧的局部疼痛，如运动中的跑步和扭动。疼痛可以在膝关节屈曲 90° 时抵抗小腿的外旋和直接触诊腘肌腱引发，因为它包绕着膝关节外侧。

11.7.3 物品准备

见表 11.7。

表 11.7 腘肌腱鞘内注射所需的物品

注射器	针	皮质类固醇	局麻药
2 mL	25 G–1 in (2.5 cm)	20 mg 甲泼尼龙	2 mL 1% 利多卡因

11.7.4 解剖考虑

腘肌腱起自股骨外侧髁的外表面（外侧副韧带起点的前下部）和腓骨头。另外，它也起自外侧半月板的后角。然后，肌腱在外侧副韧带下延伸，穿过“腘肌腱裂孔”到关节外，汇成其肌腹部。它止于比目鱼肌线以上的胫骨。在此过程中，肌腱和肌肉都位于相对水平的平面中。

当腿屈曲时，腘肌帮助小腿屈向大腿。它还可以相对股骨外旋胫骨。当膝关节完全伸直时，股骨在胫骨上略微内旋以锁住膝关节。腘肌通常被称为解锁膝关节的“钥匙”，因为它通过在胫骨上外旋股骨开始屈膝。

11.7.5 操作过程

- 患者侧卧位，患侧膝关节朝上，屈曲 20°。
- 探头放置在解剖冠状 / 斜平面，与腘肌腱在同一平面。
- 针从前上向后下沿着探头长轴进入。
- 针尖应位于腘肌腱的深部或浅部，并且注射以团注方式进行。

11.7.6 注射

见图 11.14 和图 11.15。

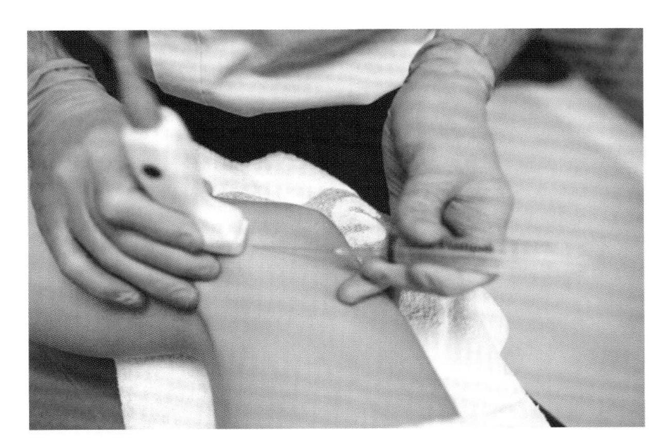

图 11.14 腘肌腱鞘内注射。探头放置在解剖冠状平面或斜平面，与腘肌腱在同一平面。针从前上向后下沿着探头长轴进入。

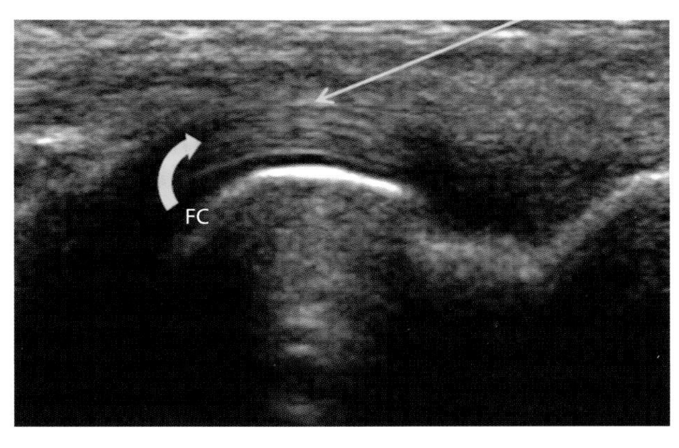

图 11.15 腘肌腱经过股骨外侧髁（FC）时的纵向图像。可见肌腱呈等回声纤维结构（弧形箭头）。直形箭头指示针的方向。弧形箭头，腘肌腱。

11.7.7 注意事项

应注意避免注射入腘肌腱实质内。建议患者在注射后至少 1 周内避免膝关节的高强度对抗和扭转运动。然后，应进行腘绳肌的拉伸锻炼。

11.8 近端胫腓关节注射

11.8.1 病因

- 通常是创伤性的，包括屈膝时踝关节扭伤。
- 可能与长距离跑步过度使用有关，鞋子支撑力不够使脚过度内旋。

11.8.2 临床表现

疼痛局限在上胫腓关节，可能转移至小腿外侧。膝关节被动过度内旋或抵抗膝关节屈曲可能会引发疼痛。

11.8.3 物品准备

见表 11.8。

表 11.8 近端胫腓关节注射所需的物品

注射器	针	皮质类固醇	局麻药
2 mL	25 G–1 in (2.5 cm)	20 mg 甲泼尼龙	1 mL 1% 利多卡因

11.8.4 解剖考虑

上胫腓关节线从上至下沿内侧方向走行。因为腓神经位于关节后方，注射最好采用前方入路。

11.8.5 操作过程

- 患者仰卧位，膝关节略微弯曲并放在枕头上。
- 探头放置在近端胫腓关节线上的解剖学横/斜线。
- 针从下向上沿着探头短轴进入。
- 使用“渐入”技术将针尖沿着腓骨头的前面轻轻“行走”，直到感觉到针刺破关节囊并进入关节，这是很有帮助的。注射以团注方式进行。

11.8.6 注射

见图 11.16 和图 11.17。

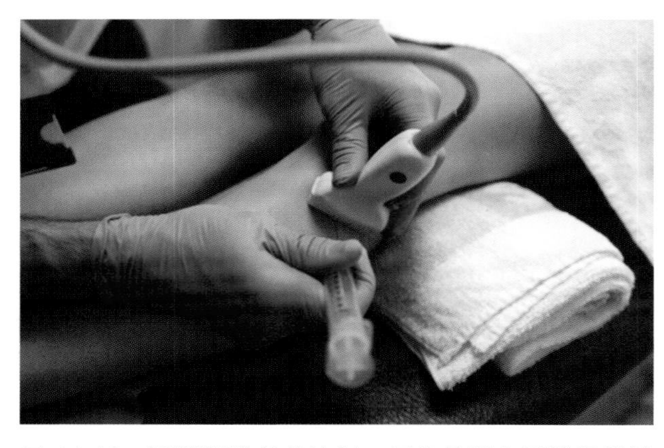

图 11.16 近端胫腓关节注射。探头放置在近端胫腓关节线上的解剖学横/斜线。针从下向上沿着探头短轴进入。

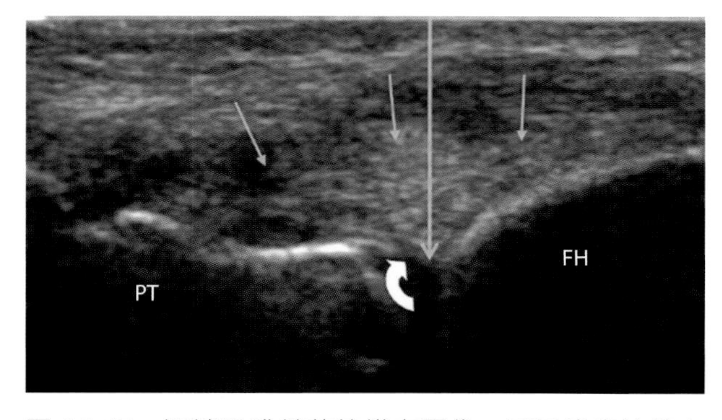

图 11.17 近端胫腓关节的横向图像。可见浅表的前上胫腓韧带（黄短箭头），关节在它的深处（白弧形箭头）。黄长箭头指示针的方向。FH，腓骨头；PT，近端胫骨；白弧形箭头，上胫腓关节。

11.8.7 注意事项

应特别注意患者的步态，尤其是如果问题与跑步有关。仔细进行步态分析，可以根据患者的脚型选择正确的鞋类，有助于防止问题再次发生。

11.9 髌腱：针刺和自体血注射

11.9.1 病因

- 通常由于过度使用。
- 特别是跳远运动员和短跑运动员的问题，活动涉及股四头肌爆发性加速和收缩。

11.9.2 临床表现

患者能够定位疼痛位于髌骨下极和髌腱起点。疼痛可以通过直接触诊该区域并强烈收缩股四头肌来引发。

11.9.3 物品准备

见表 11.9。

表 11.9 髌腱：针刺和自体血注射所需的物品

注射器	针	皮质类固醇	局麻药
5 mL	23 G–1.25 in (3.2 cm)	—	4 mL 1%利多卡因

11.9.4 解剖考虑

髌腱起自髌骨下极。在这里，它大约有 2~3 个手指的宽度。正是在这里，髌腱通常受到影响，也就是所谓的“跳跃膝”。这不是一种炎症性疾病，超声检查会显示肌腱病样改变，肌腱增厚、正常回声消失和血管增生（取决于个体），这些变化经常见于肌腱深部。

11.9.5 操作过程

- 患者仰卧位，膝关节屈曲 20° 并放在枕头上。
- 从患者肘前窝抽取约 2 mL 的血。

• 探头放置在髌腱上的解剖矢状平面。

• 针从下向上沿着探头长轴进入。

• 用针反复针刺整个肌腱病样改变的区域，在超声注视下缓慢注入自体血。

注意：针刺前可在髌腱的浅部和深部注射局麻药。

11.9.6 针刺和自体血注射

见图 11.18 和图 11.19。

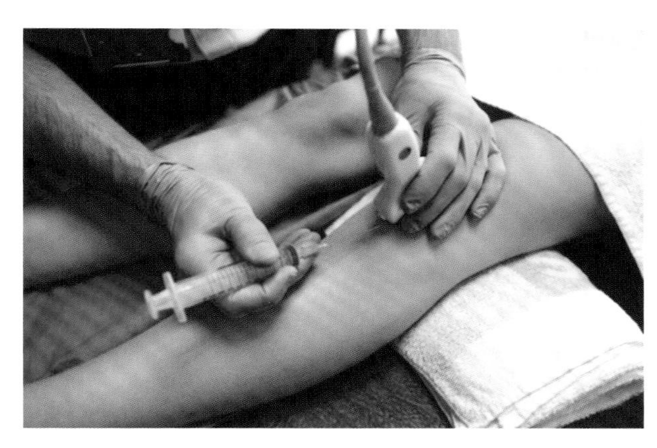

图 11.18 髌腱注射：自体血。探头放置在髌腱上的解剖矢状平面。针从下向上沿着探头长轴进入。

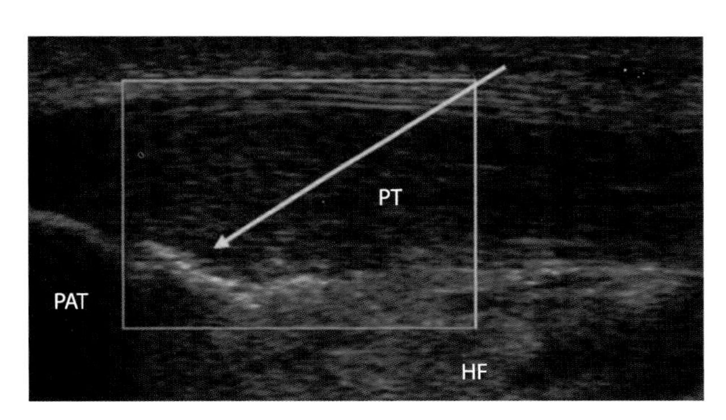

图 11.19 近端髌腱（PT）的纵向图像。箭头指示针的方向。HF，Hoffa 脂肪垫；PAT，髌骨。

11.9.7 注意事项

建议患者在注射后 2 周内避免肌腱的高强度负重。2~3 天后应开始进行低强度负重，如骑固定的自行车和轻柔的伸展运动。可在 1 个月后重复注射。

11.10 髌腱：高容量 – 引导下注射

11.10.1 病因

• 通常由于过度使用。

• 特别是跳远运动员和短跑运动员，其活动涉及股四头肌爆发性加速和收缩。

11.10.2 临床表现

患者能够定位疼痛位于髌骨下极和髌腱起点。疼痛可以通过直接触诊该区域并强烈收缩股四头肌来引发。

11.10.3 物品准备

见表 11.10。

表 11.10 髌腱：高容量 – 引导下注射所需的物品

注射器	针	皮质类固醇	局麻药
5 mL（可能需要 5 个注射器）	23 G–1.25 in (3.2 cm)	20 mg 甲泼尼龙	5 mL 1% 利多卡因（高达 40 mL 的生理盐水）

使用连接管 (Angiotech) 可以让医生在超声引导下将针固定在适当的位置，而助手则可以在不直接对针施加压力的情况下进行必要的加压注射。使用连接管还允许助手在不干扰针位置的情况下更换注射器 (图 11.20 和图 11.21).

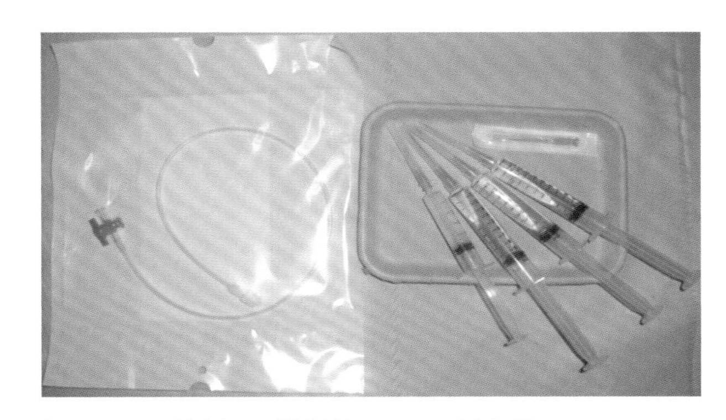

图 11.20 注射器、连接管和 23 G 针备用。

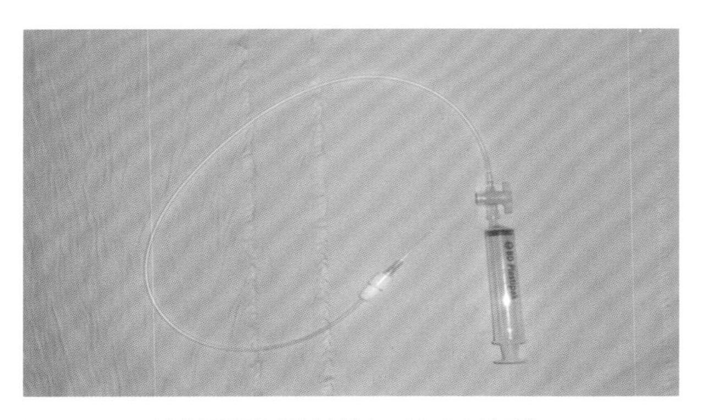

图 11.21　注射器通过连接管与 23 G 针相连。

11.10.4　解剖考虑

髌腱起自髌骨下极。在这里，它大约有 2~3 个手指的宽度。正是在这里，髌腱通常受到影响，也就是所谓的“跳跃膝”。这不是一种炎症性疾病，超声检查会显示肌腱病样改变，肌腱增厚、正常回声消失和血管增生（取决于个体），这些变化经常见于肌腱深部。

11.10.5　操作过程

- 患者仰卧位，膝关节弯曲 20° 并放在枕头上。
- 探头放置在近端髌腱上的解剖横向平面。
- 针与连接管相接，从内向外沿着探头长轴进入。针应放置在髌腱后面深方肌腱和脂肪垫之间。
- 将第一个含有皮质类固醇和局麻药的注射器连接到管上，并团注。
- 在此之后，剩余的含有生理盐水的注射器依次连接到管上，并团注。
- 注射液共包括 20 mg 甲泼尼龙，5 mL 的 1% 局麻药和高达 40 mL 的生理盐水。

11.10.6　高容量生理盐水注射

见图 11.22~ 图 11.25。

11

11.10.7　注意事项

注射后建议患者休息 3 天。在此期间，允许患者进行轻柔的拉伸，但不要使肌腱过度负重。在这 3 天之后，患者可以重新开始一个更有力的负重过程，再持续 3 天，但不是运动。在这第二个阶段之后，如果疼痛允许，患者可以逐渐恢复运动。如果需要，可在 1 个月后重复注射。

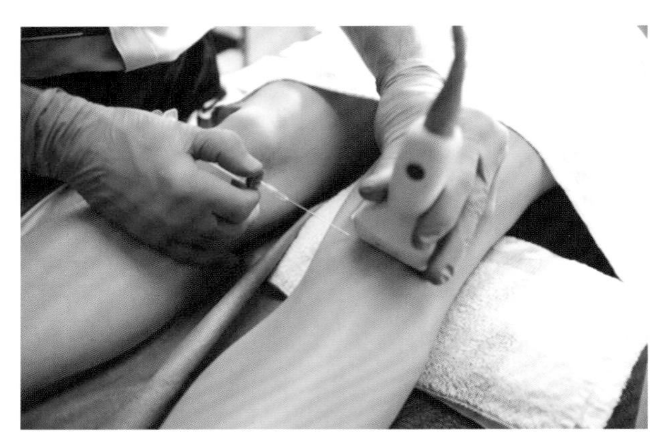

图 11.22　髌腱高容量注射。探头放置在近端髌腱上的解剖横向平面。针从内向外沿着探头长轴进入。针应放置在髌腱后面深部肌腱和脂肪垫之间。

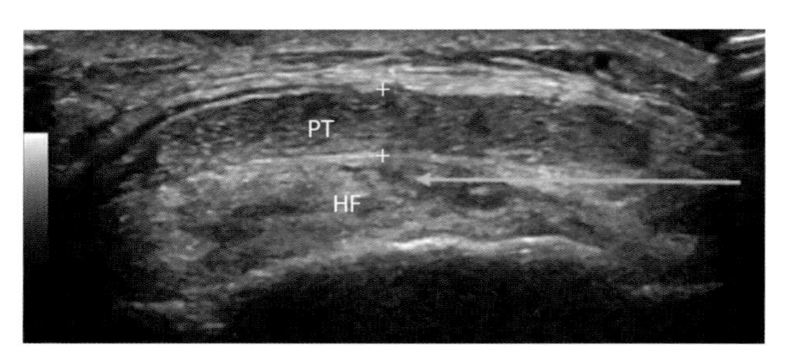

图 11.23　近端髌腱（PT）的横向图像。箭头指示针的方向。HF，Hoffa 脂肪垫。

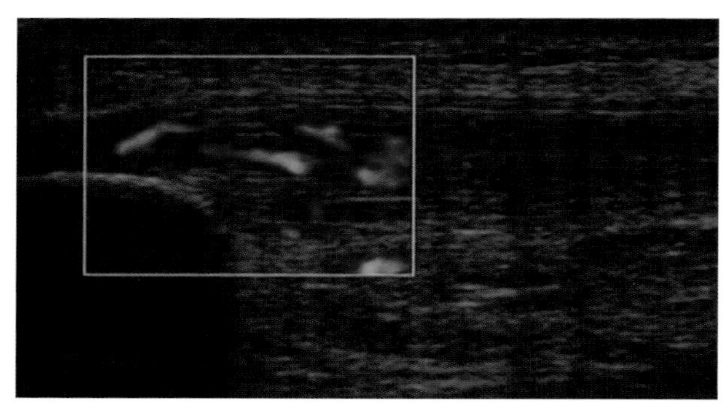

图 11.24　注射前：能量多普勒显示近端髌腱内有大量新生血管。

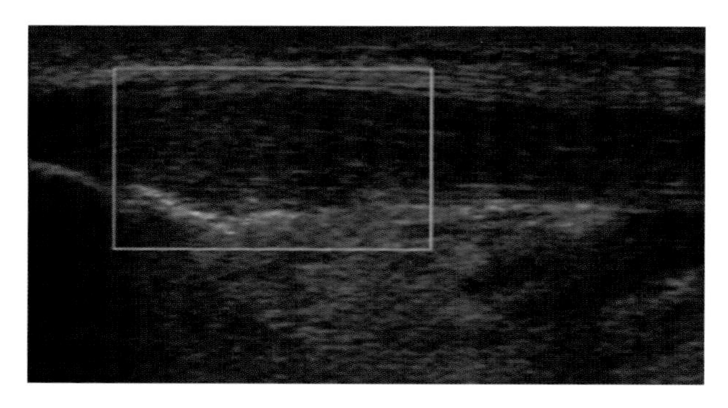

图 11.25　注射后：能量多普勒显示近端髌腱内的新生血管完全消失。

踝关节和足部：超声诊断 12

摘要

对于显示踝关节和足部周围许多浅表位置的结构，超声检查和普通 X 线现在被认为是显示患者踝关节和足部病变的“一线”技术。超声技术的最新进展，包括高分辨率探头的发展和软件能力的增强，提升了图像的质量。此外，超声在包括韧带连续性等结构的动态评估方面特别有用。

对于大多数踝关节和足部浅表位置的结构，应使用高频（12~18 MHz）探头进行超声检查。大接触面的线阵探头可提供更好的解剖分辨率；但是，小接触面的曲棍球棒探头也可以在较小的结构和介入操作中使用。

关键词

距小腿，距下，中足，前足，跖趾，胫腓前，跟腓，前下胫腓，跟骰，跟腱，足底筋膜，胫后，趾长屈肌，踇屈肌

12.1 踝关节和足部的超声诊断：简介

踝关节可被看作由四个部分组成，即前面、内侧、外侧和后面，足部单独考虑。根据临床诊断，超声通常只聚焦在这四个部分中的一两个或足部。

踝关节和足部的超声影像包括以下内容：

- 前面。
  - ◇ 胫骨前肌和肌腱。
  - ◇ 踇长伸肌和肌腱。
  - ◇ 趾长伸肌和肌腱。
  - ◇ 腓深神经和足背动脉。
  - ◇ 踝关节包括关节前隐窝。
  - ◇ 胫腓前韧带。
  - ◇ 距舟关节。
  - ◇ 舟楔关节和楔骨间关节。
  - ◇ 跗跖关节。
- 内侧。
  - ◇ 胫骨后肌和肌腱。
  - ◇ 趾长屈肌和肌腱。
  - ◇ 踇长屈肌和肌腱。

◇ 胫后神经和足底内侧、外侧神经。

◇ 胫动脉和静脉。

- 外侧。

◇ 腓骨长肌、短肌和肌腱。

◇ 距腓前韧带（包括动态应力—超声牵引试验）。

◇ 跟腓韧带。

◇ 跟骰关节。

- 后面。

◇ 跟腱及其止点。

◇ 跟骨后方。

◇ 腓肠肌、比目鱼肌和肌肉 – 肌腱连接部。

◇ 跖肌腱（可能不存在）。

◇ 跟骨后滑囊。

◇ Kager 脂肪垫和胫距关节后面（三角骨，如果存在）。

- 下面。

◇ 足底筋膜起自跟骨前内侧结节（包括动态应力）。

- 趾间。

◇ 如果存在，动态扫查 Morton 神经瘤（超声 Mulder 挤压试验）。

◇ 跖骨间滑囊（如果存在）。

- 足趾。

◇ 评估滑膜炎，背侧和（或）足底。

◇ 跖趾关节的背侧面，包括跖骨隐窝。

◇ 跖趾关节的足底面，包括跖板。

◇ 第一跖趾关节，包括籽骨。

◇ 趾间关节如所示。

12.1.1 前面

踝关节前面：纵向扫查

患者仰卧位，膝关节屈曲至大约 90°，脚放在检查床上使其处于足底屈曲位置。这既有利于距骨顶更好的显示，又有利于探头与踝关节更好的接触。探头放置在解剖矢状平面，位于踝关节的前面（图 12.1~ 图 12.3）。

踝关节前面：横向扫查

患者仰卧位，膝关节屈曲至大约 90°，脚放在检查床上使其处于足底屈曲位置。这有助于更好地显示距骨顶。探头放置在解剖横向平面，位于距骨顶的前面（图 12.4~ 图 12.6）。

前中足：纵向扫查

患者仰卧位，膝关节屈曲至大约 90°，脚放在检查床上使其处于足底屈曲位置。这有助于更好地显示中足区域，并将脚固定在一个稳定的位置。探头起始放置在解剖矢状面，位于距舟关节和舟楔关节的背面。将探头从内侧移动到外侧，可以显示内侧、中间、外侧楔骨及与舟骨形成的关节。如果探头向远端移动，则可见跗跖关节（图 12.7~ 图 12.9）。

踝关节前面：胫腓前韧带

患者仰卧位，脚置于检查床边缘。这可以让医生移动脚来紧张韧带并评估连续性。探头放置在解剖横斜平面，位于外踝和远端胫骨的前方。被动背屈患者的脚，紧张韧带，并使宽的距骨顶进入踝穴，通过维持探头位置动态评估韧带（图 12.10 和图 12.11）。

踝关节和足部前面：病变

见图 12.12~ 图 12.16。

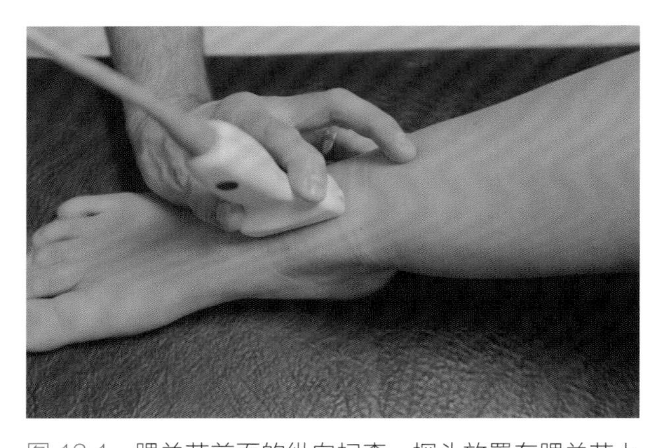

图 12.1 踝关节前面的纵向扫查。探头放置在踝关节上的解剖矢状平面。脚处于足底屈曲位置，可以更好地观察距骨顶，并使探头与踝关节良好接触。探头应从内侧移动到外侧，以充分检查整个关节。

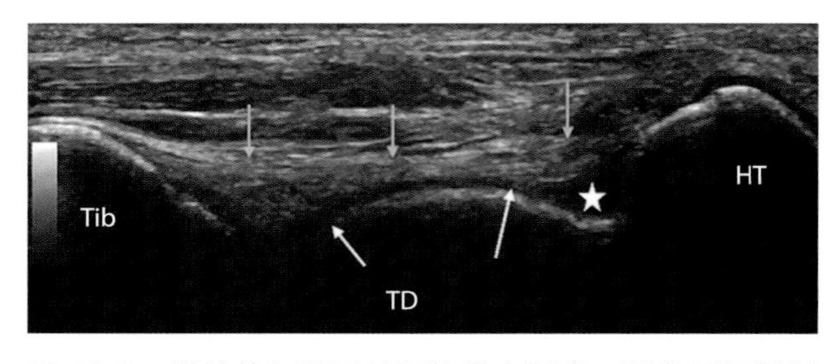

图 12.2 踝关节和距骨前面的纵向图像。图像显示胫骨前缘（Tib）、距骨顶（TD）、关节软骨（白箭头）、距骨头（HT）和距骨前隐窝（白星）。可见距骨顶和前隐窝前方延展的踝关节前关节囊（黄箭头）。

12

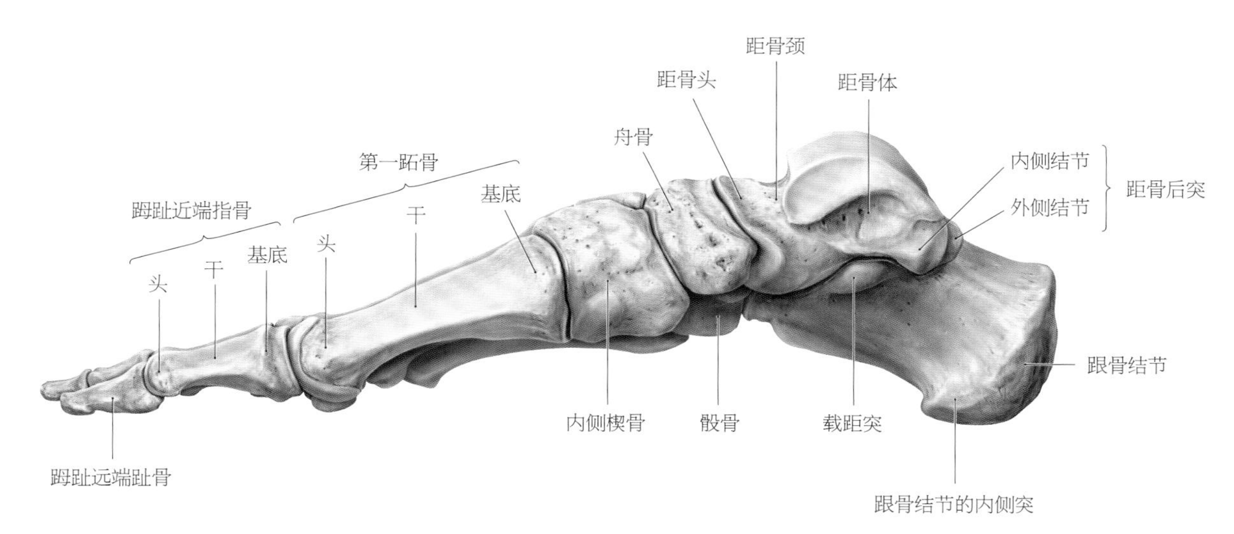

图 12.3 右踝关节及足部内侧面的矢状视图。可见载距突恰位于距骨体下方。它是一个水平的支架，起自跟骨的前内侧部分。其上表面凹陷，与距骨的中跟骨面形成关节，下表面沟槽有踇长屈肌腱走行。舟骨结节是距骨前的舟骨内侧表面形成的圆形隆起，附着一部分的胫骨后肌腱。此处副骨被称为副足舟骨（也称为胫骨外骨），是一个大的副骨，可出现于舟骨结节的内侧。胫骨后肌腱通常广泛附着在副骨。副足舟骨出现于大约 10% 的人群，多见于女性。内侧楔骨（也称为第一楔骨）是位于舟骨前和第一跖骨基底部后的最大楔骨。胫骨前肌和腓骨长肌腱附着于内侧楔骨（经允许引自 Schuenke, Schulte, and Schumacher, Atlas of Anatomy, 2nd edition, ©2014, Thieme Publishers, New York. Illustration by Karl Wesker/Markus Voll）。

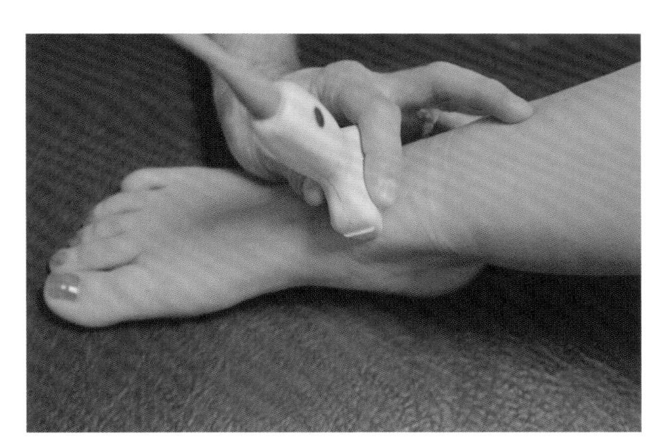

图 12.4 踝关节前面的横向扫查。探头放置在解剖横向平面踝关节和距骨顶上。探头应从近端移动到远端，依次充分评估胫骨下端、踝关节和距骨顶。

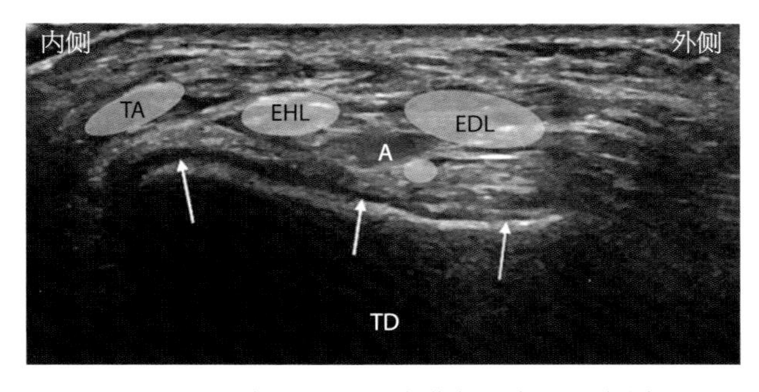

图 12.5 距骨顶水平的踝关节横向图像。最内侧是胫骨前肌腱，可见它向内侧方向走行，止于内侧楔骨和第一跖骨基底部。旁边是踇长伸肌腱 (EHL)。最外侧是趾长伸肌腱 (EDL)，向远端扫查可见它分成四束，止于足背侧腱膜和第二至五远节趾骨基底部。位于踇长伸肌和趾长伸肌腱之间深方的是胫前动脉 (A) 和腓深神经（黄圈）。TA，胫前肌腱；白箭头，距骨顶上方的关节软骨。

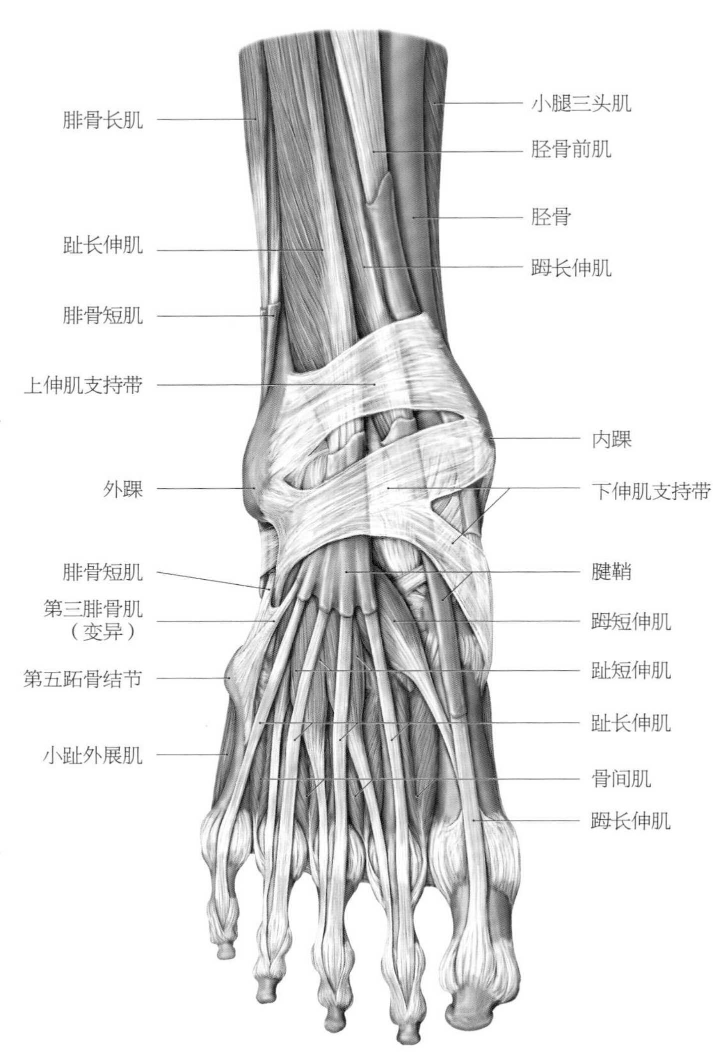

图 12.6 踝关节和足部前面的冠状面显示腱鞘和支持带。从内侧到外侧的肌腱顺序是胫骨前肌腱、䠹长屈肌腱和趾长屈肌腱。上伸肌支持带把趾长伸肌腱、䠹长伸肌腱、第三腓骨肌腱和胫骨前肌腱束缚在胫骨和腓骨前方。在它们深方还有胫前血管和腓深神经。
下伸肌支持带是一个 Y 形结构，位于踝关节前方。Y 的柄向外附着在跟骨上面，向前附着在跟距骨间韧带。它内侧分为两层，分别通过第三腓骨肌腱和趾长伸肌腱的前、后面。在趾长伸肌腱的内侧缘，两层结合在一起形成一个包绕肌腱的间室。从趾长伸肌腱内侧分出 Y 的两支。一支向近端内侧附着于内踝，越过䠹长伸肌腱但分出纤维包绕胫骨前肌腱。Y 的第二支向远端内侧延伸，越过䠹长伸肌腱和胫骨前肌腱附着于足底筋膜边缘（经允许引自 Schuenke, Schulte, and Schumacher, Atlas of Anatomy, 2nd edition, ©2014, Thieme Publishers, New York. Illustration by Karl Wesker/Markus Voll）。

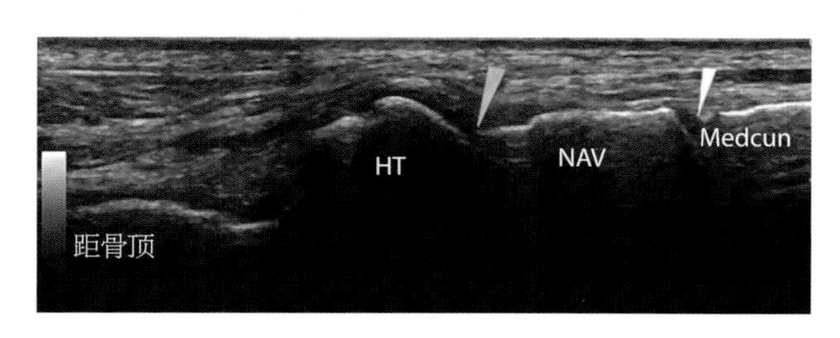

图 12.7 中足内侧的纵向图像。距骨顶位于图像左侧。距骨头 (HT) 与舟骨 (NAV) 形成距舟关节（黄箭头）。图像右侧可见舟骨与内侧楔骨 (Medcun) 形成关节（白箭头）。

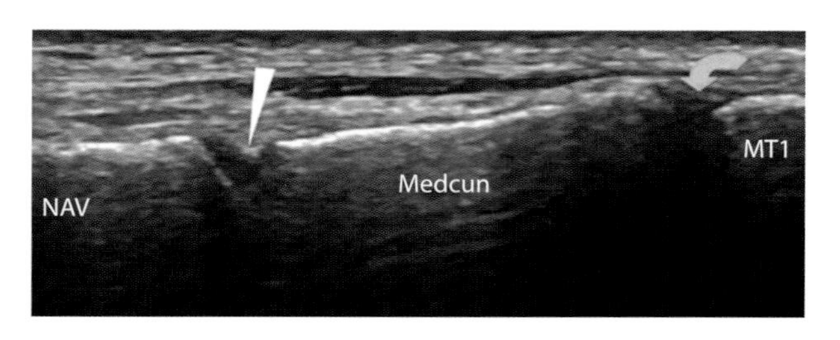

图 12.8 中足内侧的纵向图像。在这幅图像中，探头已经从图 12.7 向远端移动。可见舟骨 (NAV) 位于图像左侧。白箭头指示内侧舟楔关节。内侧楔骨 (Medcun) 与第一跖骨底 (MT1) 形成第一跗跖关节（黄弧形箭头）。

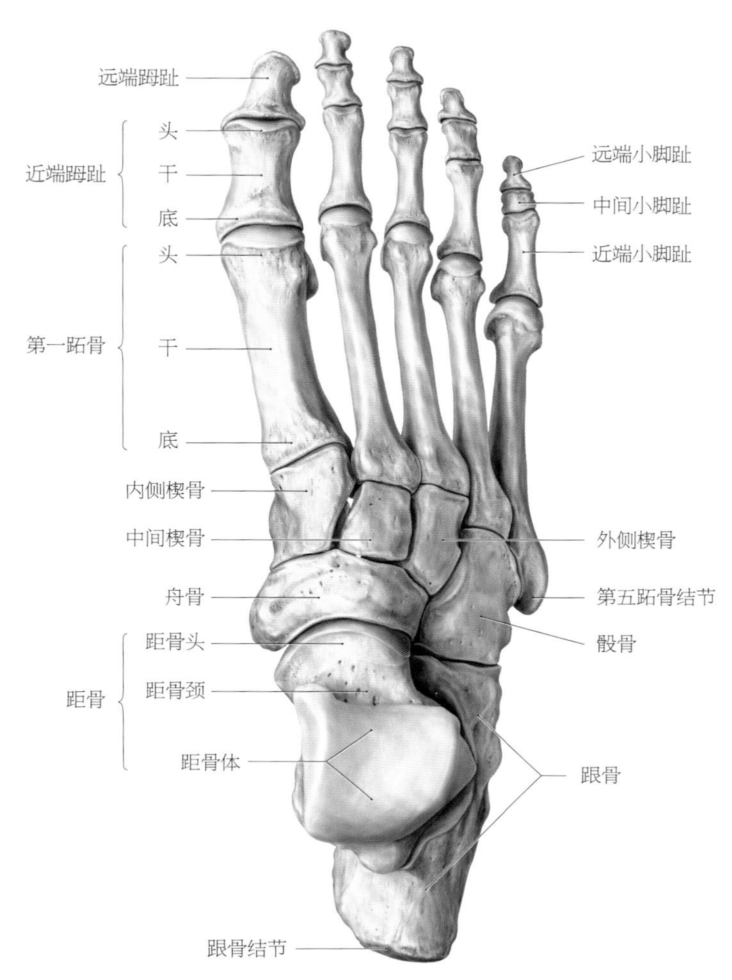

图 12.9 右足骨和踝关节上方的横向视图。中足由七块跖骨中的五块组成，舟骨、骰骨和三块楔骨。他们可以被认为是排列成不规则的两行，两行的空间内都有骰骨。近端行包含舟骨（在足的内侧边）和骰骨（在外侧边）。远端行包含三块楔骨（内侧、中间和外侧）和骰骨（外侧楔骨的外侧）。中足和前足之间的边界由五个跗跖关节组成。内侧、中间和外侧楔骨分别与第一、第二和第三跖骨形成关节。骰骨与第四和第五跖骨形成关节。此外，中足本身也有多个关节。中足的远端有两个楔骨间关节（相邻楔骨之间）和一个楔骰关节（外侧楔骨和骰骨之间）。三块楔骨近端与舟骨形成关节（楔舟关节）。在一些个体中，骰骨和舟骨之间也有一个小关节（经允许引自 Schuenke, Schulte, and Schumacher, Atlas of Anatomy, 2nd edition, ©2014, Thieme Publishers, New York. Illustration by Karl Wesker/Markus Voll）。

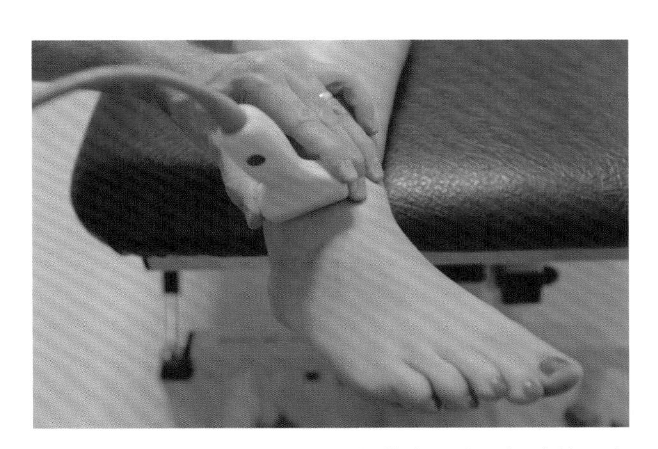

图 12.10 踝关节胫腓前韧带的纵向扫查。探头放置在解剖横斜平面，其外侧缘在外踝前面。探头的内侧缘向上倾斜。

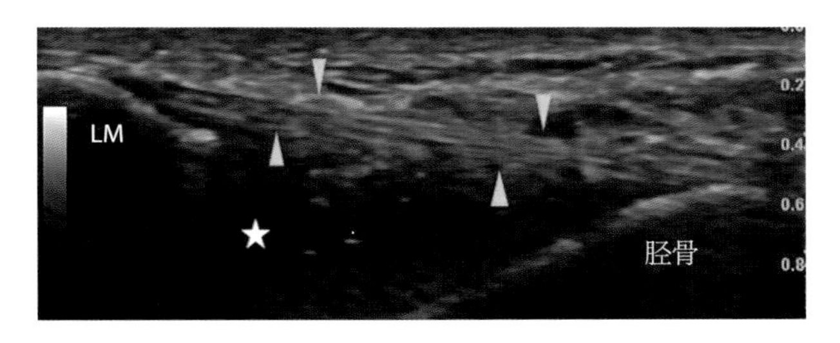

图 12.11 踝关节胫腓前韧带的纵向图像。可见韧带（黄箭头）从外踝 (LM) 向内侧延伸到远端胫骨前面，呈纤维样等回声带。在此图中，脚处于背屈位以紧张韧带。该患者最近扭伤了踝关节，韧带深方可见液体（白星）。LM，外踝前面；白星，韧带深方的液体；黄箭头，踝关节的胫腓前韧带。

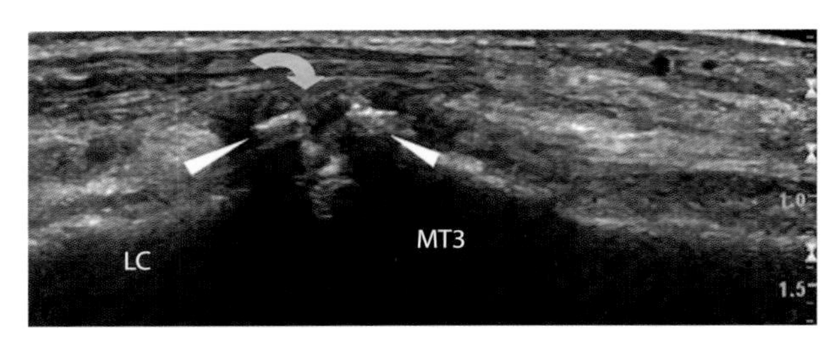

图 12.12 中足和外侧楔骨 (LC) 与第三跖骨 (MT3) 关节的纵向图像。图像显示楔骨和第三跖骨基底部明显骨皮质不规则，符合骨赘（白箭头）。此外，还有关节软组织肥大（黄弧形箭头）。这些发现符合关节明显的骨关节炎改变。

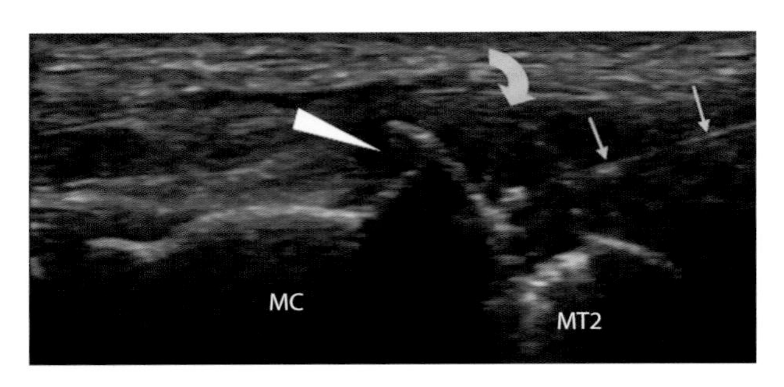

图 12.13 中足和中间楔骨 (MC) 与第二跖骨 (MT2) 关节的纵向图像。关节内有明显的退行性改变，伴有相关的软组织肥大（黄弧形箭头）和骨赘（白三角箭头）。图像显示引导下注射关节，针从右侧从远端向近端进入（黄直形箭头）。黄直形箭头指示针。

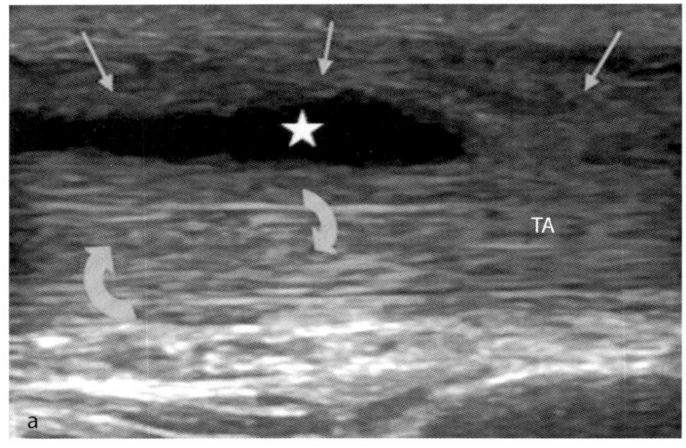

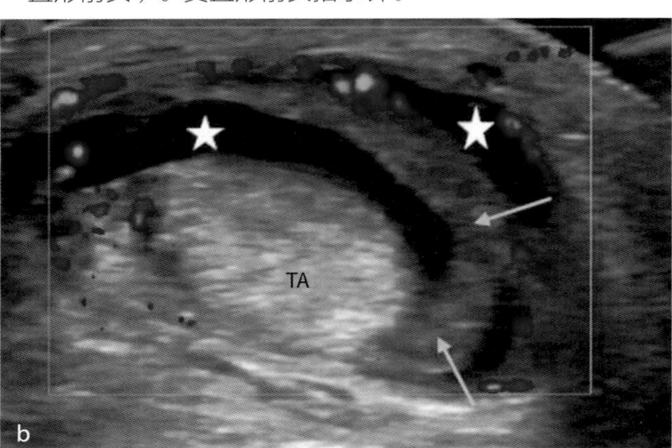

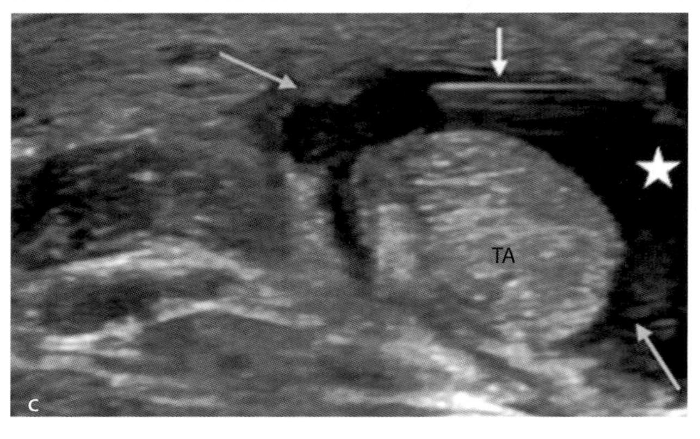

图 12.14 a. 踝关节前面胫骨前肌腱（TA）的纵向图像。肌腱纤维形态良好表现为等回声，但肌腱内纵向区域（弧形箭头）提示可能有实质内撕裂。同时，腱鞘内有积液（白星）和滑膜增厚（黄直形箭头），符合腱鞘炎。b. 是图 a 部分显示的胫骨前肌腱的横向图像。此图像中肌腱表现完整，没有实质内病变的证据。然而，肌腱周围有明显的积液（白星）和滑膜增厚（黄直形箭头）。此外，图像中能量多普勒显示活动性滑膜炎，符合腱鞘炎。c. 是图 a 和图 b 部分显示胫骨前肌腱的横向图像。在此图像中，针（白箭头）从短轴引导入腱鞘内然后注射皮质类固醇。弧形箭头，失去正常的实质内纤维结构；白箭头，针；白星，腱鞘内的积液；黄直形箭头，滑膜增厚。

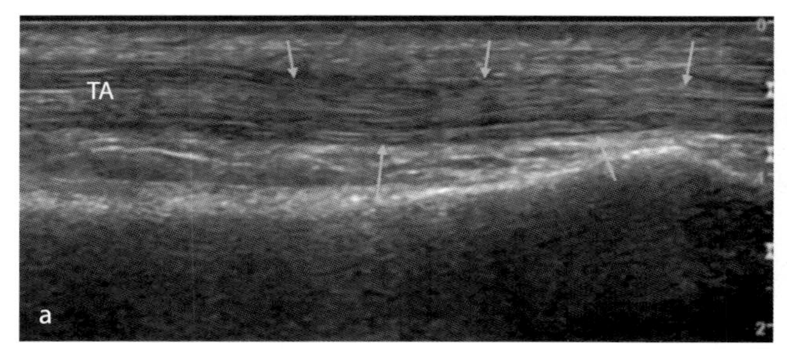

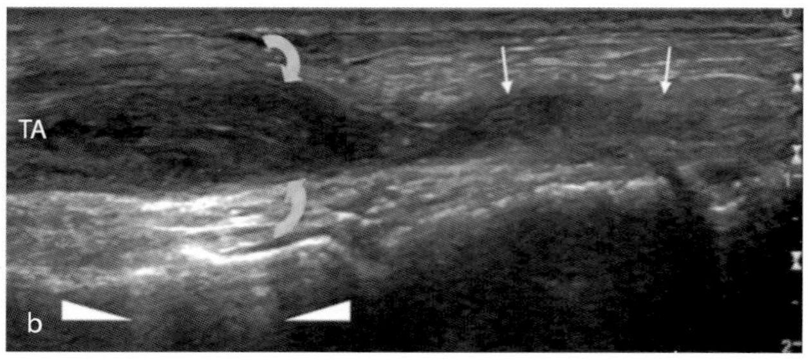

图 12.15 a. 胫骨前肌腱 (TA) 在踝关节前内侧的纵向图像。肌腱在这个水平表现完好；然而，尽管肌腱处于紧张的位置，它有一个“波浪状”的表现（黄直形箭头）。这强烈提示了更远端的断裂（见图 b）。b. 胫骨前肌腱 (TA) 在靠近其远端止点的舟骨结节和内侧楔骨的纵向图像。与图 a 是同一肌腱。肌腱内出现明显的不连续，肌腱近端回缩和褶皱（黄弧形箭头）。此外，回缩肌腱的后方出现后方回声增强（白三角箭头），表明肌腱密度丧失。远端正常肌腱结构消失（白直形箭头）。图像符合胫骨前肌腱朝向止点方向的断裂。

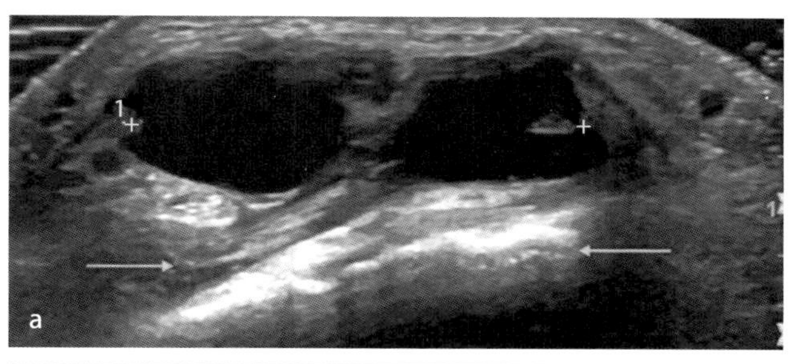

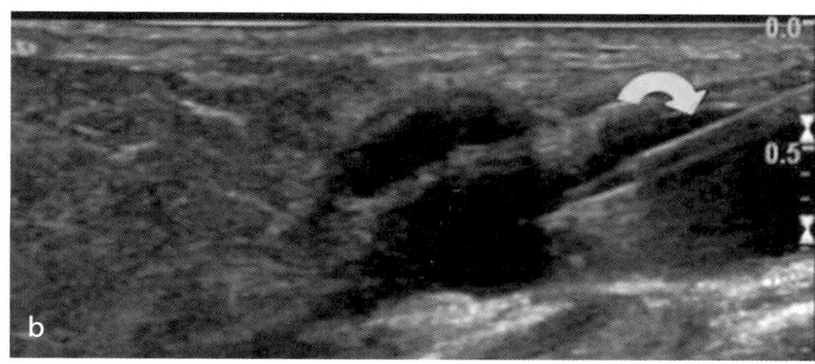

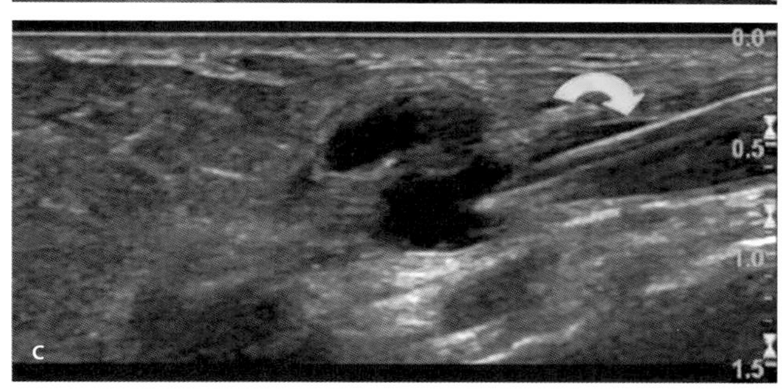

图 12.16 a. 中足区域背侧的横向图像。图像显示一个分叶状无回声肿胀，横向测量约 4 cm。注意后方回声增强（直形箭头）。这些发现是典型的关节滑膜囊肿 / 腱鞘囊肿。b. 中足背侧的横向图像。图像与图 a 所示相同。可见腱鞘囊肿内正在抽吸的针（弧形箭头）。c. 中足背侧的横向图像。图像与图 a 和图 b 所示相同。图像显示随着抽吸继续（弧形箭头），腱鞘囊肿体积缩小。弧形箭头，正用于抽吸腱鞘囊肿的针。

12.1.2 内侧

踝关节内侧：横向扫查

患者仰卧位，小腿处于外旋位以显示内踝后面的结构。探头放置在踝后的横向平面。探头前缘应位于内踝上，探头后缘朝向跟腱。在踝关节和脚下放置一个小垫子可以使探头与患者更好地接触（图 12.17~ 图 12.19）。

踝关节内侧：纵向扫查

患者的踝关节和脚处于与内踝横向扫查相同的位置，探头旋转 90° 使其位于横向斜平面以显

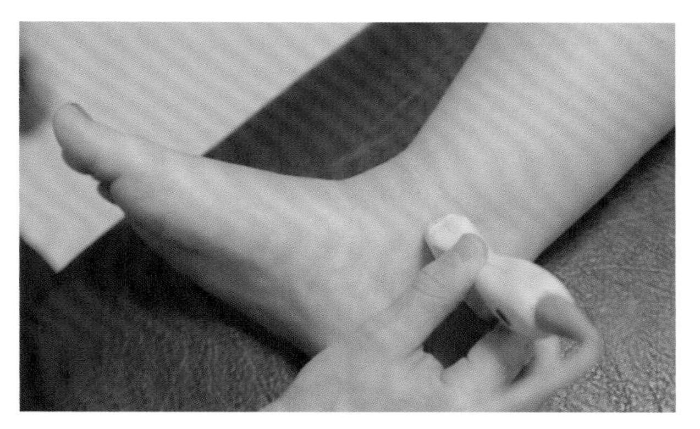

图 12.17 踝关节内侧的横向图像。探头位于内踝后的横向平面，以显示踝管内的结构。

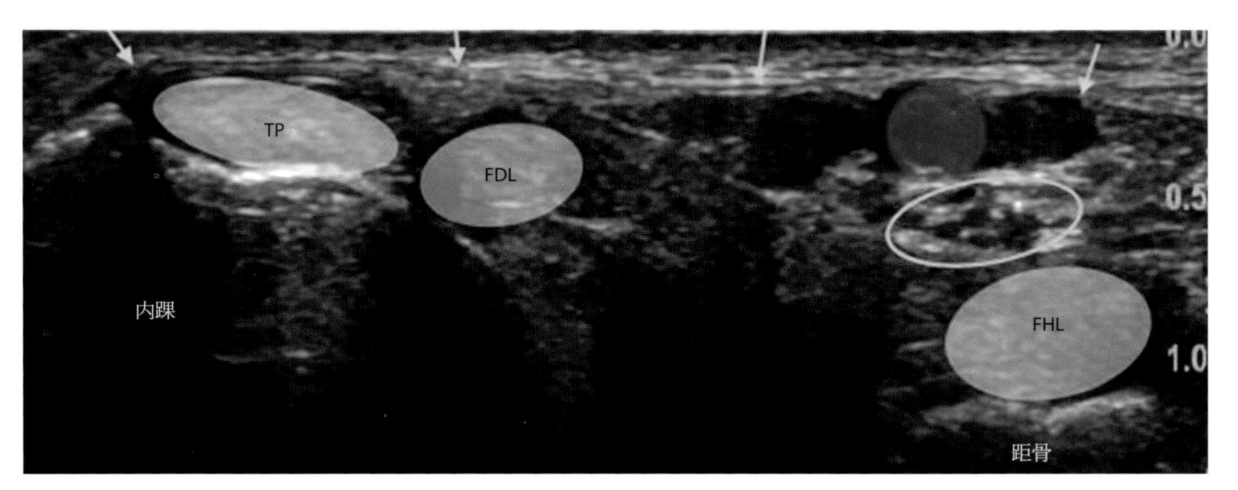

图 12.18 内踝后面踝管的横向图像。可见第一个肌腱是胫骨后肌腱 (TP)。紧邻其后的是趾长屈肌腱。最后面和深部的是位于距骨后内侧和外侧结节之间的踇长屈肌腱 (FHL)。这种胫骨后肌（TP）、趾长屈肌（FDL）和踇长屈肌腱（FHL）的排列有一种记忆方法——“Tom，Dick，and Harry”。踇长屈肌腱上方可见胫神经，然后分为足底内侧和外侧神经（黄椭圆形）。其上可见胫动脉（红圆圈）和两侧伴行的静脉。红圆圈，胫后动脉；黄箭头，屈肌支持带；黄椭圆形，胫神经。

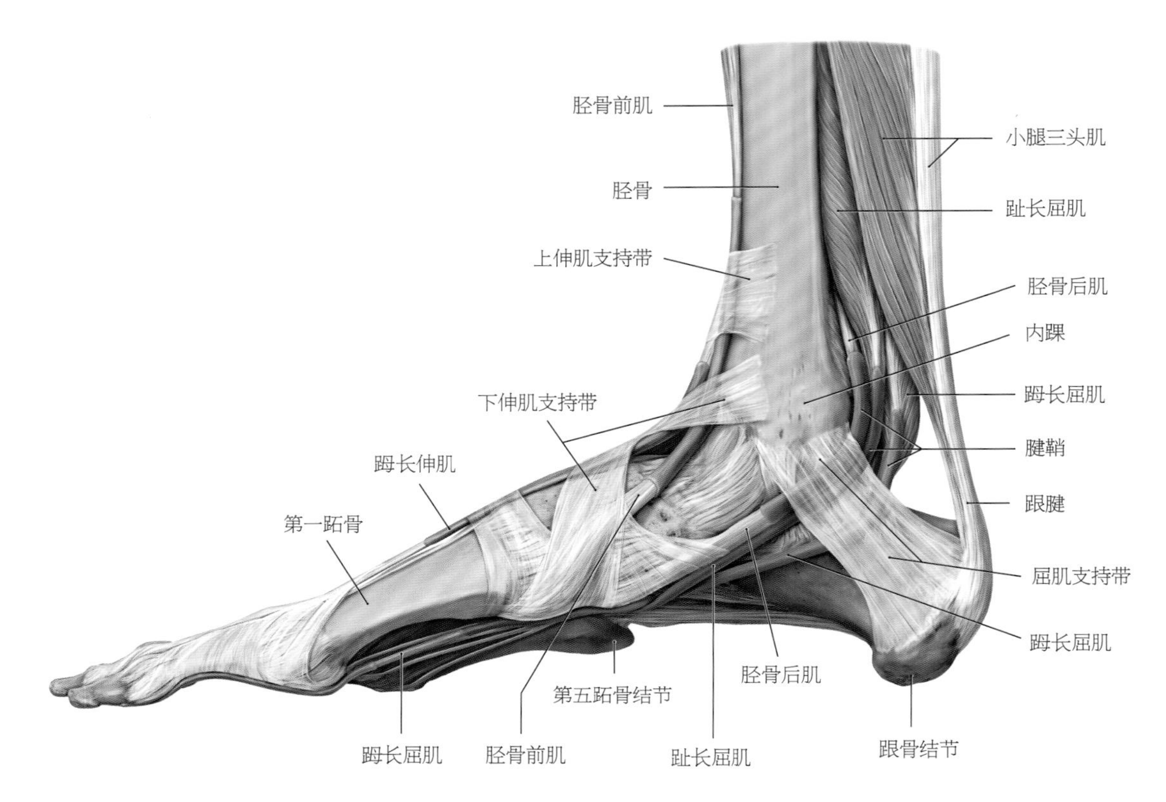

图 12.19　右踝内侧的矢状面显示腱鞘和支持带。踝管是纤维骨管，位于内踝的后下方。踝管的顶由屈肌支持带形成，它从内踝向后和斜向下附着于跟骨内侧面。踝管的底部由距骨和跟骨内表面组成。踝管内容物从前到后分别是胫骨后肌腱、趾长屈肌腱，由胫后动脉、静脉和胫神经组成的神经血管束，最后方是位于距骨后内侧和外侧结节之间的踇长屈肌腱。可见胫神经在踝管内分支为足底内侧和外侧神经。记住踝管内结构顺序的记忆方法是“Tom，Dick，and A Very Nervous Harry”（经允许引自 Schuenke, Schulte, and Schumacher, Atlas of Anatomy, 2nd edition, ©2014, Thieme Publishers, New York. Illustration by Karl Wesker/Markus Voll）。

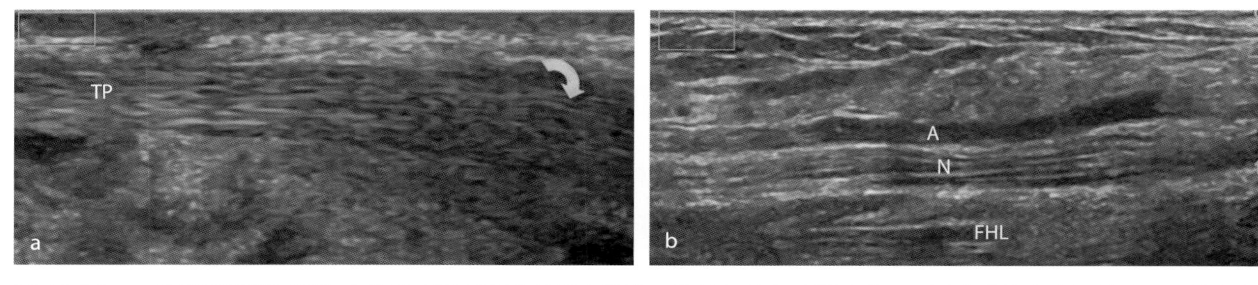

图 12.20　a. 胫骨后肌腱 (TP) 走行于内踝后下方的纵向图像。随着肌腱绕内踝弯曲，肌腱表现为各向异性（弧形箭头）。b. 踝关节踝管的纵向图像。探头放置在踝管偏后位置，可以显示胫后动脉 (A)、胫神经 (N) 和更深部的位于距骨后内侧和外侧结节之间的踇长屈肌腱 (FHL)。

示踝管内结构。探头偏前放置时，可见胫骨后肌腱。当探头向后移动到踝管上时，随之看到的是趾长屈肌腱，其次是胫神经、胫后动脉和更深的踇长屈肌腱（图 12.20a、b)。

足内侧关节：纵向扫查

胫骨后肌腱绕过内踝后表面通过踝管，可以向远端追踪肌腱直到附着于舟骨结节和内侧楔骨（图 12.21 和图 12.22a、b）。

踝关节和足部内侧：病变

见图 12.23~ 图 12.29。

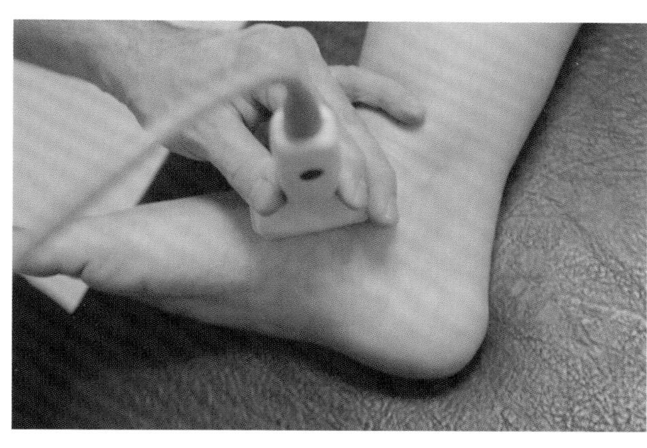

图 12.21 足内侧和胫后肌腱的纵向扫查。可见肌腱向下附着于舟骨结节和内侧楔骨。

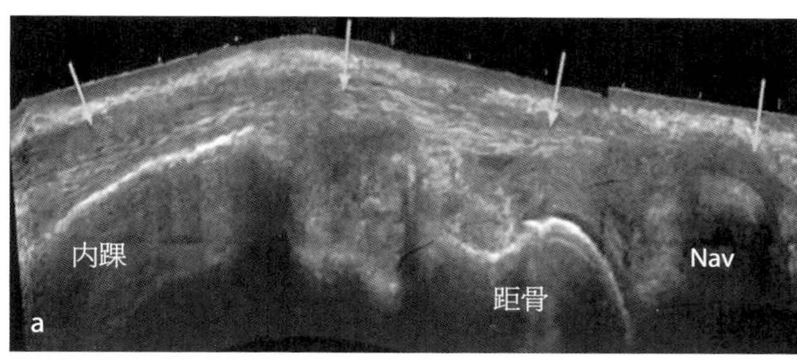

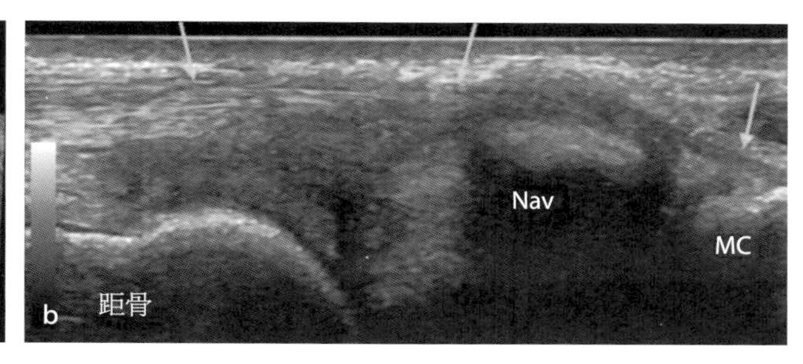

图 12.22 a. 胫骨后肌腱的纵向图像（黄箭头）。在这个全景成像中，可见肌腱经过内踝后方，向远端越过距骨附着于舟骨结节和内侧楔骨。注意当肌腱绕舟骨弯曲而表现出的各向异性。b. 胫骨后肌腱远端的纵向图像（黄箭头）。可见肌腱延伸过舟状骨 (Nav) 止于内侧楔骨 (MC)。

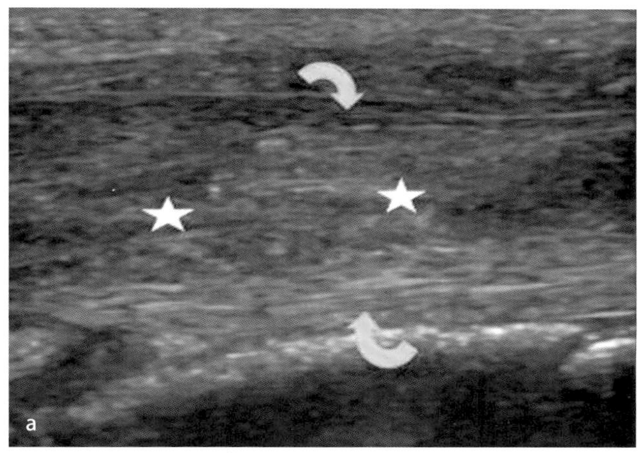

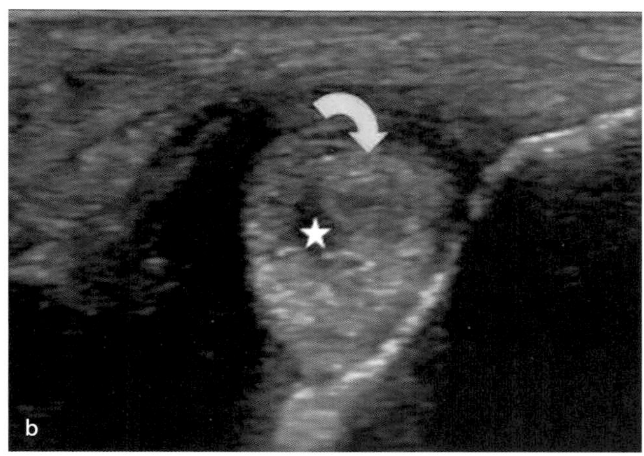

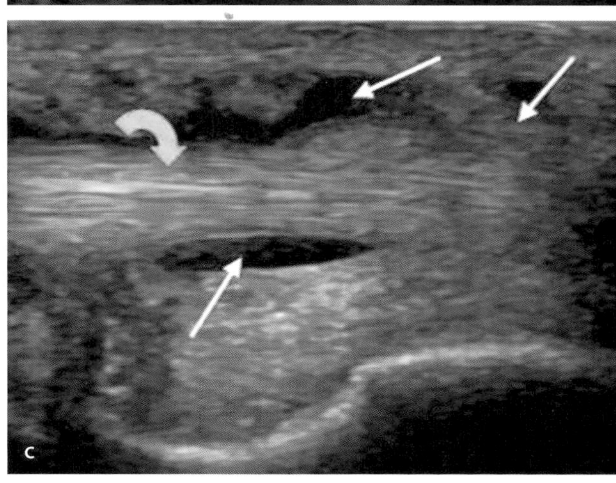

图 12.23 a、b. 踝管内胫骨后肌腱的图像。图像显示肌腱内撕裂（白星）的证据。撕裂周围的肌腱表现完整（弧形箭头）。c. 更远端内踝下方的肌腱表现完整，但腱鞘内有积液和滑膜增厚（白箭头）提示明显的腱鞘炎。

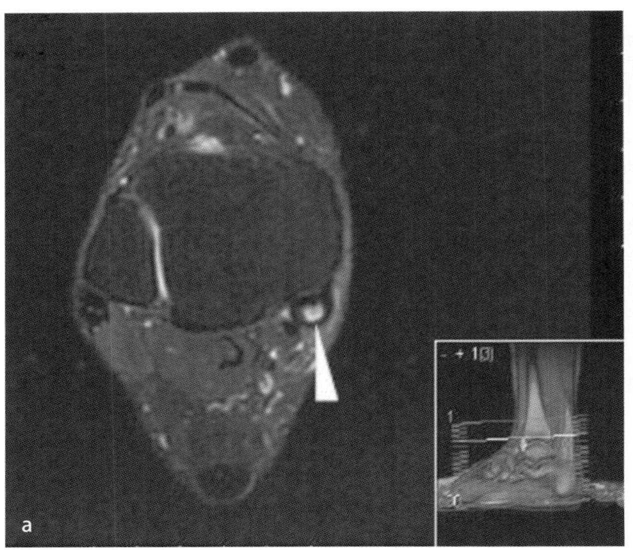

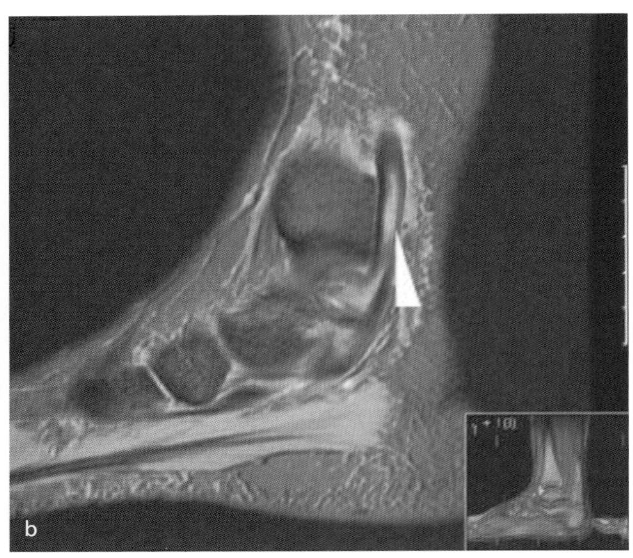

图 12.24　a、b. 踝关节的 MRI 图像。冠状位 STIR 和矢状位 T2 分别显示胫骨后肌腱肿胀伴实质内高信号，符合撕裂表现（白箭头）。图像与图 12.23 所示是同一患者。

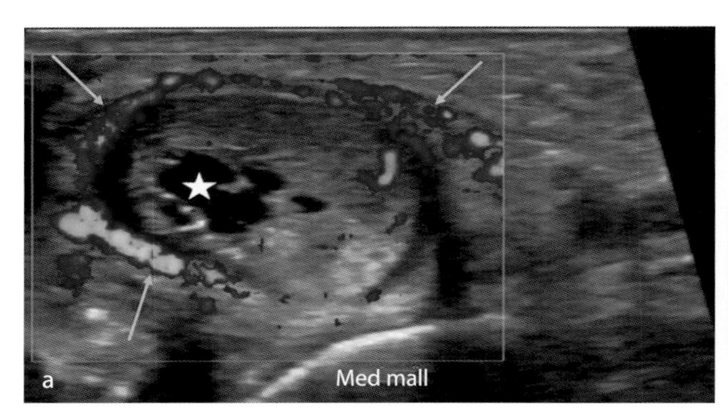

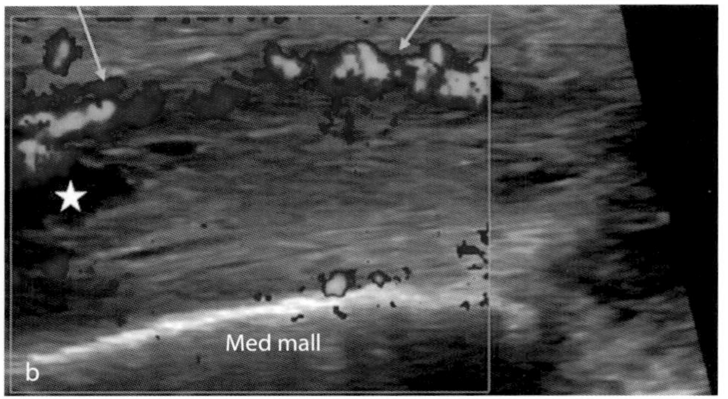

图 12.25　a、b 分别为胫骨后肌腱的横向和纵向扫查，显示明显的肌腱病伴肌腱内中心无回声区，提示肌腱内撕裂（白星）。此外，由能量多普勒成像进一步显示，腱鞘内有明显的腱鞘炎（黄箭头）。Med mall，内踝；白星，胫后肌腱实质内无回声撕裂；黄箭头，腱鞘内腱鞘炎的证据。

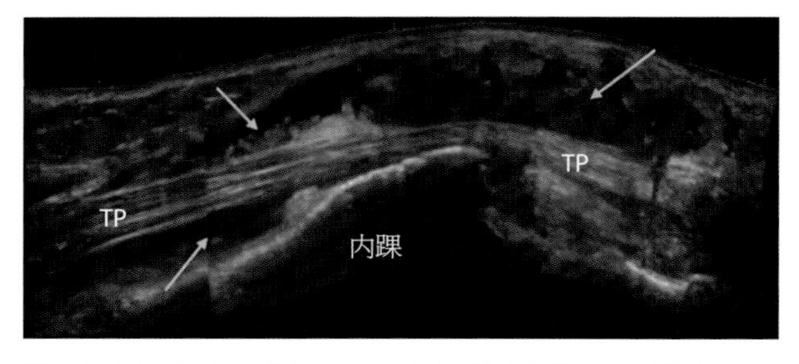

图 12.26　胫骨后肌腱（TP）的纵向图像。在这个全景成像中，可见肌腱经过内踝后下方。肌腱本身表现完整。然而，腱鞘内有明显的滑膜增厚和积液（黄箭头）。这些发现符合慢性腱鞘炎。

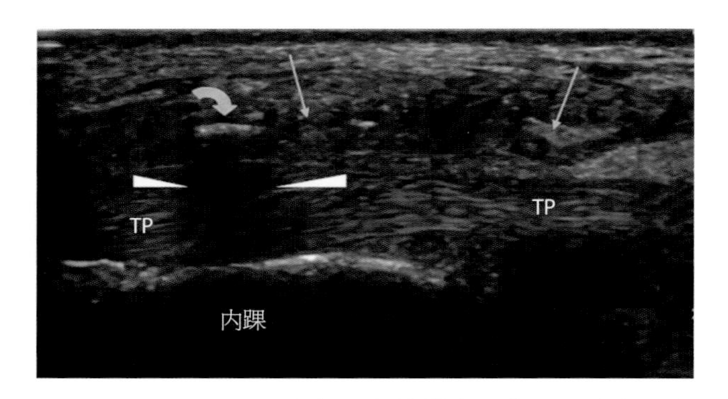

图 12.27　胫骨后肌腱（TP）的纵向图像。肌腱表现完整；然而，腱鞘有一些增厚（黄直形箭头）。此外，腱鞘内可见钙化灶（黄弧形箭头）。注意钙化灶的后方声影（白箭头）。这些发现符合慢性腱鞘炎。

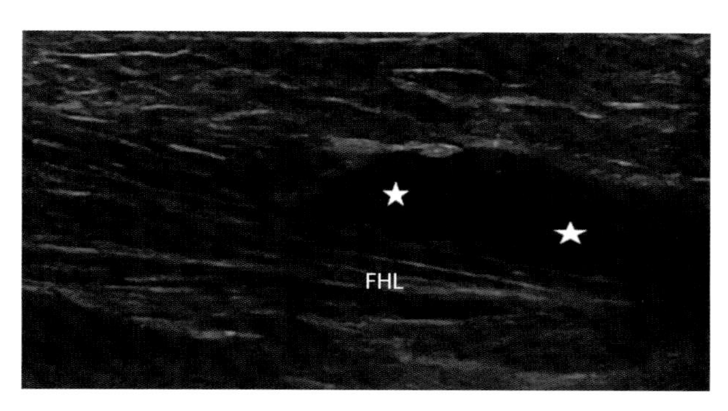

图 12.28 蹈长屈肌腱（FHL）在距骨后面的纵向图像。肌腱表现完整。然而，肌腱周围有积液（白星）。这可能提示腱鞘炎或者踝关节本身病变继发后方积液。

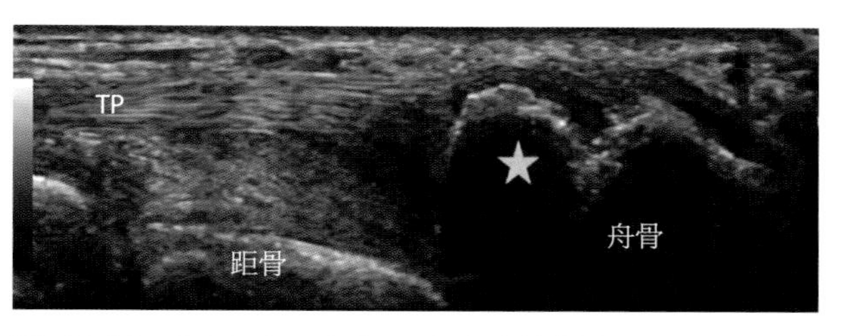

图 12.29 胫骨后肌腱（TP）止点的纵向图像。可见肌腱附着于舟骨内侧。肌腱内有一个皮质良好的骨片。图像符合副足舟骨。虽然这是一个偶然的发现，它可能倾向于肌腱末端病，而超声发现需要结合临床表现。黄星，副舟骨。

12.1.3 外侧

踝关节外侧——近端腓骨肌腱：横向扫查

患者仰卧位，小腿内旋以显示位于外踝后面的腓骨肌腱和腓骨短肌。探头在外踝后面的横斜面。探头前缘应位于外踝，后缘达跟腱。探头应向远端移动以显示腓骨肌腱直到跟骨外侧面的腓骨结节，腓骨短肌直到第五跖骨基底部（图 12.30~ 图 12.32）。

踝关节外侧——远端腓骨肌腱：横向扫查

患者位置与扫查近端腓骨肌腱一样。探头向远端移动，同时保持其前缘位于外踝上而其后缘旋转 90° 至冠状面。这样，可见两个腓骨肌腱向下在跟骨外侧面腓骨结节处分离，向下扫查腓骨短肌止于第五跖骨基底部（图 12.33 和图 12.34）。

踝关节外侧——近端腓骨肌腱：纵向扫查

患者的位置与横向扫查腓骨肌腱一样。探头放置在远端腓骨和外踝后冠状面。探头从冠状面移到横向平面向远端追踪肌腱。可见腓骨短肌腱向下止于第五跖骨基底部。在跟骨外侧面腓骨结节远端可见要潜行足外侧缘下的腓长肌腱（图 12.35 和图 12.36）。

踝关节外侧——腓骨肌腱：病变

见图 12.37a、b。

踝关节外侧：距腓前韧带

患者仰卧位，小腿内旋，脚悬在检查床外。探头后缘位于外踝上，前缘位于距骨外侧。这个位置可以让医生通过使足位于跖屈和背伸的位置给距腓前韧带一个应力，以动态评估稳定性——超声牵引试验（图 12.38~ 图 12.40）。

踝关节外侧——距腓前韧带：病变

见图 12.41~ 图 12.44。

踝关节外侧：跟腓韧带

患者仰卧位，小腿内旋，脚悬在检查床外。探头上缘位于外踝上，并向后偏转朝向足跟。这个位置可以让医生将足移动到背伸的位置以更好地显示跟腓韧带，并给韧带一个应力以动态评估稳定性（图 12.45 和图 12.46a、b）。

踝关节外侧：跟骰关节

患者仰卧位，小腿内旋，脚放在检查床上。探头放置在外踝前下方横向平面，跟骰关节外侧面上。探头从这个位置向近端移动，以显示关节上面和上覆的跟骰背侧韧带（图 12.47~ 图 12.49）。

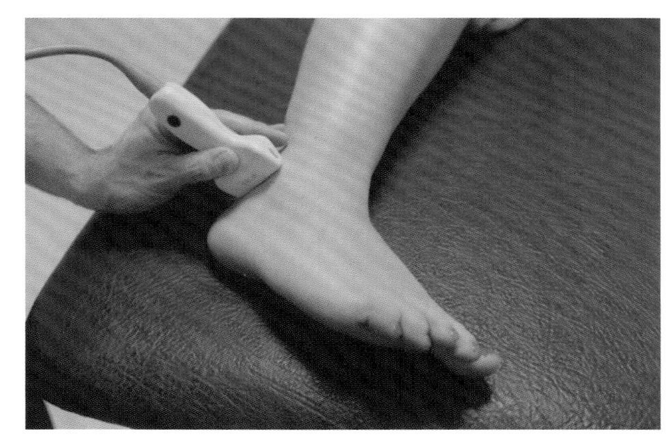

图 12.30 近端腓骨肌腱和腓骨短肌的横向扫查。探头前缘位于外踝上，后缘达跟腱。探头以外踝为支点逆时针方向转动，在腓肌腱上从横断面到冠状面向远端移动。

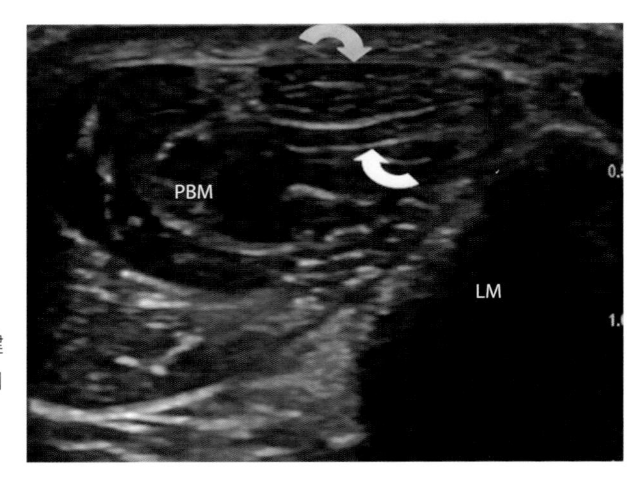

图 12.31　外踝（LM）后面腓骨肌腱的横向图像。腓长肌腱（黄弧形箭头）位置较浅。腓长肌腱深部可见腓短肌腱（白弧形箭头）。在这个水平，仍然可以看到腓骨短肌 (PBM)。PBM，腓骨短肌。

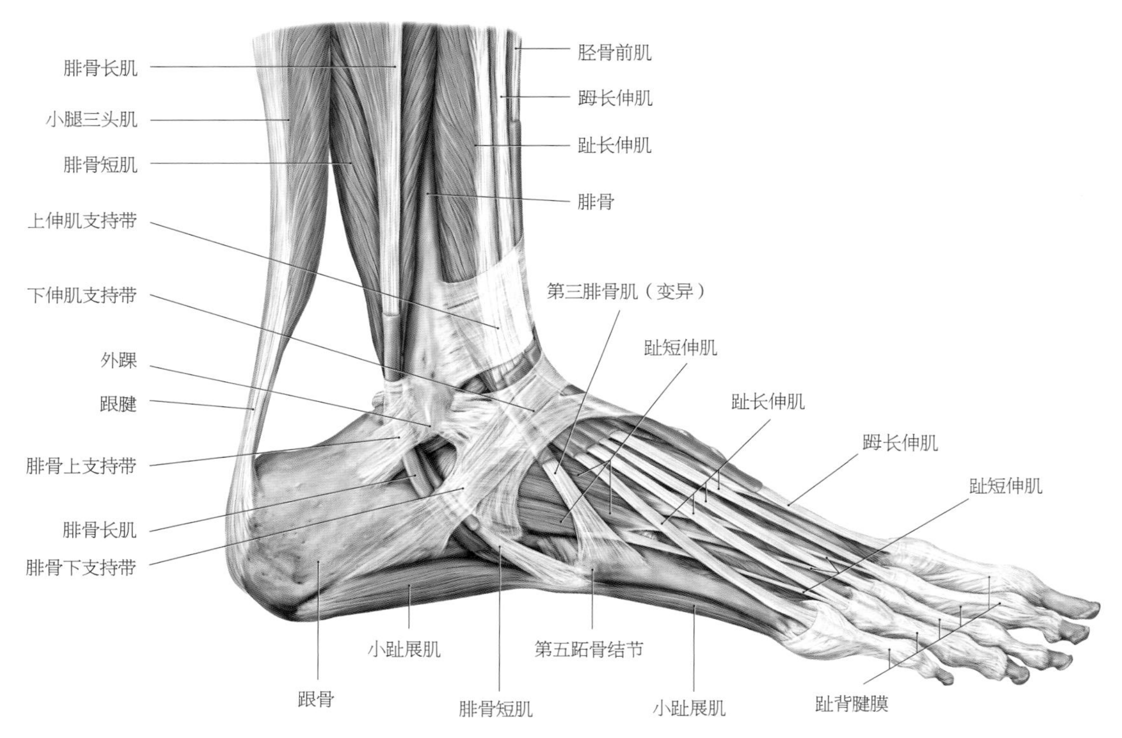

图 12.32　右踝外侧的矢状视图显示腱鞘和支持带。腓骨肌或腓骨长肌起自腓骨头、腓骨干上 2/3 的外侧面和小腿深筋膜，以及它与小腿前后肌肉之间的肌间隔。腓骨肌附着的腓骨头、干之间有一个间隙，有腓神经通过到小腿前面。腓骨肌末端是一个长的肌腱，与腓骨短肌腱在外踝后面共同走行于一个沟槽。该沟槽由上腓骨支持带围成一个管道，其内的肌腱共用一个腱鞘。然后，肌腱斜向前延伸经过跟骨外侧，在腓骨结节下方与腓骨短肌腱被下腓骨支持带覆盖。腓骨长肌腱继续经过骰骨外侧面，然后走行于骰骨下表面由足底长韧带覆盖形成的沟槽，接着斜穿过足底，止于第一跖骨基底部外侧和内侧楔骨外侧。腓骨短肌起自腓骨长肌内侧腓骨干外侧下 2/3 和肌间隔。肌纤维向下延伸形成肌腱走行于外踝后面与腓骨长肌腱伴行，并逐渐走行于腓骨长肌腱前上方。两根腓骨肌腱包在同一腱鞘内。从腓骨结节水平，腓骨短肌腱向前和斜向下走行止于第五跖骨基底部外侧。第三腓骨肌起自腓骨前表面的下 1/3、骨间膜下部以及小腿前间室内它与腓骨短肌的肌间隔。间隔有时称为 Otto 肌间隔。肌腱通过足部上、下伸肌支持带，与趾长伸肌走行于同一管道止于第五跖骨基底部背侧面。第三腓骨肌在其他灵长类动物中很少发现，这一事实将其与高效的陆地双足功能联系起来（经允许引自 Schuenke, Schulte, and Schumacher, Atlas of Anatomy, 2nd edition, ©2014, Thieme Publishers, New York. Illustration by Karl Wesker/Markus Voll）。

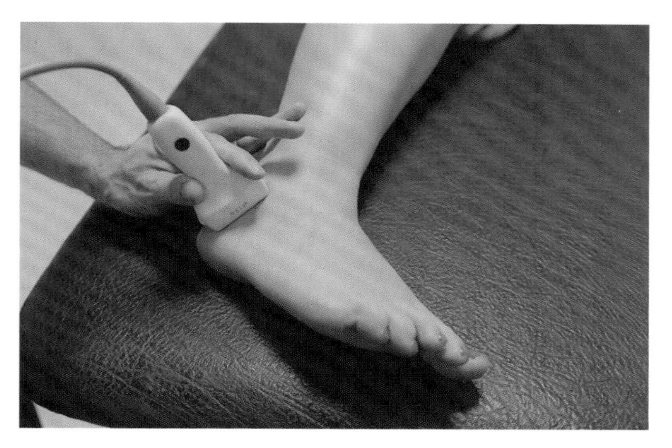

图 12.33 远端腓骨肌腱的横向扫查。探头从横向平面移动到冠状面以成像肌腱近端。当探头向远端移向小足趾，保持在冠状面。这样，可以在跟骨外侧的腓骨结节处看到两个腓骨肌腱。可见腓骨短肌腱向下止于第五跖骨基底部。

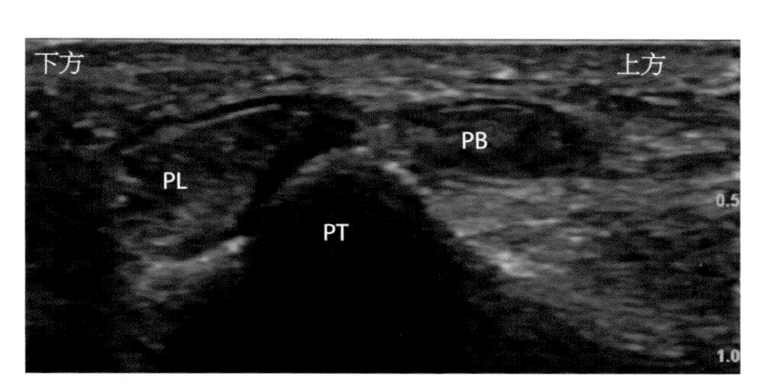

图 12.34 外踝下方腓骨结节 (PT) 水平腓骨肌腱的横向图像。在这个水平两个腓骨肌腱分离，腓骨短肌腱 (PB) 位于结节上方而腓骨长肌腱 (PL) 位于结节下方。

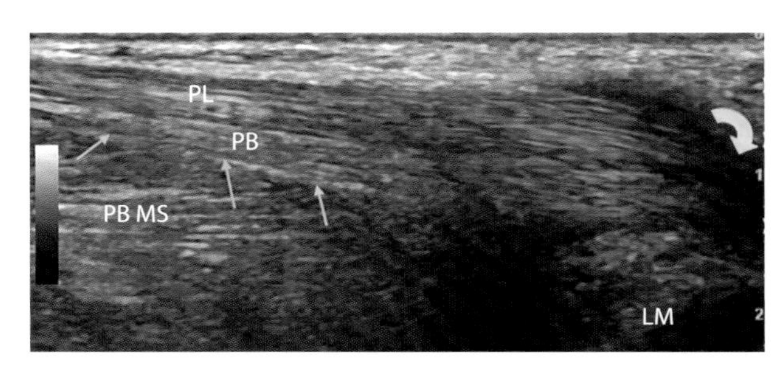

图 12.35 近端腓骨肌腱的纵向图像。可见浅方的腓骨长肌 (PL) 和下面的腓骨短肌腱 (PB)。腓骨短肌肌肉 (PBMS) 位于腓骨短肌腱深方。黄直形箭头指示肌肉肌腱连接部。在图像右侧，肌腱通过外踝（LM）时表现为各向异性（黄弧形箭头）。

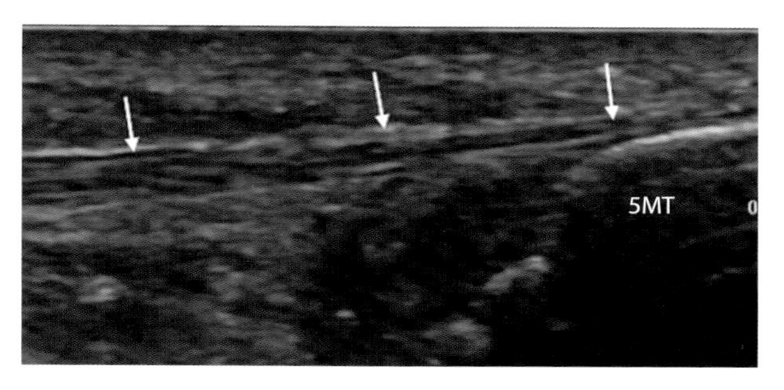

图 12.36 腓骨短肌腱（白箭头）附着于第五跖骨 (5MT) 基底部的纵向图像。

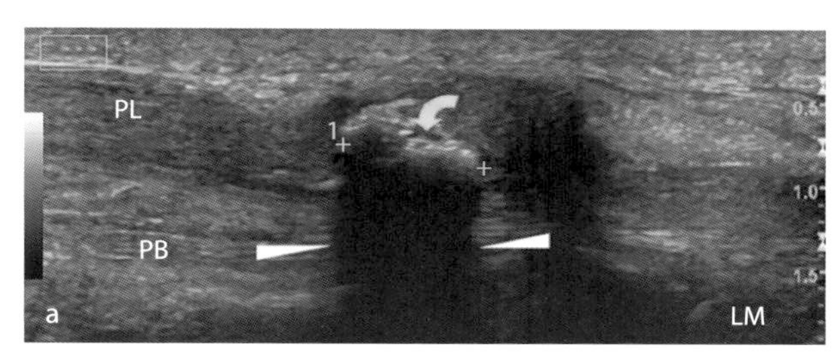

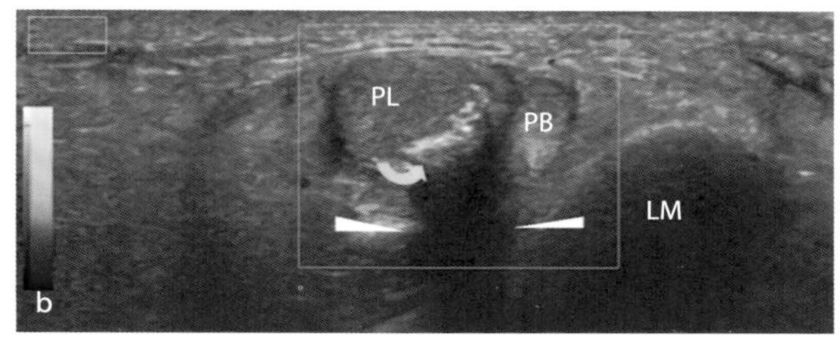

图 12.37 a. 外踝后面腓骨肌腱的纵向图像。腓骨长肌腱 (PL) 内可见约 9 mm 的大钙化灶（弧形箭头）。似乎挤压深方的腓骨短肌腱 (PB)。钙化灶有明显的后方声影（白箭头）。b. 图像与图 a 是同一个患者。外踝 (LM) 后面腓骨肌腱的横向图像。腓骨长肌腱 (PL) 内可见钙化灶。腓骨短肌腱 (PB) 被挤向右侧。钙化灶有明显的后方声影（白箭头）。没有血管增生或腱鞘炎的证据。

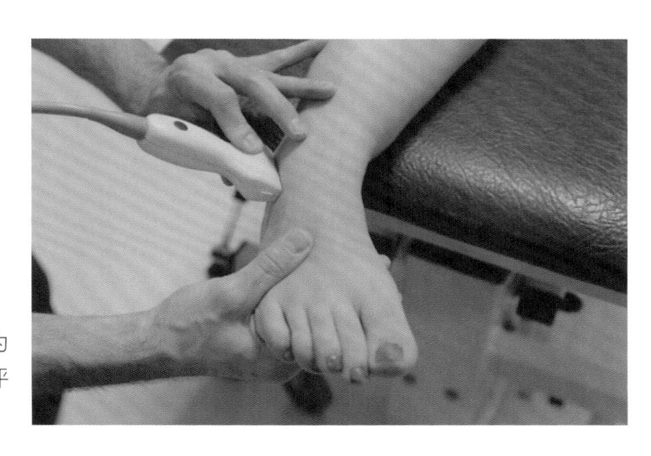

图 12.38 距腓前韧带的纵向扫查。探头后缘位于外踝上，前缘位于距骨外侧。医生应从足中立位开始扫查。然而，为了充分评估韧带，足应被动移动到跖屈和背伸位置以动态评估韧带。

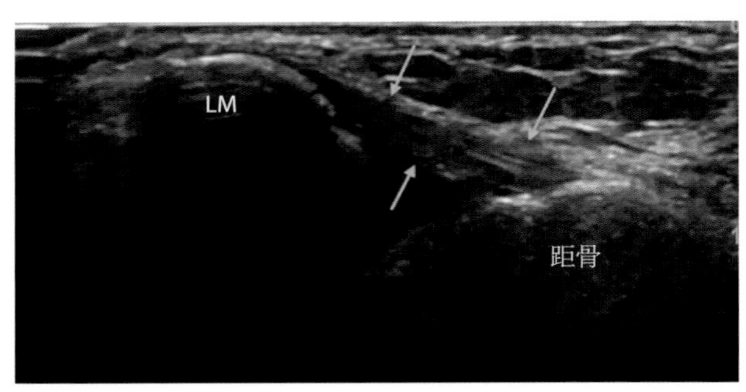

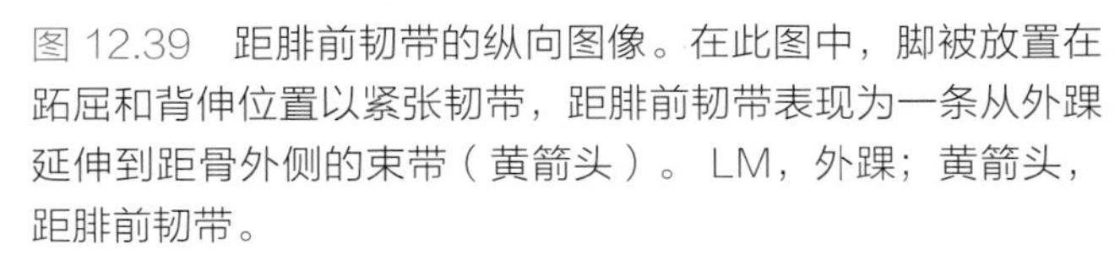
图 12.39 距腓前韧带的纵向图像。在此图中，脚被放置在跖屈和背伸位置以紧张韧带，距腓前韧带表现为一条从外踝延伸到距骨外侧的束带（黄箭头）。LM，外踝；黄箭头，距腓前韧带。

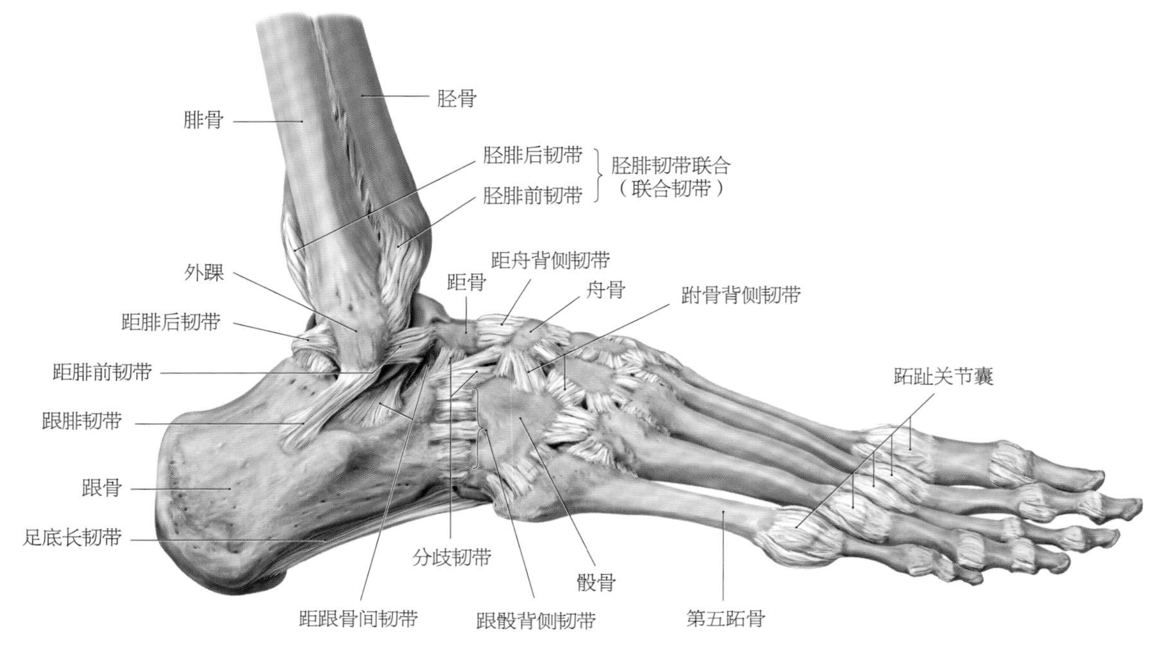

图 12.40 右踝和足外侧的矢状视图显示骨骼和相关韧带。踝关节外侧韧带包括胫腓后韧带和胫腓前韧带（胫腓联合韧带），距腓前韧带、距腓后韧带和跟腓韧带。胫腓前韧带是一条扁平的三角形纤维带，上窄下宽，它在胫腓骨联合的前面相邻边缘之间斜向下和外侧延伸。胫腓后韧带小于胫腓前韧带，但以类似的方式排列在胫腓骨联合的后表面。距腓前韧带从外踝前缘向前内侧方向延伸，附着在距骨外侧关节面前面。跟腓韧带是一个窄的圆形带，从外踝尖部向下后方延伸到跟骨外侧面的结节。它被腓骨长、短肌腱覆盖。距腓后韧带从外踝几乎水平走行止于距骨后表面突出的结节，恰在踇长屈肌腱所在沟槽的外侧（经允许引自 Schuenke, Schulte, and Schumacher, Atlas of Anatomy, 2nd edition, ©2014, Thieme Publishers, New York. Illustration by Karl Wesker/Markus Voll）。

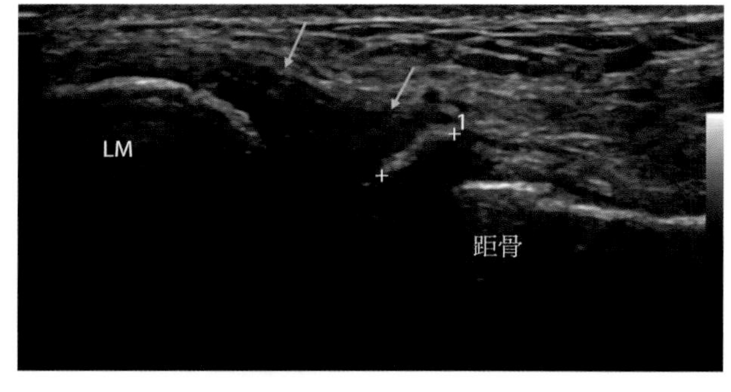

图 12.41 距腓前韧带（黄箭头）的纵向图像。图像显示韧带增厚，回声减低。此外，距骨左侧有一个骨碎片（白十字），约 5 mm。韧带动态应力显示为超声牵引试验阴性。这些发现符合距腓前韧带部分撕裂伴距骨撕脱骨折。

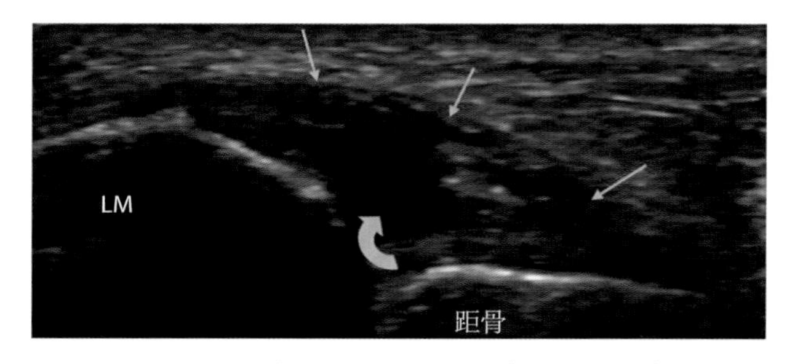

图 12.42 距腓前韧带的纵向图像（直形箭头）。图像显示明显增厚和正常回声消失。此外，韧带深部似乎有无回声区。超声牵引试验阴性。图像符合距腓前韧带关节侧部分撕裂。弧形箭头，韧带深部部分撕裂；LM，外踝；直形箭头，距腓前韧带。

12

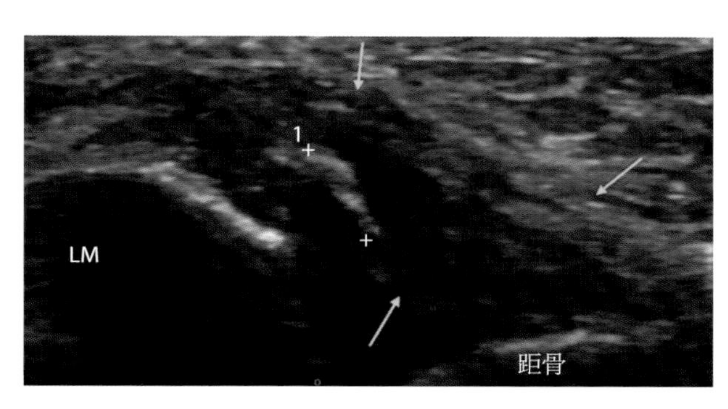

图 12.43 距腓前韧带的纵向图像（黄箭头）。图像显示正常韧带结构消失，软组织明显增厚。此外，外踝(LM)右侧似乎有一个骨碎片（白十字）。韧带动态应力显示超声牵引试验阳性。这些发现符合距腓前韧带断裂伴撕脱骨折。

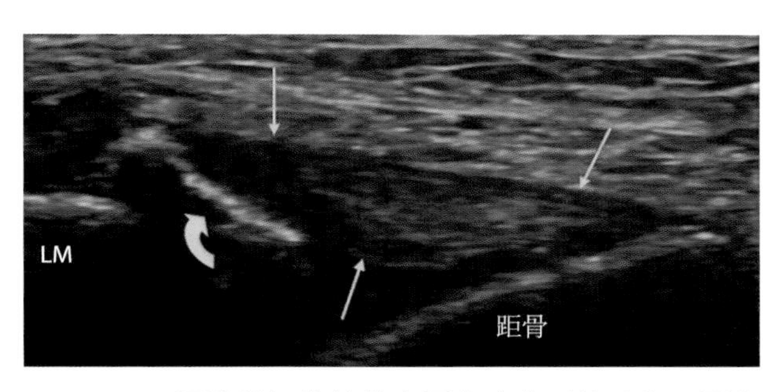

图 12.44 距腓前韧带的纵向图像（直形箭头）。图像显示无明显增厚和良好的纤维形态。加压时韧带表现紧张且动态应力显示为超声牵引试验阴性。然而，外踝（LM）右侧有一个骨碎片（弧形箭头）。这些发现符合撕脱骨折，但距腓前韧带完整。

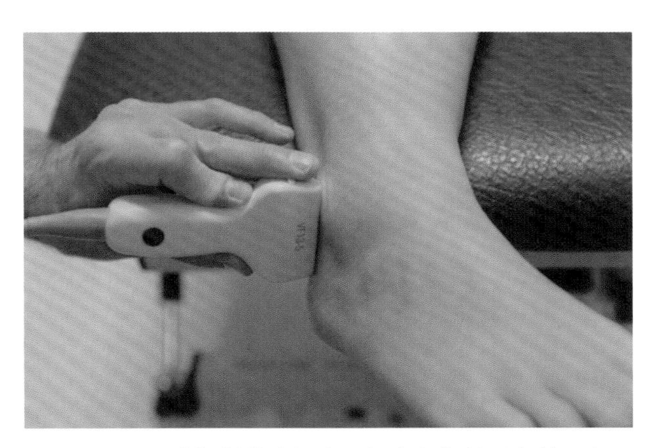

图 12.45 跟腓韧带纵向扫查。探头上缘放置在外踝上，下缘向后偏转朝向足跟。由于患者的脚悬于床外，医生能够背伸足部以更好地显示韧带并测试完整性。

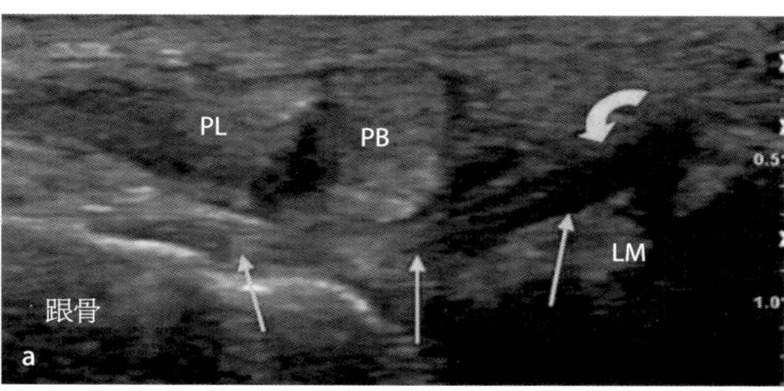

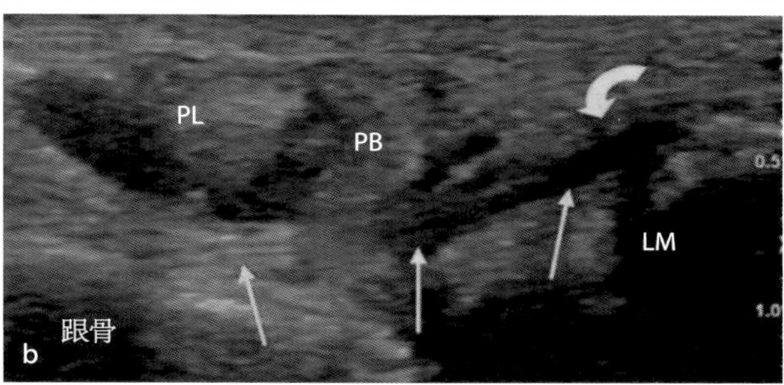

图 12.46 a. 跟腓韧带（直形箭头）的纵向图像。在此图中，足处于中立位。可见韧带“弓”于腓骨长肌(PL)和腓骨短肌(PB)的肌腱深方。注意韧带附着于外踝的各向异性（弧形箭头）。b. 跟腓韧带（直形箭头）的纵向图像。在此图中，足处于背伸位以紧张韧带。韧带表现较少弯曲并抬起腓骨长肌(PL)和腓骨短肌(PB)的肌腱。这减少了各向异性（弧形箭头）。LM，外踝。

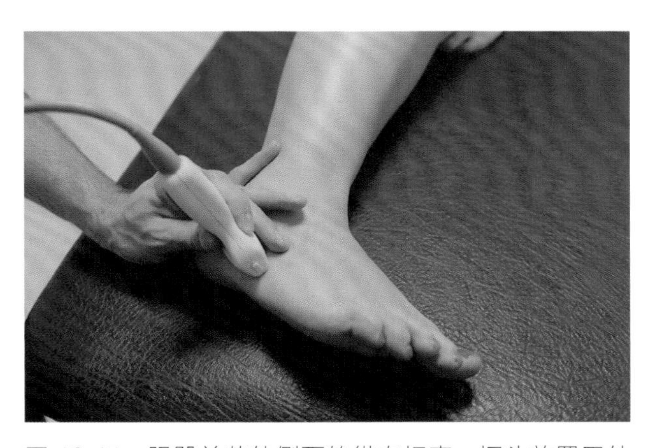

图 12.47 跟骰关节外侧面的纵向扫查。探头放置于外踝前下方横向平面，观察跟骰关节及上覆的跟骰韧带。

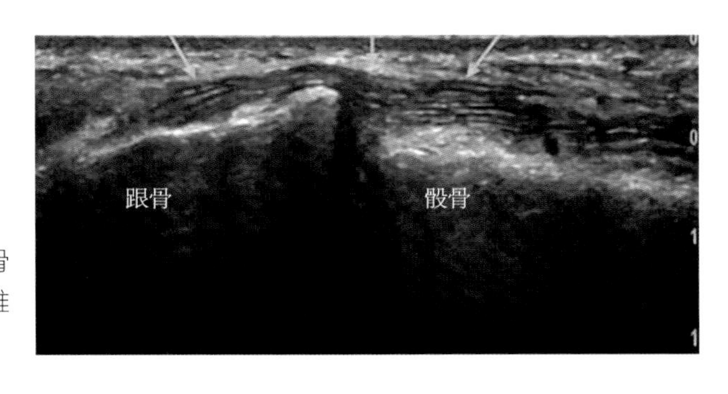

图 12.48 跟骰关节外侧面的纵向图像。正常情况下，跟骨略高于骰骨。跟骰韧带（黄箭头）表现为跨越关节的纤维结构。

12

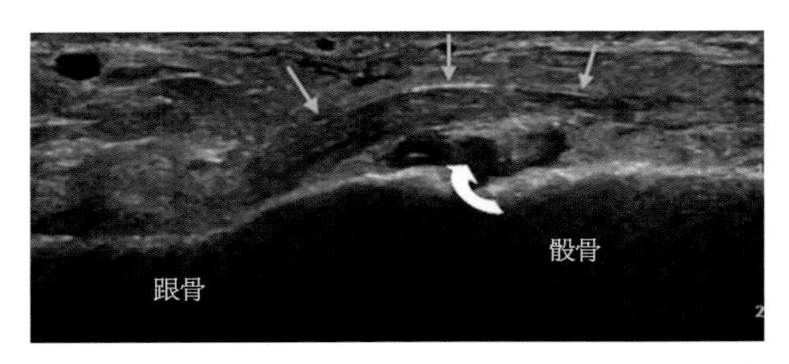

图 12.49 跟骰关节外侧面的纵向图像。关节处显示有积液（弧形箭头）。上覆的跟骰韧带由于这种肿胀而升高，但形态正常（黄箭头）。

12.1.4 后面

后面——跟腱和小腿：纵向扫查

患者俯卧位，脚悬在检查床外。探头放置在解剖矢状面，其远端位于跟骨后面。从这个位置探头向近端移动，以显示跟腱的肌肉肌腱连接部、比目鱼肌和腓肠肌。医生应能够被动移动患者的脚，这有助于更好地显示踝关节的后部结构，并可以紧张跟腱和小腿（图 12.50 ~ 图 12.52）。

后面：跟腱和小腿肌肉－肌腱连接部

患者俯卧位，脚悬在检查床外。医生应能够被动移动患者的脚以紧张肌肉和肌肉－肌腱连接部，腓肠肌内侧和外侧头都要评估（图 12.53 和图 12.54)。

后面——跟腱：横向扫查

患者俯卧位，脚悬在检查床外。探头放置在解剖横向平面跟骨后面。从这个位置探头向近端移动，以显示跟腱直到其与腓肠肌、比目鱼肌的肌肉－肌腱连接部（图 12.55~ 图 12.57）。

后面：跟腱和跖肌

跖肌起自股骨外上髁线，恰位于腓肠肌外侧头的上方。它也可能起自腘斜韧带。跖肌肌腹部很小，随后形成一条细长的肌腱，向内下走行于腓肠肌内侧头与比目鱼肌之间，最后跖肌腱沿跟腱内侧并附着于此。在一些患者中，跖肌腱可能直接止于跟骨，与跟腱无关。需要注意的是，多达 10% 的人没有跖肌（图 12.58~ 图 12.60）。

后面——跟腱：病变

见图 12.61 和图 12.62a~c。

后面——跟骨后：病变

见图 12.63a、b。

后面——小腿肌肉－肌腱连接部：病变

见图 12.64~12.66。

后面——病变：跟腱断裂

见图 12.67 和图 12.68。

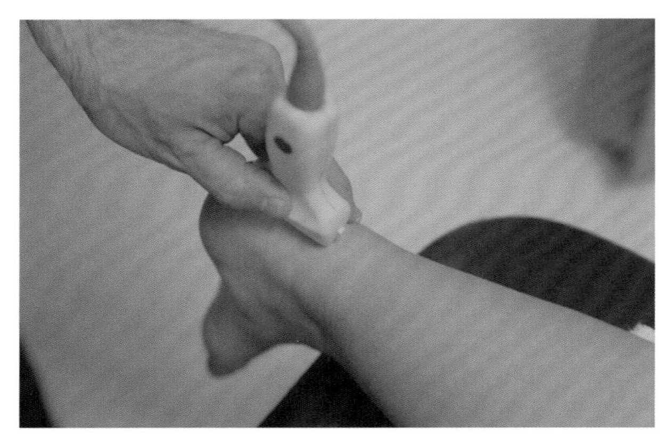

图 12.50 跟腱和小腿的纵向扫查。探头放置在解剖矢状面，其远端位于跟骨后面首先显示跟腱的止点。随后探头向近端移动到比目鱼和腓肠肌的肌肉－肌腱连接部。

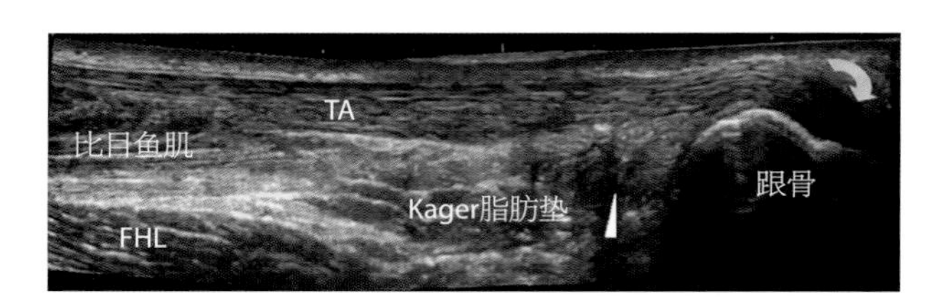

图 12.51 跟腱 (TA) 止点和比目鱼肌肌肉－肌腱连接部的纵向图像。跟腱表现正常，具有良好的纤维形态。跟骨后部完整，无皮质不规则。可见比目鱼肌附着在跟腱的深层。比目鱼肌深部可见䠀长屈肌。跟骨前上方可见 Kager 脂肪垫。弧形箭头表示跟腱的各向异性，因为它包绕在跟骨后面。白三角箭头，跟骨后滑囊的位置；弧形箭头，各向异性。

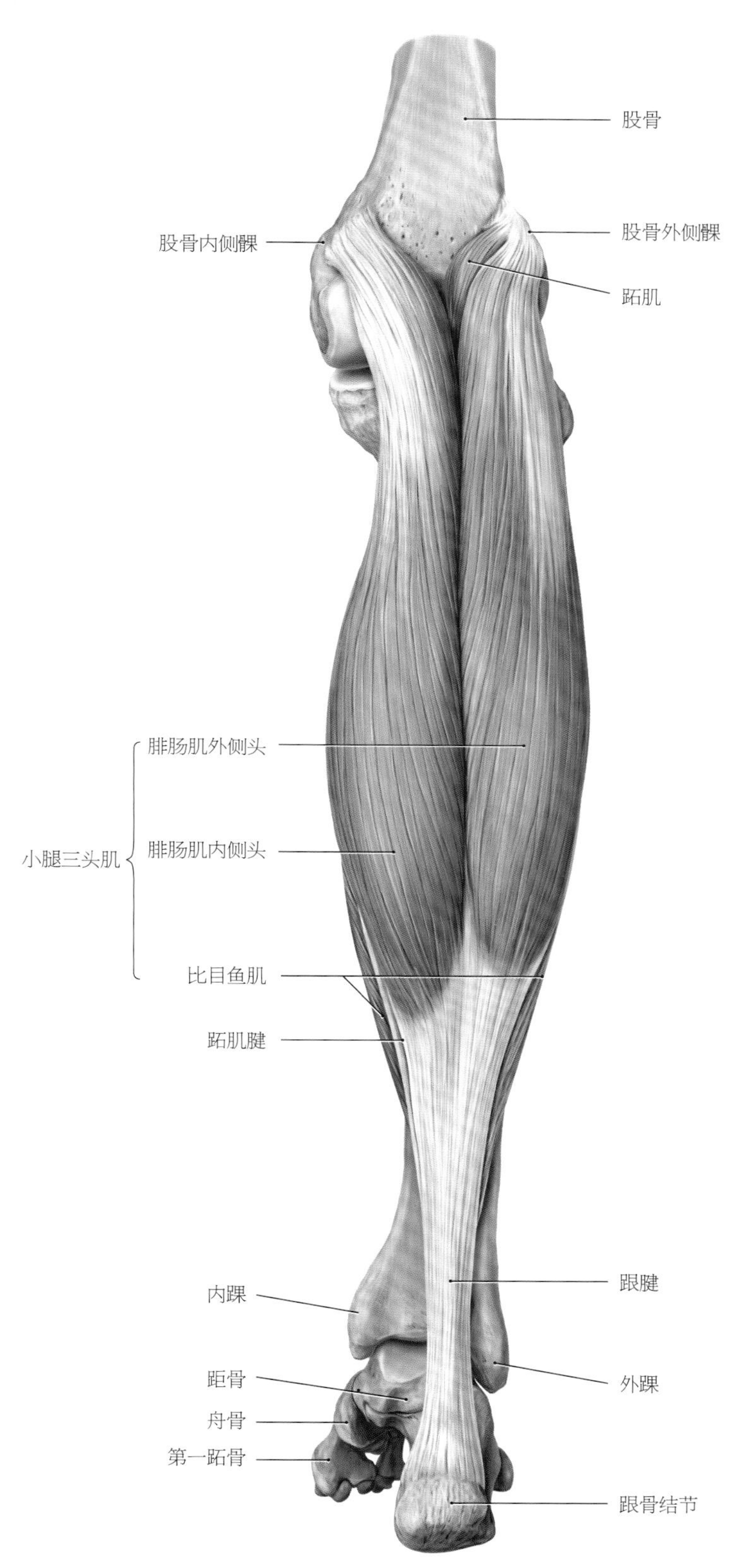

图 12.52　小腿后面浅层间室的冠状视图。小腿被肌间隔分成前面、外侧、后面浅层和后面深层间室，并被小腿深筋膜包围。横向肌间隔将浅层和深层间室分开。后面浅层间室包含内、外侧腓肠肌，比目鱼肌和跖肌（经允许引自 Schuenke, Schulte, and Schumacher, Atlas of Anatomy, 2nd edition, ©2014, Thieme Publishers, New York. Illustration by Karl Wesker/Markus Voll）。

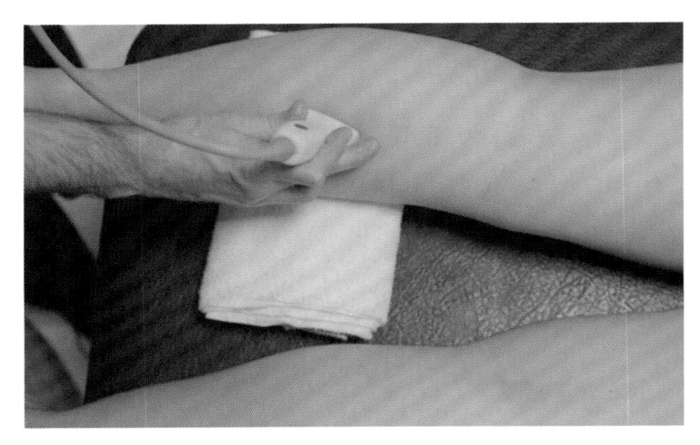

图 12.53　小腿内侧腓肠肌和肌肉 - 肌腱连接部的纵向图像。探头放置在斜矢状平面，纵向位于如临床所示的腓肠肌的内侧和外侧头上。

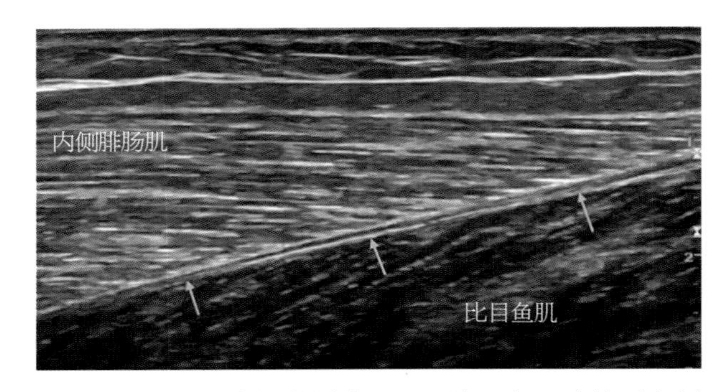

图 12.54　小腿中部内侧腓肠肌和比目鱼肌连接到内侧腱膜（黄箭头）的纵向图像。黄箭头，内侧腓肠肌腱膜（它在远端与外侧腱膜汇合形成跟腱）。

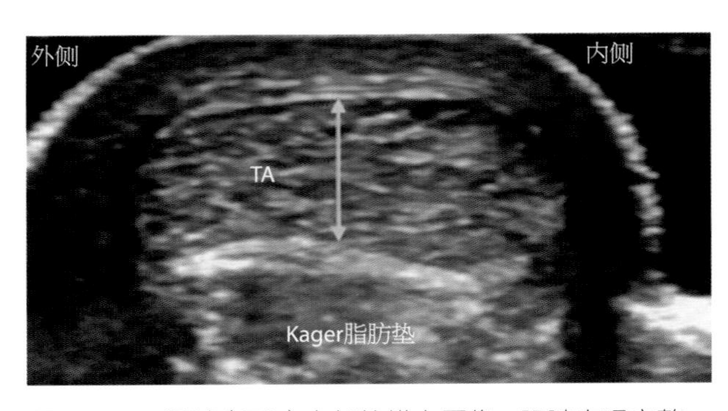

图 12.55　跟腱（TA）中部的横向图像。肌腱表现完整。可见 Kager 脂肪垫在肌腱前方。肌腱内侧稍增宽是正常的。经过肌腱中部正常跟腱直径约为 6 mm（黄双箭头）。

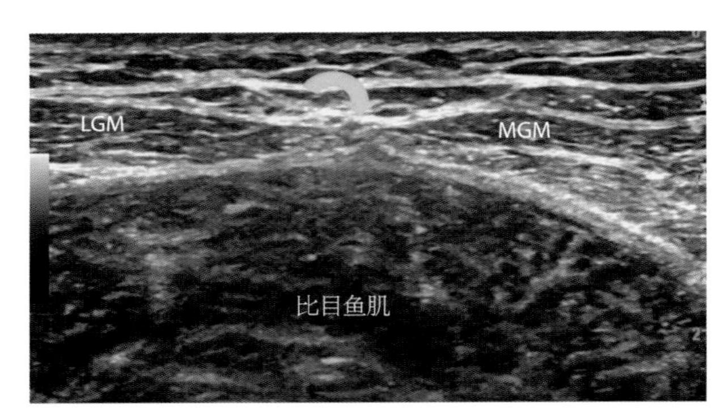

图 12.56　跟腱 (TA) 与内侧腓肠肌 (MGM) 和外侧腓肠肌 (LGM) 连接部（黄弧形箭头）的横向图像。腓肠肌深部可见比目鱼肌。

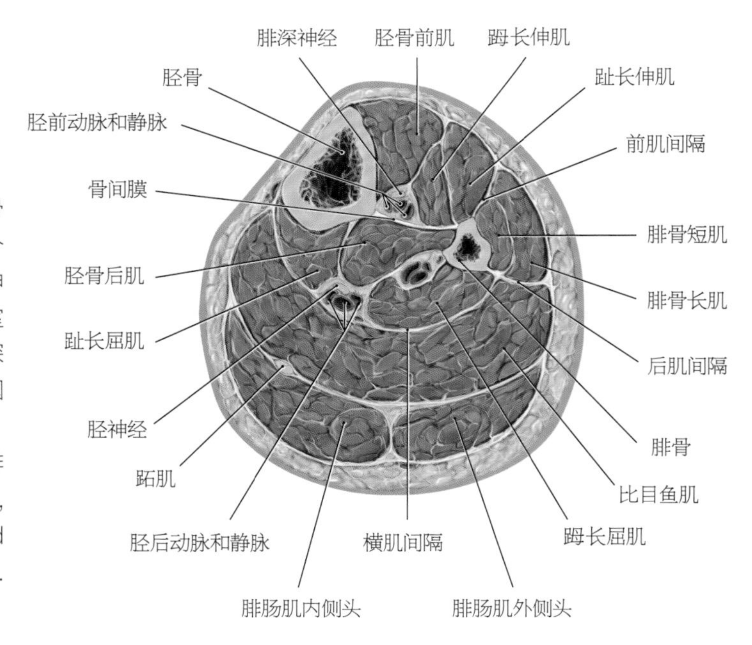

图 12.57　小腿下部的横向断面。小腿下部由骨间膜、前肌间隔、横肌间隔和后肌间隔分成四个间室。前间室包含胫骨前肌、踇长伸肌、趾长伸肌、第三腓骨肌、腓深神经和胫前血管。外侧间室包含腓骨长肌和腓骨短肌以及腓浅神经。后面深层间室包含胫骨后肌、踇长屈肌、趾长屈肌和腘肌、胫神经、胫后动脉和静脉、腓动脉和静脉。后面浅层间室包含腓肠肌、比目鱼肌、跖肌和腓肠内侧皮神经（经允许引自 Schuenke, Schulte, and Schumacher, Atlas of Anatomy, 2nd edition, ©2014, Thieme Publishers, New York. Illustration by Karl Wesker/Markus Voll）。

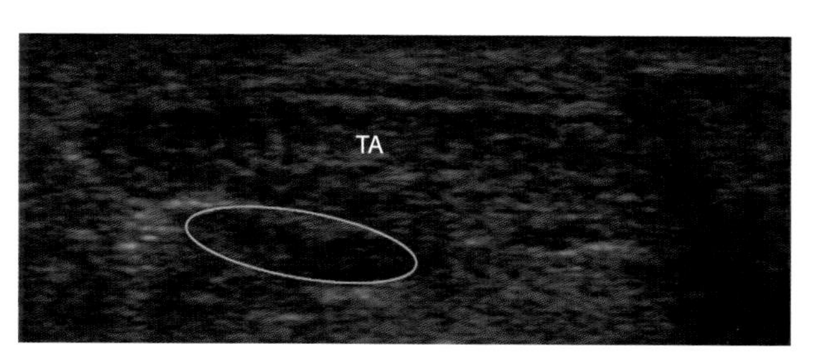

图 12.58 跟腱（TA）中部的横向图像。可见跖肌腱呈一个独立的椭圆形结构位于跟腱前内侧面（黄椭圆形）。应该注意，跖肌腱并不总能被清楚地单独看到。

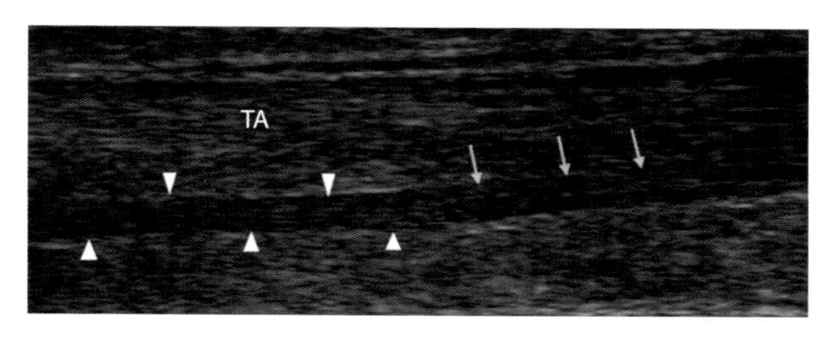

图 12.59 跟腱（TA）中部的纵向图像。可见跖肌腱（白三角箭头）呈细长带沿跟腱前内侧走行。在此例中，可见它止于跟腱中部（黄箭头）。

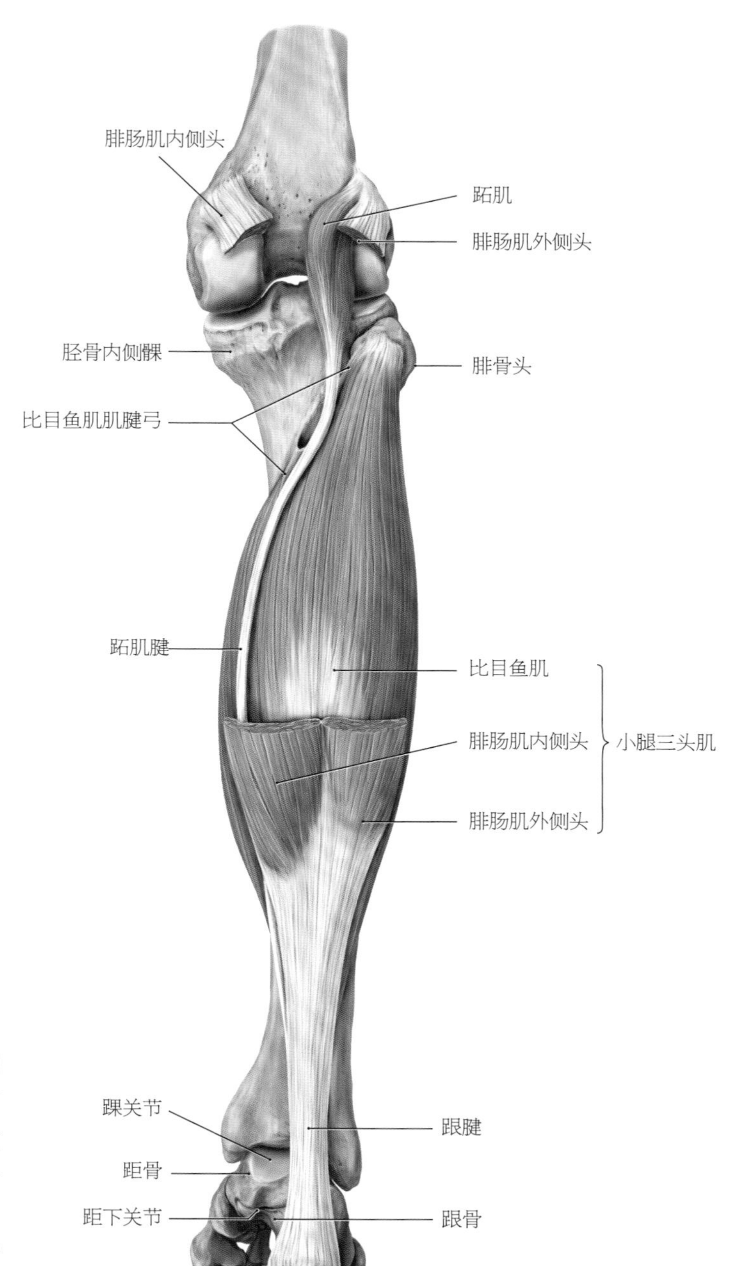

图 12.60 小腿后侧浅层间室的冠状视图。后侧浅层间室包含内、外侧腓肠肌，比目鱼肌和跖肌。在此图中，内侧和外侧腓肠肌已被移除。横肌间隔将后侧浅层间室与深层间室分开（经允许引自 Schuenke, Schulte, and Schumacher, Atlas of Anatomy, 2nd edition, ©2014, Thieme Publishers, New York. Illustration by Karl Wesker/Markus Voll）。

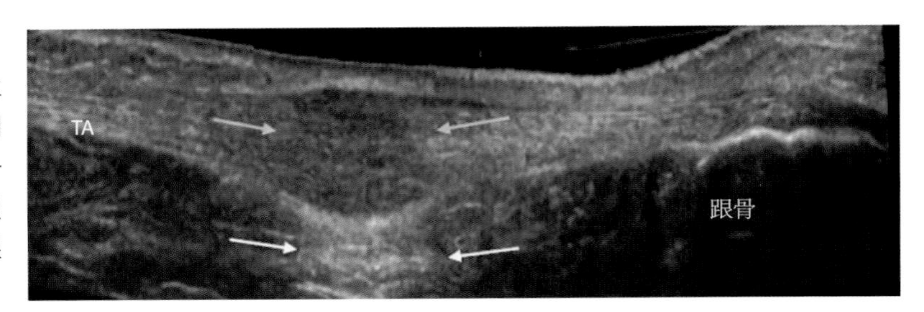

图 12.61　跟腱 (TA) 的纵向图像。跟骨止点处的肌腱表现完整。然而，肌腱中部明显增厚，回声消失（黄箭头）。注意这一增厚伴后方回声增强（白箭头），提示虽然肌腱增厚但密度降低。这些发现表明跟腱中部肌腱病。

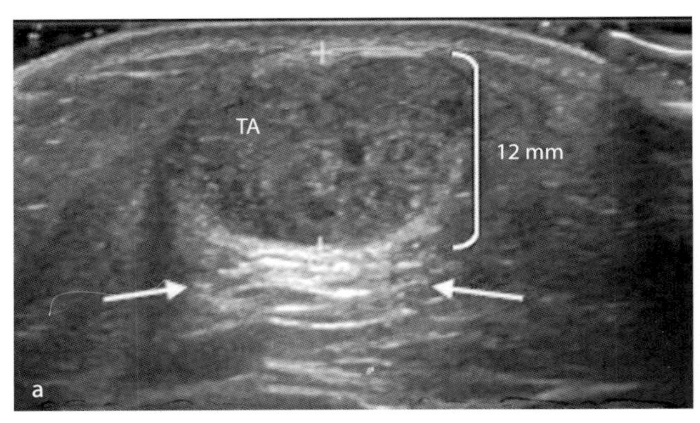

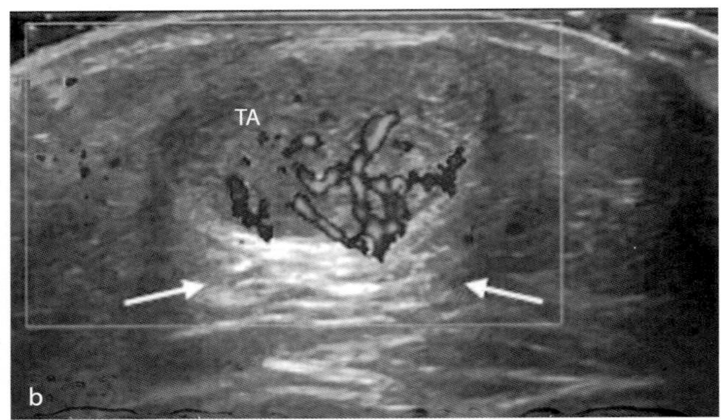

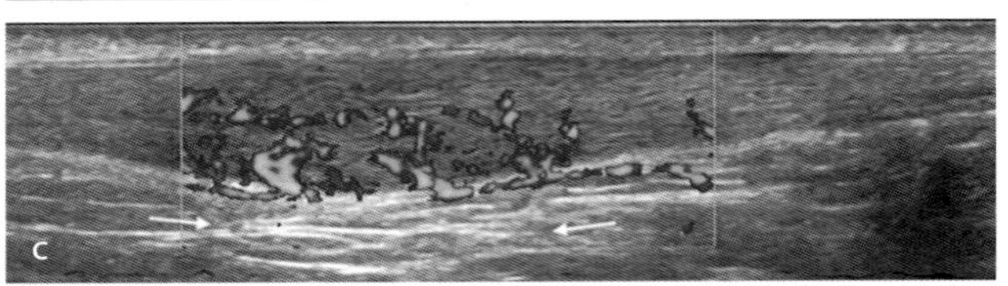

图 12.62　a、b. 跟腱（TA）中部的横向图像。肌腱表现增厚约 12 mm。此外，有明显的后方回声增强，表明缺乏正常的肌腱密度（白箭头）。在图 b 中，能量多普勒显示有明显的新生血管。c. 是与图 a、图 b 相同肌腱的纵向图像，清楚地显示肌腱的梭形肿胀和弥漫性新生血管。这些发现表明跟腱中部肌腱病。白括号，肌腱最大直径 (AP)。

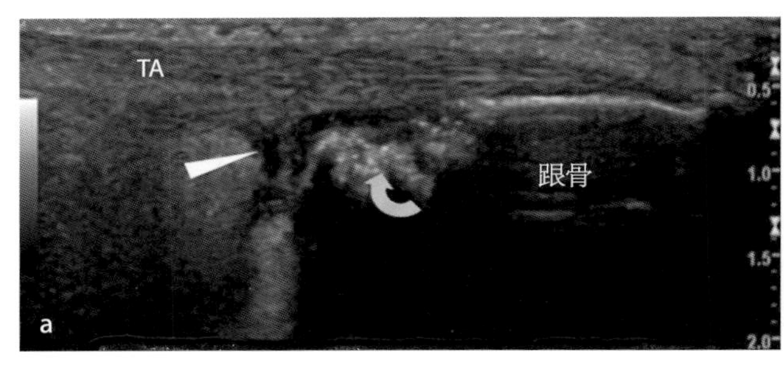

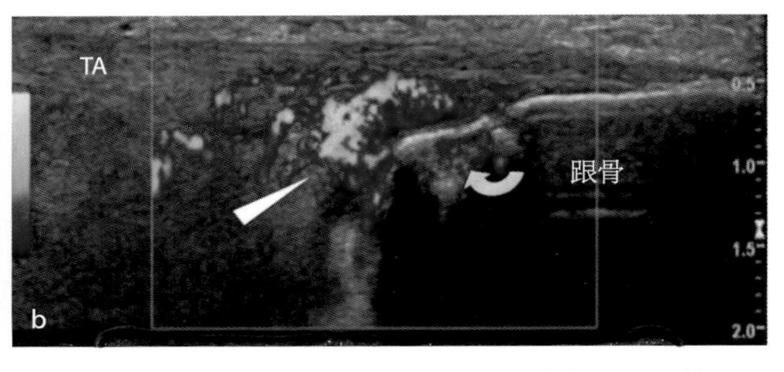

图 12.63　a、b. 跟腱 (TA) 止点后方和跟骨后区域的纵向图像。跟腱表现完整，没有增厚或附着点改变的证据。然而，有一个大的弥漫性且有炎症的跟骨后滑囊（白三角箭头）。此外，跟骨后上方显示明显的皮质不规则，符合侵蚀改变（黄弧形箭头）。

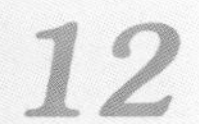

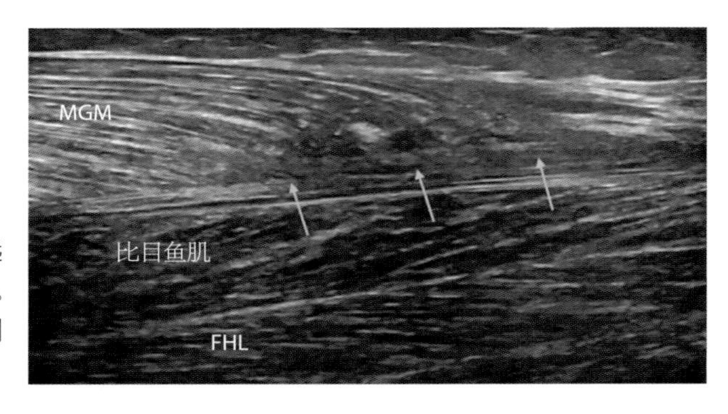

图 12.64　小腿内侧的纵向图像。腓肠肌内侧头 (MGM) 远端附着于内侧腱膜（黄箭头）处显示失去了正常的纤维形态。深部的比目鱼肌和踇长屈肌 (FHL) 表现完整。图像符合内侧腓肠肌撕裂。

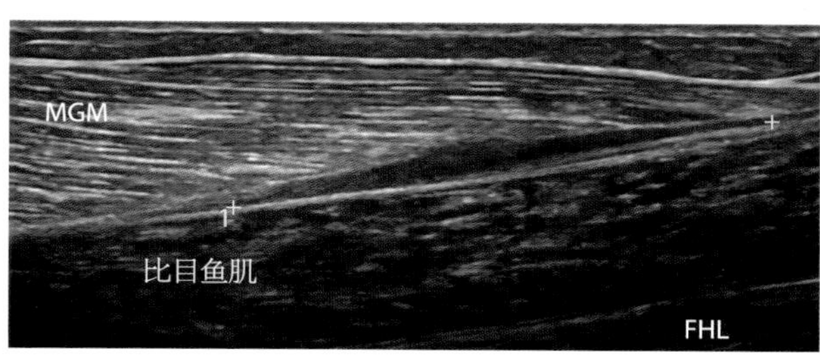

图 12.65 腓肠肌内侧头（MGM）的纵向图像。图像显示肌肉深面附着于内侧腱膜处有一个纺锤形的低回声区域，测量约 3.5 cm（黄十字）。图像符合肌内继发于前次撕裂的慢性瘢痕。FHL，踇长屈肌；黄十字，内侧腓肠肌内的瘢痕组织。

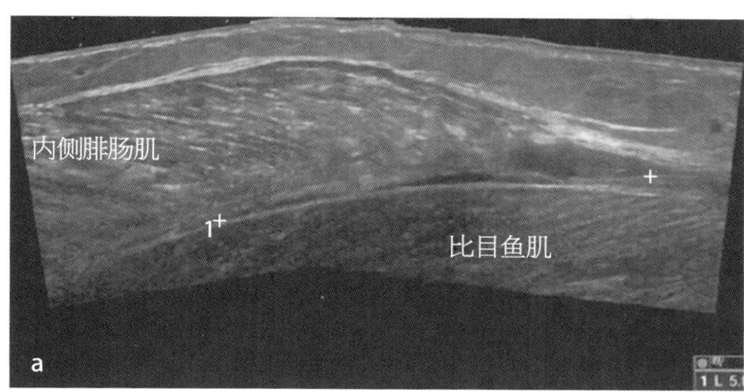

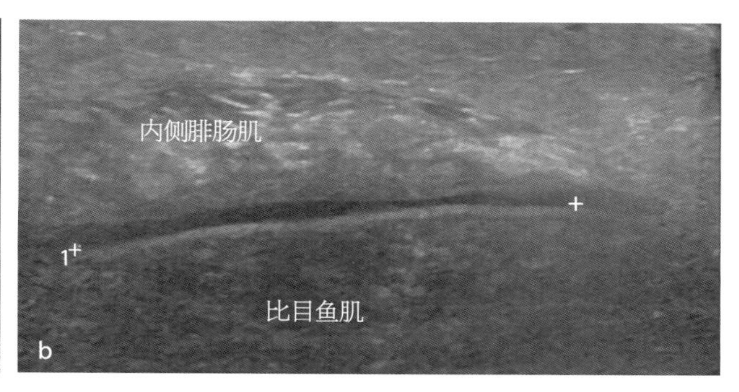

图 12.66 a. 腓肠肌内侧头的纵向图像。图像显示肌腹附着于跟腱腱膜处有一个大的撕裂，纵向测量约 6 cm（白十字）。撕裂端似乎接近。b. 内侧腓肠肌的横向图像。图像显示肌腹附着于跟腱腱膜处有一个大的撕裂，横向测量约 3.6 cm（白十字）。撕裂端似乎接近。白十字，标尺测量内侧腓肠肌与跟腱腱膜之间的撕裂程度。

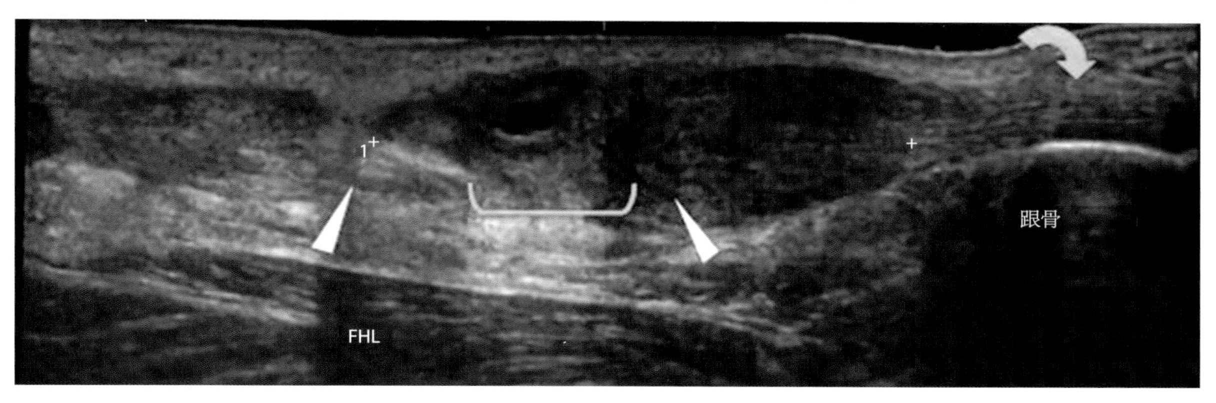

图 12.67 跟腱的纵向图像。图像显示远端肌腱附着于跟骨后面形态正常（弧形箭头）。然而，肌腱中部有 4.5 cm（白十字）的正常肌腱结构消失，伴肌腱远端和近端回缩（白箭头）。肌腱回缩端之间的距离约为 3 cm（黄括号），有纤维组织充填。在临床上，挤压近端小腿肌肉肌腱并不产生移动，而足部跖屈是由于深部踇长屈肌（FHL）活动。这些发现符合跟腱中部的完全断裂。弧形箭头，正常跟腱；白箭头，回缩肌腱；白十字，失去正常肌腱结构；黄括号，肌腱内间隙。

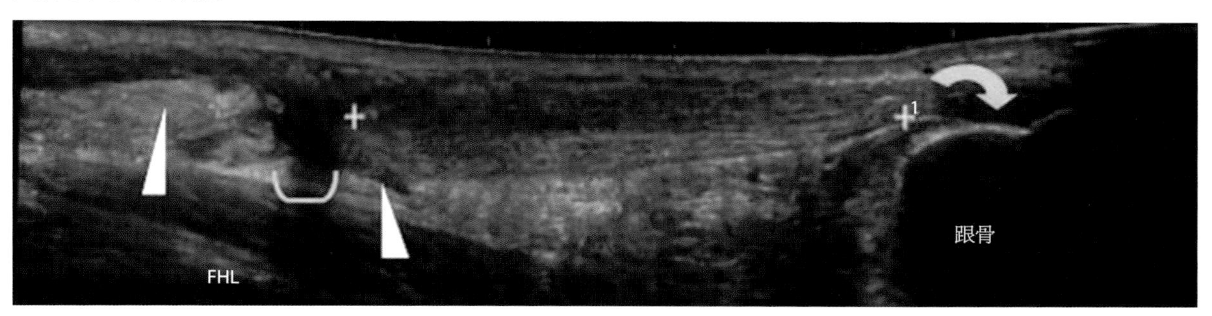

图 12.68 跟腱的纵向图像。远端肌腱附着于跟骨处表现完整（弧形箭头）。肌腱的下半部尽管增厚也是完整的，符合肌腱病（白十字）。肌腱内有一个 1 cm 的间隙距跟骨上缘约 6 cm，符合完全断裂（黄括号）。可见间隙两端的肌腱回缩（白箭头）。弧形箭头，正常跟腱；FHL，踇长屈肌；白箭头，回缩的肌腱；白十字，完整但增厚的肌腱；黄括号，肌腱内间隙。

12.1.5 下面

足跟面——足底筋膜：纵向扫查

患者仰卧位，小腿外旋。医生应使患者的脚能够被动移动，通过紧张足底筋膜以评估连续性。探头放置在解剖矢状面，其后缘在跟骨前内侧结节上，而前缘朝向足内侧纵弓 (图 12.69 和图 12.70a、b)。

足跟面——足底筋膜：横向扫查

患者仰卧位，小腿外旋。探头放置于解剖冠状面，位于足底筋膜附着于跟骨前内侧结节处 (图 12.71 和图 12.72 ）。

足跟面——足底筋膜：病变

见图 12.73~ 图 12.76。

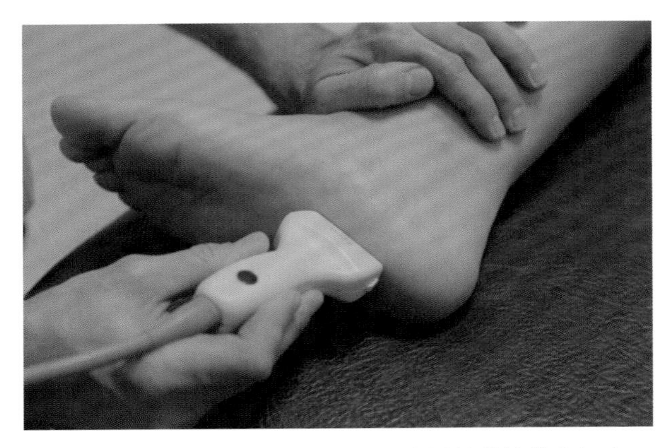

图 12.69 足底筋膜附着于跟骨前内侧结节的纵向扫查。探头放置于解剖矢状面以显示近端筋膜。

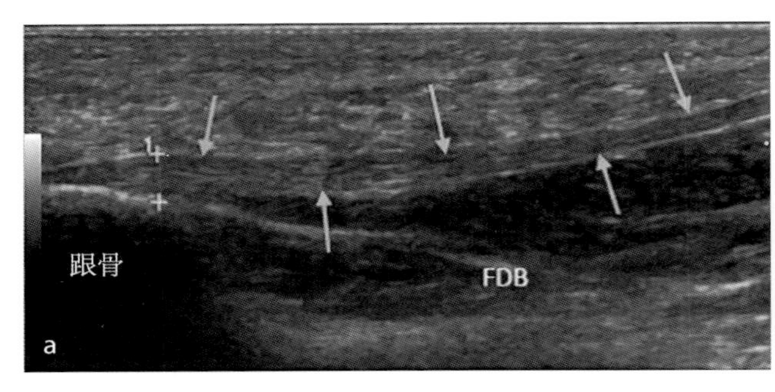

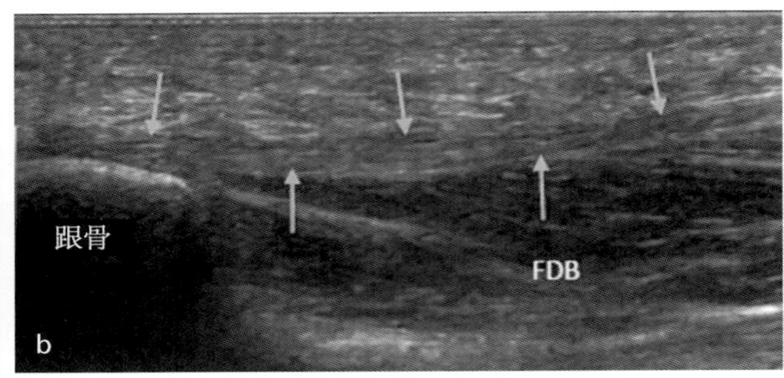

图 12.70 a、b. 足底筋膜附着于跟骨前内侧结节的纵向图像。可见筋膜呈束带状从跟骨内侧结节向远端延伸到足内侧纵弓 (黄箭头) 。在这些图像中，筋膜没有表现增厚，结节处测量约 4 mm (黄十字) 。在图 a 中，脚处于放松状态，可见筋膜轻微向下弯曲。在图 b 中，通过抬起第一跖骨头紧张筋膜，筋膜弯曲较少。FDB，趾短屈肌；黄箭头，足底筋膜；黄十字，标尺测量跟骨前内侧结节处的足底筋膜 (平均厚度为 4 mm) 。

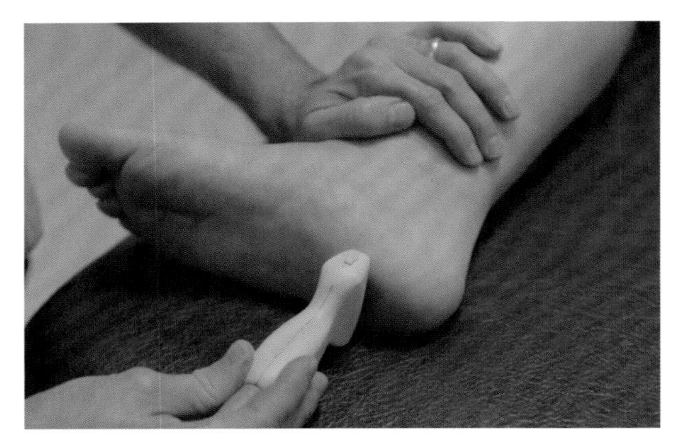

图 12.71 足底筋膜附着于跟骨前内侧结节的横向扫查。探头放置于解剖冠状面。

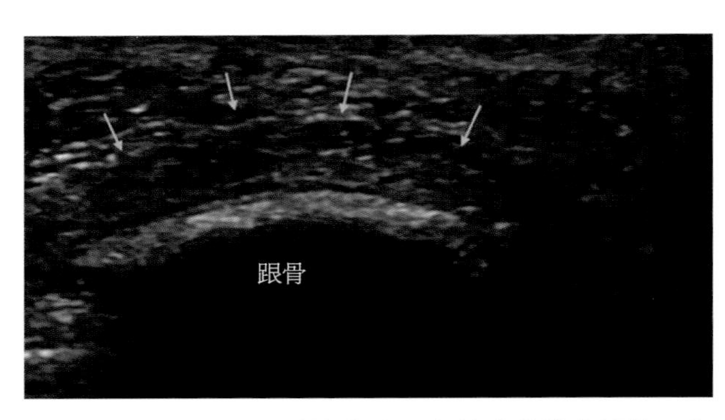

图 12.72 跟骨前内侧结节处足底筋膜的横向图像。足底筋膜表现为平行于跟骨的等回声层 (黄箭头) 。

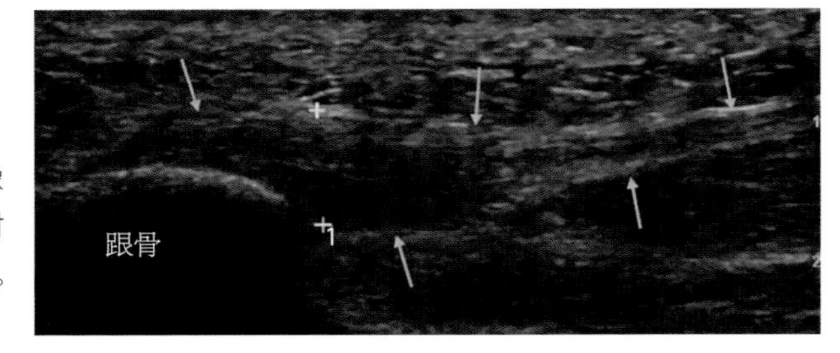

图 12.73 足底筋膜近端附着于跟骨前内侧结节的纵向图像 (黄箭头) 。跟骨表现完整，没有骨刺。然而，筋膜近端附着处增厚、回声减低，测量厚约 8 mm (正常 4 mm)(十字) 。这些发现提示足底筋膜炎。

12

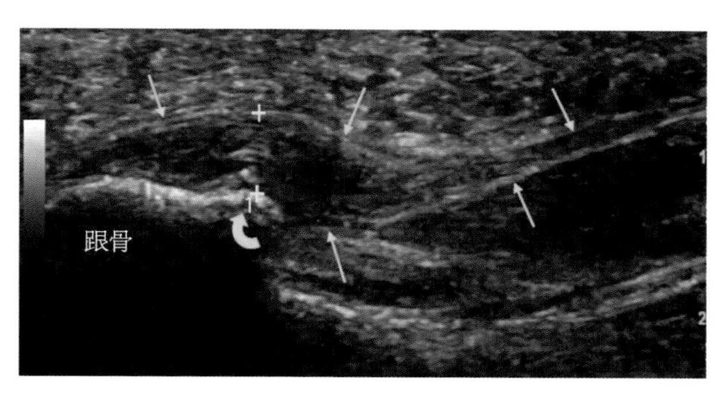

图 12.74 足底筋膜近端附着于跟骨前内侧结节的纵向图像（直形箭头）。筋膜厚约 7 mm（十字）。此外，还有足跟骨刺（弧形箭头）。这些发现提示足底筋膜炎伴足跟骨刺。十字，标尺测量足底筋膜厚度；弧形箭头，跟骨足跟骨刺；直形箭头，足底筋膜。

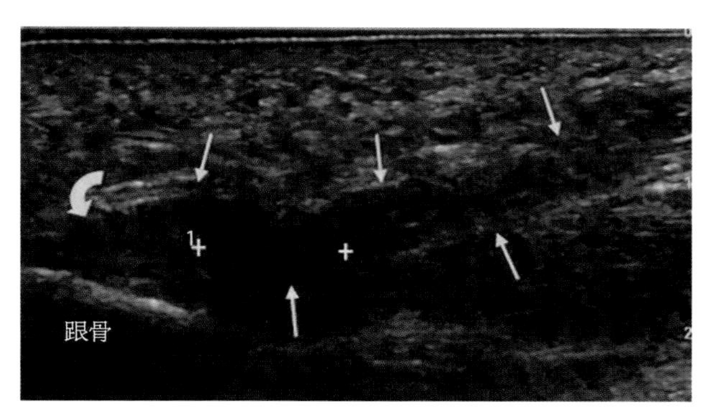

图 12.75 足底筋膜附着于跟骨前内侧结节的纵向图像（直形箭头）。筋膜除了在跟骨上有增厚（弧形箭头），筋膜内还有一个 10 mm 的无回声“间隙”（黄十字）。这些发现符合近端筋膜断裂。

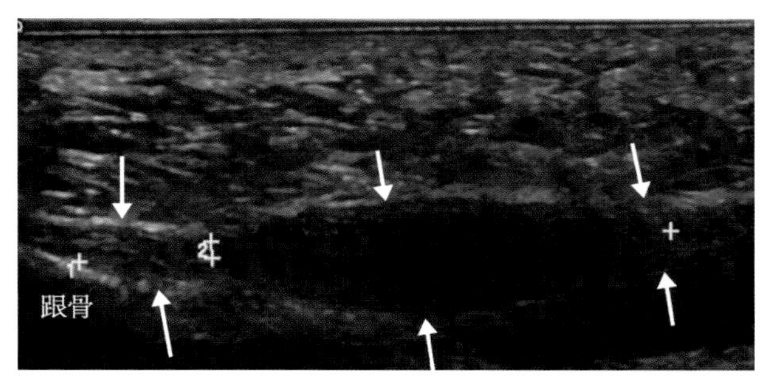

图 12.76 足底筋膜近端的纵向图像（白箭头）。筋膜近端附着于跟骨前内侧结节处表现为正常回声和厚度。然而，距离结节远端大约 1 cm 处足底筋膜内有一个增厚和低回声区，纵向测量约 3 cm（两组白十字）。紧张足底筋膜没有显示完全断裂。这些发现可能代表筋膜在这个水平的部分撕裂，因为患者描述了足部外伤和突发的不适。如果没有任何外伤，可能诊断为足底纤维瘤。白十字，标尺表示测量筋膜内的低回声增厚和增厚处到跟骨的距离。

12.1.6 趾间

趾间——跖骨头：横向扫查

患者仰卧位，踝关节背屈。探头放置在解剖冠状斜面以显示跖骨头。从真正的冠状面略微倾斜使探头的外侧缘相对于内侧缘的方向略向后。跖骨长度的差异造成这种倾斜。如果扫查是为了检测可能存在的 Morton 神经瘤，那么通过向跖骨头施加横向的压力使神经瘤向足底方向移动，从而可以显示（图 12.77 和图 12.78）。

趾间——跖骨头：病变

见图 12.79a、b 和图 12.80a、b。

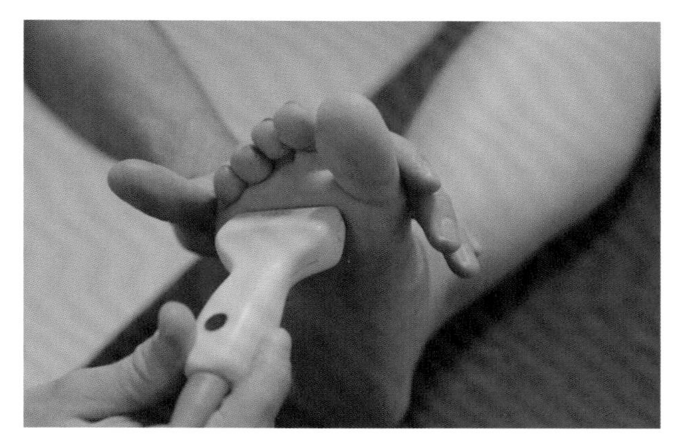

图 12.77 跖骨头和趾骨间隙的横向扫查。当探头在这个位置时，可以在跖骨头上施加横向压力——Mulder 挤压试验。

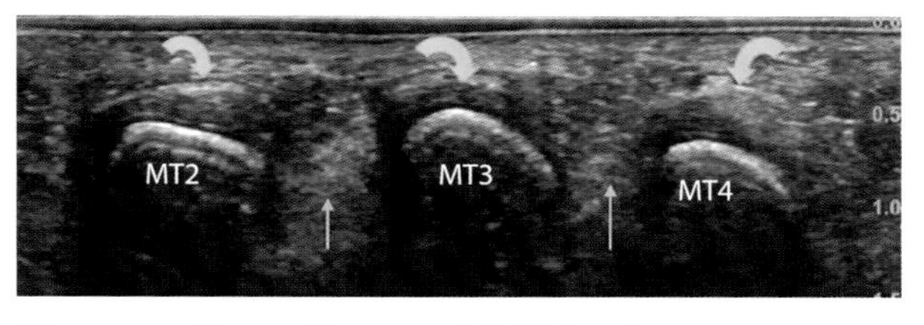

图 12.78 第二至第四跖骨头的横向图像 (MT2、MT3、MT4)。跖骨头下面的趾长屈肌腱表现完整（弧形箭头），跖骨头之间的脂肪组织表现为正常回声（直形箭头）。直形箭头，趾间正常脂肪组织。

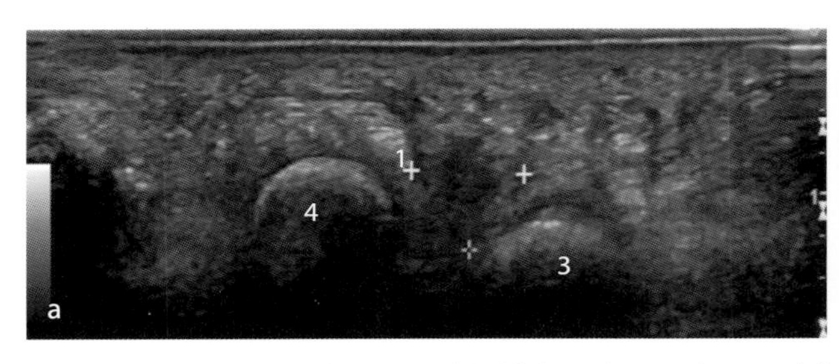

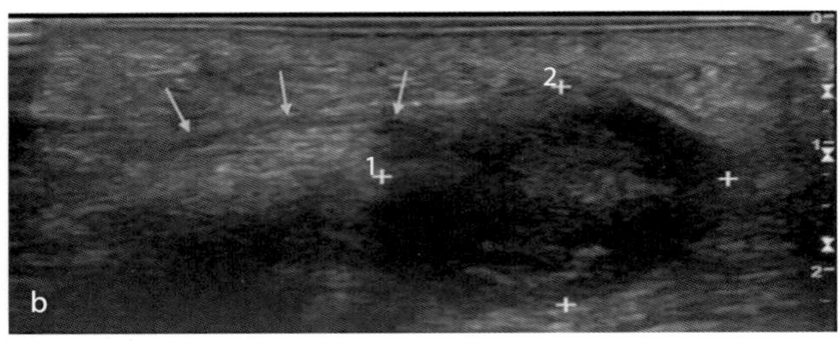

图 12.79 a. 第四和第三跖骨头的横向图像。已在跖骨头施加横向压力（Mulder 挤压试验），白十字标记的低回声灶从第四和第三跖骨头之间挤向足底方向，提示 Morton 神经瘤。b. 与图 a 同一患者的第四或第三趾骨间隙的纵向图像。在纵向视图中，不需要对跖骨头施加横向压力。间隙内可见大的低回声灶（白十字）。从屏幕左侧可见一个纤细线样低回声结构（黄箭头）进入病灶，代表形成神经瘤的趾间神经。白十字，Morton 神经瘤；黄箭头，趾间神经。

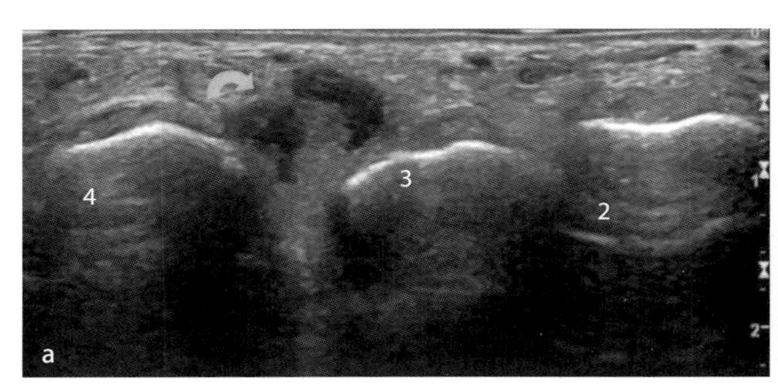

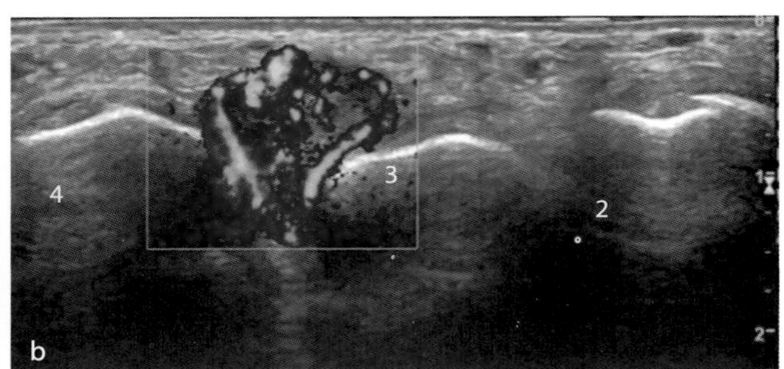

图 12.80 a. 第二、第三和第四跖骨头的横向图像。没有对跖骨头施加横向压力，但可见一个低回声灶（弧形箭头）从第四和第三跖骨头之间延伸出来。b. 能量多普勒成像显示低回声病灶内部丰富的血流。这两幅图像都符合跖间滑囊。4、3、2，第四、第三、第二跖骨头；弧形箭头，跖间滑囊。

12.1.7 足趾

足趾——跖趾关节和趾间关节背侧面：纵向扫查

患者仰卧位，膝关节屈曲，脚平放在检查床上跖屈位。探头放置在解剖矢状面，在跖趾或趾间关节上进行扫查。图 12.81 正在扫查第一跖趾关节（图 12.82 和图 12.83）。

足趾——第一跖趾关节的足底面：横向和纵向扫查

患者仰卧位，腿和脚平放在检查床上。医生应处于能方便扫查足底的位置。探头放置在解剖冠状面，位于第一跖趾关节足底面上（图 12.84 和图 12.85）。

足趾——第二至第五跖趾关节及趾间关节的足底面：纵向扫查

患者仰卧位，腿和脚放在检查床上。医生应处于能方便扫查足底的位置。探头放置在跖趾关节或趾间关节的足底面的解剖矢状面进行扫查。图 12.86 正在扫查第二跖趾关节（图 12.87）。

足趾：病变

见图 12.88~ 图 12.91。

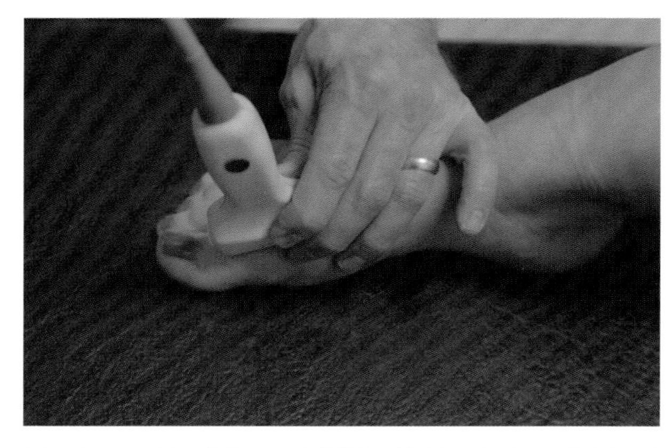

图 12.81 第一跖趾关节背侧面的纵向扫查。探头位于解剖矢状面关节上方。为成像趾间关节，探头应保持在矢状面并向远端移动。

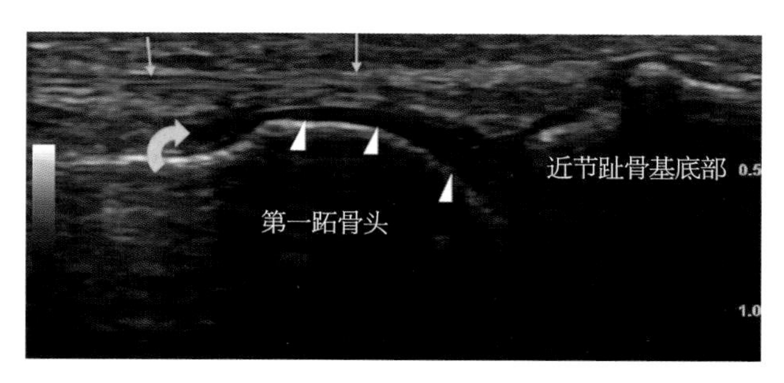

图 12.82　第一跖趾关节背侧面的纵向图像。可见浅层的拇长伸肌腱呈纤维束带样（黄直形箭头）。跖骨头（第一跖骨头）上方的无回声层代表关节软骨。黄弧形箭头表示跖骨隐窝。白三角箭头，跖骨头上方的关节软骨。

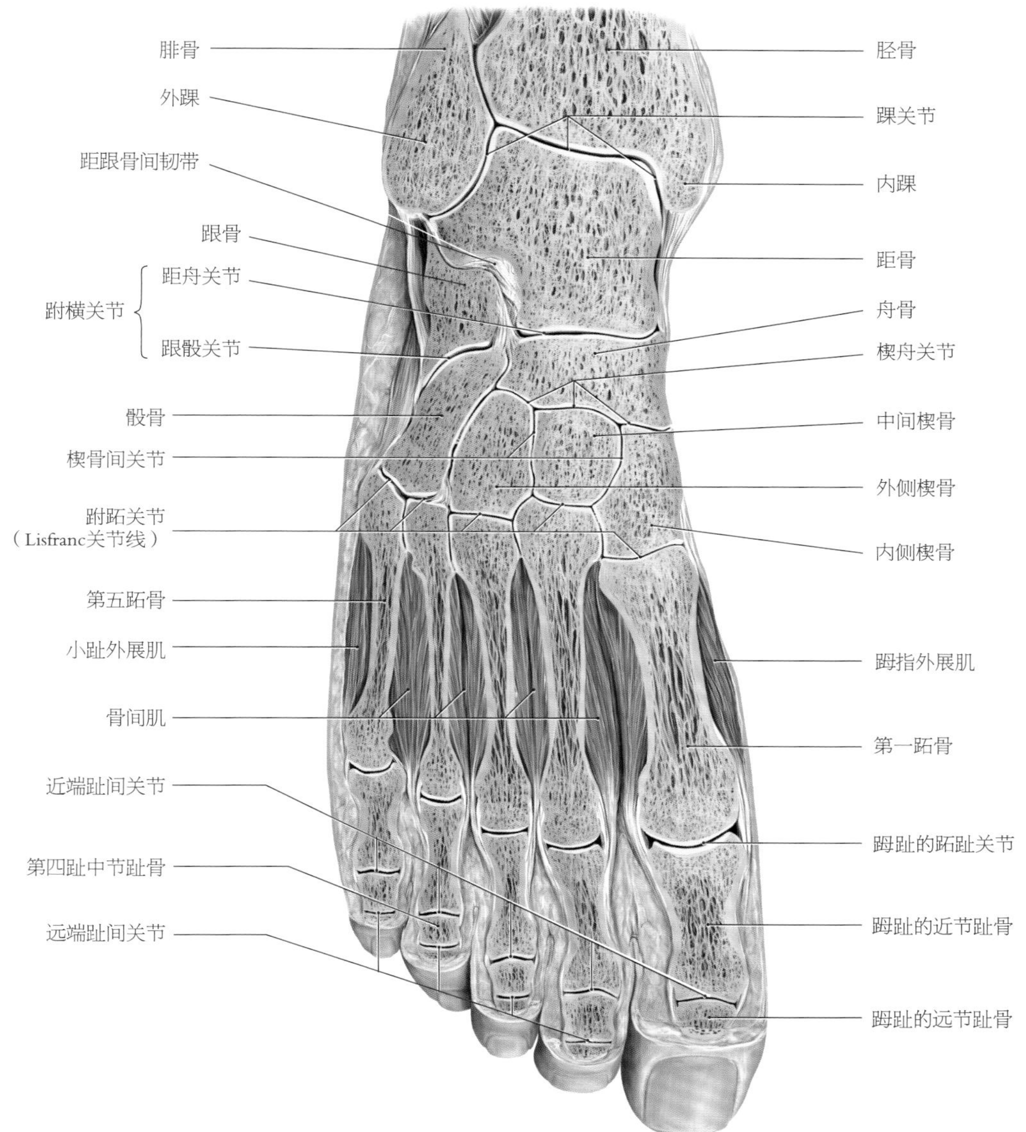

图 12.83　右侧踝关节和足的横向断面。后足由距骨和跟骨组成。胫骨和腓骨连接距骨上部形成踝关节，而距骨向下与跟骨连接形成距下关节。中足 5 个不规则的骨，骰骨、舟骨和三块楔骨形成足弓。中足可被认为从跟骰关节开始，跖骨出现的地方结束。中足关节又称 Lisfranc 关节，由 5 个跗跖关节组成，其中第一至第三跖骨与对应的内侧、中间和外侧楔骨形成关节，而第四和第五跖骨与骰骨形成关节。从功能上讲，Lisfranc 关节可纵向分为三柱：内侧柱，或第一线，由第一跗跖关节组成；中间柱，由第二和第三跗跖关节组成；外侧柱，由第四和第五跗跖关节组成。
穿过这些关节的横线不是直的，因为第二跗跖关节形成了一个拱形的隐窝。该关节距第一跗跖关节线约 1 cm，距第三跗跖关节线约 0.5 cm。前足由 5 个脚趾和相应的 5 个近端跖骨组成。与手指相似，大脚趾有 2 根趾骨，而其他 4 个脚趾有 3 根趾骨（经允许引自 Schuenke, Schulte, and Schumacher, Atlas of Anatomy, 2nd edition, ©2014, Thieme Publishers, New York. Illustration by Karl Wesker/Markus Voll）。

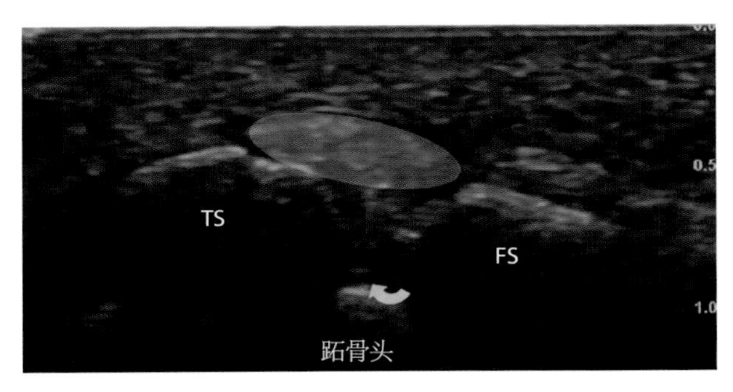

图 12.84　第一跖趾关节足底面的横向图像。图像显示胫侧和腓侧的籽骨 (分别为 TS 和 FS)。第一跖骨头上方的无回声区 (弧形箭头) 是关节软骨。两个籽骨之间是踇长屈肌腱 (椭圆形) 。

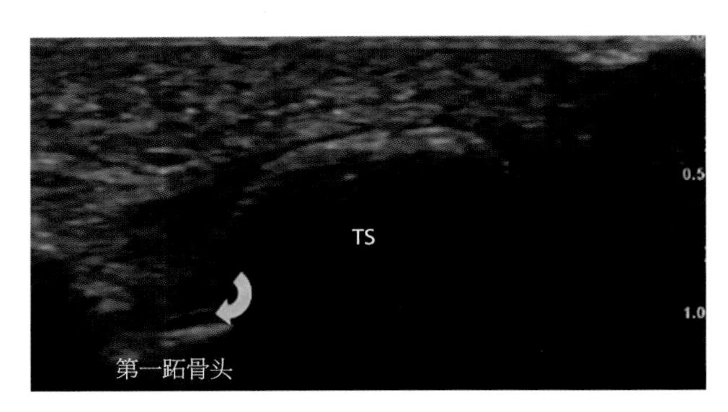

图 12.85　第一跖趾关节足底面的纵向扫查。在这张图中，探头放置在关节内侧以显示胫侧籽骨 (TS)。弧形箭头，关节软骨。

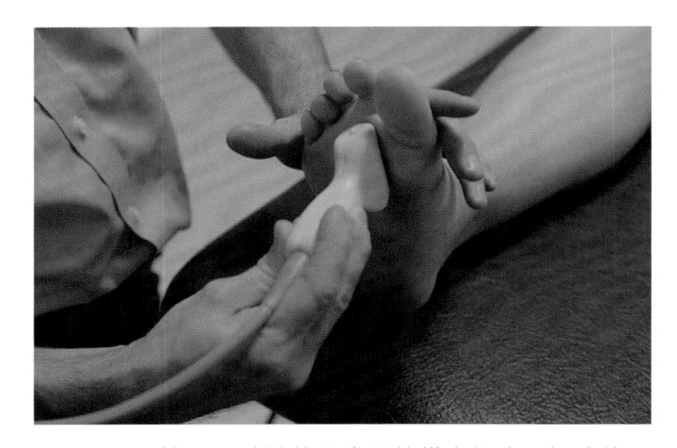

图 12.86　第二跖趾关节足底面的纵向扫查。探头位于关节上方的解剖矢状面。为成像趾间关节，探头应保持在矢状面并向远端移动。

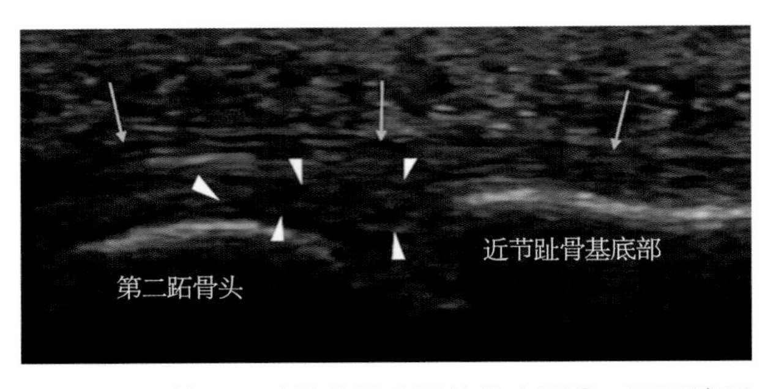

图 12.87　第二跖趾关节足底面的纵向图像。可见浅层的趾长屈肌腱呈纤维束带状 (黄箭头) 。肌腱深面的三角形回声是跖板 (白箭头) ，可见它有一个宽的基底附着在趾骨基底部。

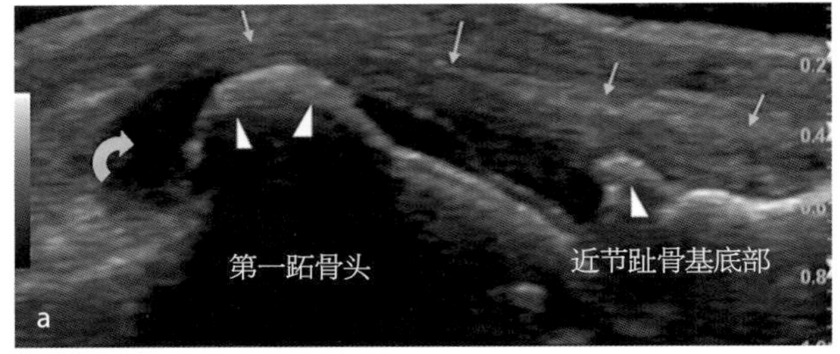

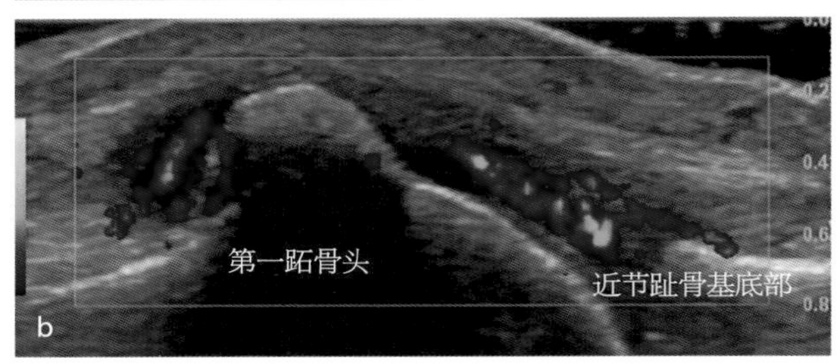

图 12.88　a. 踇趾第一跖趾关节的纵向图像。图像显示跖骨头和近节趾骨基底部明显的退行性改变伴外生骨赘 (白箭头) 。关节内及跖骨隐窝可见渗出 (黄弧形箭头) 。关节囊增厚 (黄直形箭头) 。b. 在能量多普勒中，关节表现为明显的滑膜炎。这些发现符合踇趾第一跖趾关节明显的骨关节炎伴滑膜炎。白箭头，外生骨赘；黄直形箭头，肥大的关节囊。

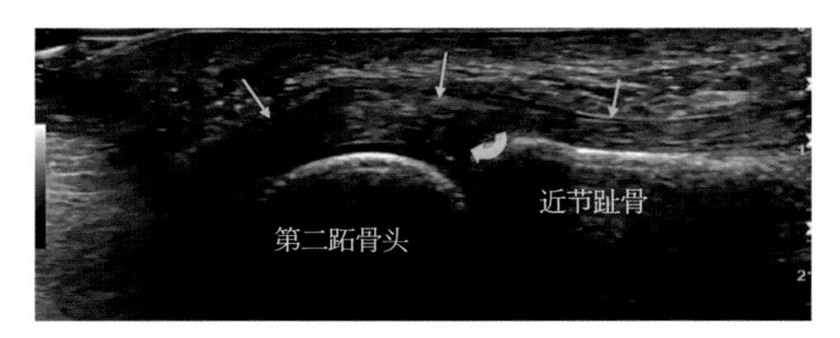

图 12.89　第二跖趾关节足底面的纵向图像。跖板远端附着于近节趾骨基底处有低回声灶 (弧形箭头) 。患者描述在跳起和脚着地后这个区域突发疼痛。疼痛位于第二跖骨头下表面。这些发现表明跖板的撕裂。

12

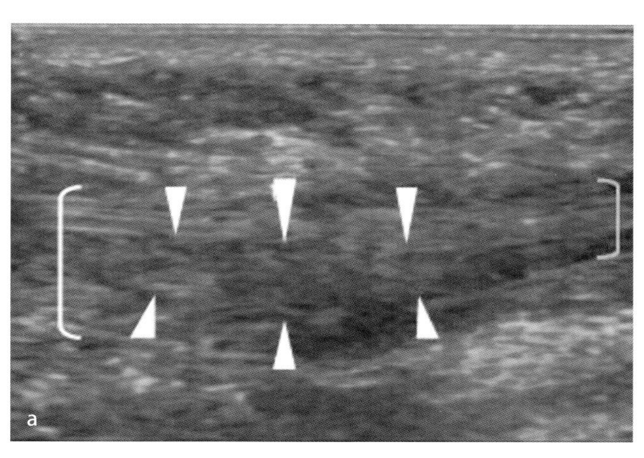

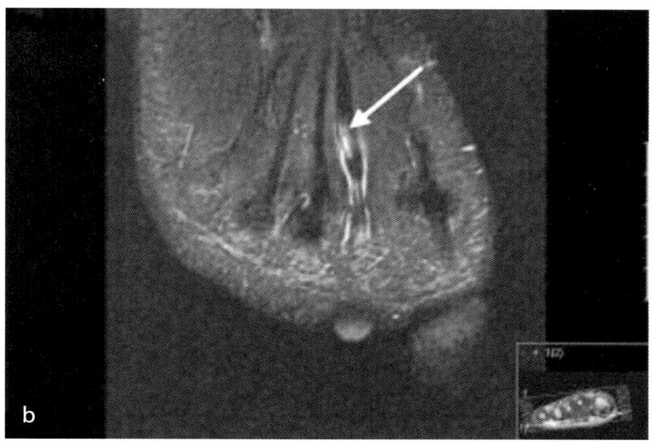

图 12.90 a. 第二趾和伴随的趾长屈肌腱足底面的纵向图像。图像显示肌腱增厚及腱内正常纤维结构消失，符合腱内撕裂（白三角箭头）。b.MRI 图像 (T2 轴向) 与图 a 相同的区域。在第二跖骨趾长屈肌腱周围有高信号。肌腱弥漫性增厚伴高信号（白长箭头）。白长箭头，在第二跖骨趾长屈肌腱内高信号；白括号，增厚的肌腱；黄括号，正常肌腱直径。

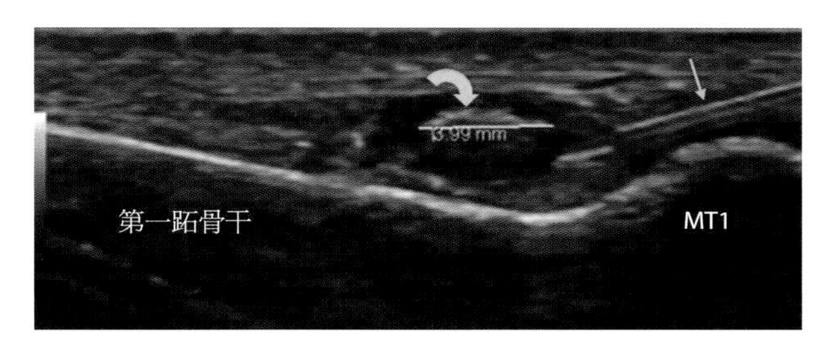

图 12.91 第一跖骨干远端背侧的纵向图像。可见跖骨头 (MT1) 在图像右侧。跖骨隐窝内有一个边界清晰的钙化灶，直径约 4 mm，符合游离体（弧形箭头）。正在关节内注射，注意针从屏幕右侧进入跖骨隐窝（直形箭头）。

踝关节和足部：介入治疗技术 13

摘要

本章概述了踝关节和足部周围常用的介入治疗技术。目的是详细说明探头和针的位置以及校正方式，以便精准置入目标组织。另外，每种病变均给出了简要的临床表现以及一些需要注意的解剖学考虑。所提供的药物、剂量和体积是作者诊所使用的。

关键词

距小腿，距下，中足，前足，跖趾，距腓前，跟腓，前下胫腓，跟骰，跟腱，足底筋膜，胫后，趾长屈肌，踇屈肌

13.1 踝关节（距小腿关节）注射

13.1.1 病因

- 骨关节炎。
- 创伤后。

13.1.2 临床表现

• 疼痛在踝关节前面深方。如果疼痛原因是骨关节炎，那么限制跖屈大于背屈。

• 如果疼痛是由于撞击，那么限制将与撞击的部位有关，前面或是后面。

13.1.3 物品准备

见表 13.1。

表 13.1 踝关节（距小腿关节）注射所需的物品

注射器	针	皮质类固醇	局麻药	探头
5 mL	23 G	20 mg 甲泼尼龙	2 mL 1% 利多卡因	大的线阵或曲棍球棒探头

13.1.4 解剖考虑

踝关节最方便的进入点恰在胫骨前缘远端和距骨顶上方。注射前应看到腓深神经和足背动脉、静脉。

13.1.5 操作过程

• 患者仰卧位，膝关节屈曲约 90°，脚平放在检查床上。脚处于跖屈的位置，使针更容易进入关节。

• 探头放置在胫骨前肌腱和踇长伸肌腱之间的解剖矢状平面。

• 针从下到上方向在探头的纵向平面进入踝关节。

• 距骨顶给医生提供针的角度。

• 注射以团注方式进行。

13.1.6 注射

见图 13.1 和图 13.2。

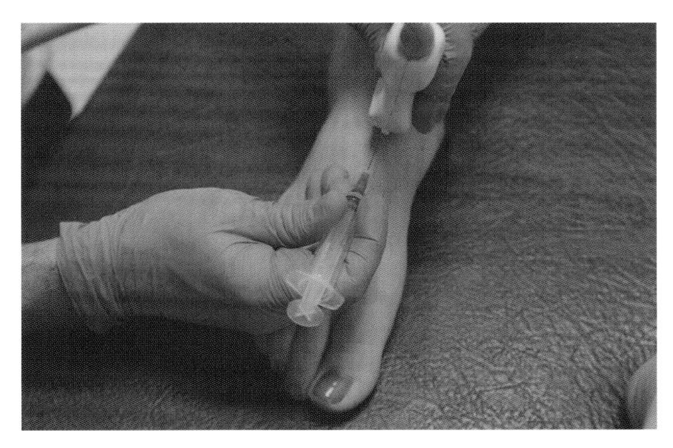

图 13.1 探头放置在解剖矢状平面胫骨前肌腱和踇长伸肌腱之间。针从下到上方向在探头的纵向平面进入踝关节。距骨顶给医生提供针的角度。

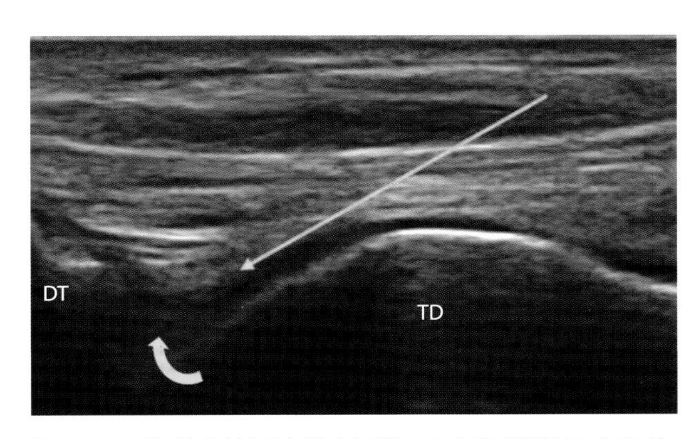

图 13.2 踝关节前面的纵向图像。可见远端胫骨（DT）位于图像左侧而距骨顶（TD）位于右侧。关节由弧形箭头指示。直形箭头给出针的方向。弧形箭头，踝关节。

13.1.7 注意事项

踝关节不是常受骨关节炎影响的关节，除非继发于先前的骨折。即使这样，通常也不会在几年内发展为病变。如果存在骨关节炎，注射可以很好地缓解症状并促进康复方案。

注射也可以作为诊断使用，特别是如果已经出现继发于前撞击的关节内肿胀。

在注射前，应该考虑骨软骨缺损的可能性，并需要 MRI 来充分评估这种可能性，特别是如果疼痛在负重时出现，并且患者描述了内翻损伤的病史。

13.2 跗骨间关节注射

13.2.1 病因

• 常见距舟关节、舟楔关节或楔跖关节的骨关节炎。

• 过度使用通常与脚过度内旋或旋后有关。

13.2.2 临床表现

疼痛位于足背。可能有软组织或骨性突起，超声显示为与深方关节退行性改变有关的骨赘或关节滑膜囊肿。

13.2.3 物品准备

见表 13.2。

表 13.2 跗骨间关节注射所需的物品

注射器	针	皮质类固醇	局麻药	探头
2 mL	23 G	20 mg 甲泼尼龙	1 mL 1% 利多卡因	线阵或曲棍球棒探头

13.2.4 解剖考虑

跗骨区有多个关节，可能有一个或多个关节疼痛。要注射的关节应通过仔细的触诊检查该区域和超声来识别症状最明显的区域。注射可能需要在多个关节进行，并在不同的场合可以作为有效的诊断方法。

13.2.5 操作过程

• 患者仰卧位，膝关节屈曲约 90°，脚平放在检查床上。脚处于跖屈的位置，使针更容易进入确认有问题的关节。

• 探头放置在要注射的关节上的解剖矢状平面。

• 针从下到上方向在探头的纵向平面进入要注射的关节。

• 注射以团注方式进行。

13.2.6 注射

见图 13.3 和图 13.4。

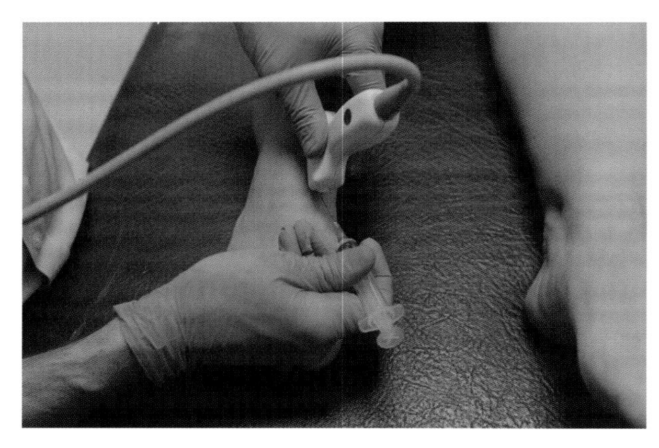

图 13.3 跗骨间关节注射（第一跖楔关节）。探头放置在要注射的关节上的解剖矢状平面。针从下到上方向在探头的纵向平面进入要注射的关节。

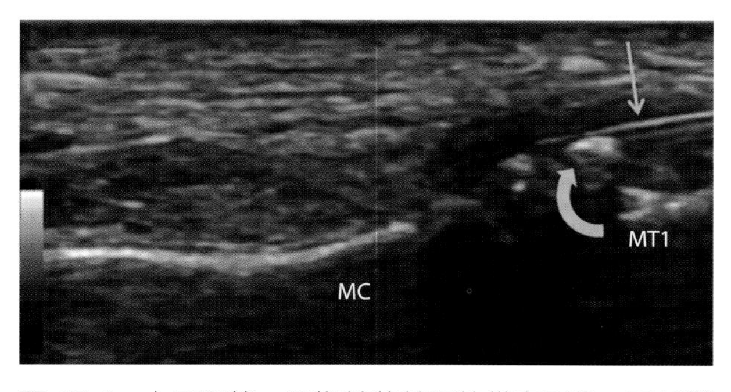

图 13.4 中足和第一跖楔关节前面的纵向图像。可见第一跖骨底（MT1）位于图像右侧而内侧楔骨（MC）在左侧。弧形箭头显示骨皮质不规则，符合骨赘的表现。针从图像左侧进入关节（直形箭头）。弧形箭头，第一跖骨底的骨赘；直形箭头，针。

13.2.7 注意事项

跗骨间关节注射可为此区域内的骨关节炎患者很好地缓解症状。然而，需要时刻考虑患者的脚型并纠正，可能需要使用适当的支持鞋和矫形垫。这同时也适用于那些在此范围内出现过度使用问题的患者，如脚过度内旋。

13.3 腓骨肌腱腱鞘注射

13.3.1 病因

• 常见于过度使用。

• 可能与踝关节急性或慢性内翻损伤有关。

13.3.2 临床表现

• 疼痛位于踝关节外侧和外踝后下方。

• 疼痛可以通过抵抗踝关节和足部外翻以及尽力内翻和跖屈来引发。

13.3.3 物品准备

见表 13.3。

表 13.3 腓骨肌腱腱鞘注射所需的物品

注射器	针	皮质类固醇	局麻药	探头
5 mL 或 10 mL	23 G	20 mg 甲泼尼龙	2 mL 1% 利多卡因（± 20 mL 的普通生理盐水）	线阵或曲棍球棒探头

13.3.4 解剖考虑

腓骨短肌和长肌的肌腱在共同滑膜鞘内走行于外踝后面和下方。然后在跟骨外侧的腓骨结节处分离。腓骨长肌的肌腱随后延伸至足底，而腓骨短肌继续在外侧止于第五跖骨底。

肌腱分离的位置是针很好的进入点。临床上，这一分离可以看作在跟骨外侧面肌腱之间有一个 V 形分叉。

13.3.5 操作过程

• 患者侧卧位，有症状一侧朝上。

• 探头放置在外踝后下方的腓骨肌腱长轴上的斜冠状平面。

• 针从前下到后上方向在探头的纵向平面进入两肌腱之间的间隙。

• 注射以团注方式进行。

• 如果病情是急性和炎性的，表明一种相对急性的腱鞘炎，通常给予 20 mg 甲泼尼龙和 2 mL 1% 局麻药的小容量注射给药。然而，如果病情是慢性，如超声显示在腓骨肌腱鞘内有明显的滑膜增厚，可以用 20 mg 甲泼尼龙和 2 mL 1% 局麻药和高达 20 mL 的生理盐水进行更高容量的注射。如果进行此操作，建议使用连接管。

13.3.6 注射

见图 13.5 和图 13.6。

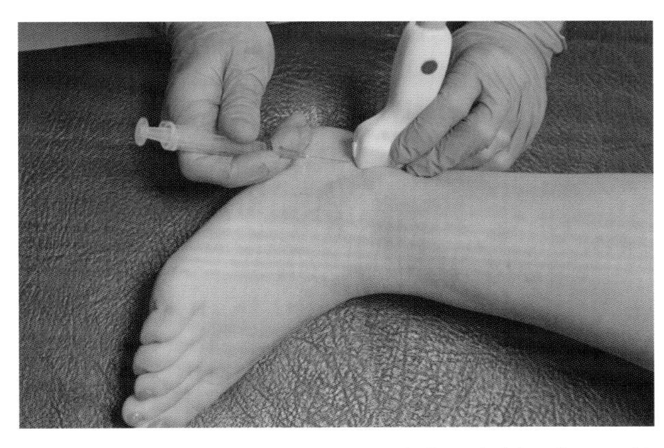

图 13.5 腓骨肌腱腱鞘注射。探头放置在斜冠状平面外踝后下方的腓骨肌腱长轴上。针从前下到后上方向在探头的纵向平面进入两肌腱之间的间隙。

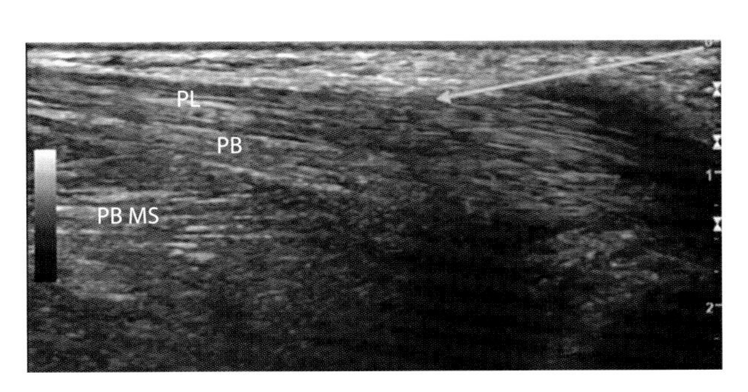

图 13.6 外踝（LM）后下方周围腓骨肌腱的纵向图像。可见腓骨短肌 (PB) 腱位于腓骨长肌 (PL) 腱的深方。针的方向由黄箭头给出。PBMS，腓骨短肌；黄箭头，针的方向。

13.3.7 注意事项

应认真考虑脚型，尤其是在慢性过度使用的情况。有时，腓骨短肌的问题在第五跖骨底的止点处，该区域的超声显示末端肌腱病。如果是这样的话，这里可以使用针刺技术进行注射。

13.4 胫骨后肌注射

13.4.1 病因

• 通常与过度使用和脚的过度内旋有关，包括运动员和非运动员。

13.4.2 临床表现

疼痛位于踝关节内侧和内踝后下方周围。如果患者有末端肌腱病，那么疼痛可能位于中足内侧胫骨后肌腱附着于舟骨和内侧楔骨的内侧止点处。疼痛也可以通过抵抗足内翻来引发。

13.4.3 物品准备

见表 13.4。

表 13.4 胫骨后肌注射所需的物品

注射器	针	皮质类固醇	局麻药	探头
5 mL 或 10 mL	23 G	20 mg 甲泼尼龙	2 mL 1% 利多卡因 (± 10 mL 的普通生理盐水）	线阵或曲棍球棒探头

13.4.4 解剖考虑

胫后肌腱是踝管内最前面的肌腱，恰位于内踝后方。踝管内直接走行于胫后肌腱后面的是趾长屈肌腱；再向后是由胫神经和胫后动脉和静脉组成的神经血管束；最后面是走行于距骨后内侧和后外侧结节之间的踇长屈肌腱。这种排列也叫做踝管的“Tom”（胫骨后肌，TP）、“Dick”（趾长屈肌，FDL）和“Harry”（趾长屈肌，FHL）。

13.4.5 操作过程

• 患者仰卧位，有症状的腿外旋，膝关节屈曲 90°。踝关节外侧面支撑在枕头上。

• 探头放置在内踝后方的胫骨后肌腱长轴上的斜冠状平面。

• 针从下到上方向在探头的纵向平面进入，抵在肌腱上。

• 注射以团注方式进行。

• 如果病情是急性和炎性的，表明一种相对急性的腱鞘炎，通常给予 25 mg 甲泼尼龙和 2 mL 1% 局麻药的小容量注射给药。然而，如果病情是慢性的，如超声显示腱鞘内有明显的滑膜增厚，可以用 20 mg 甲泼尼龙和 2 mL 1% 局麻药和高达 10 mL 的生理盐水进行更高容量的注射。如果进行此操作，建议使用连接管。

13.4.6 注射

见图 13.7 和图 13.8。

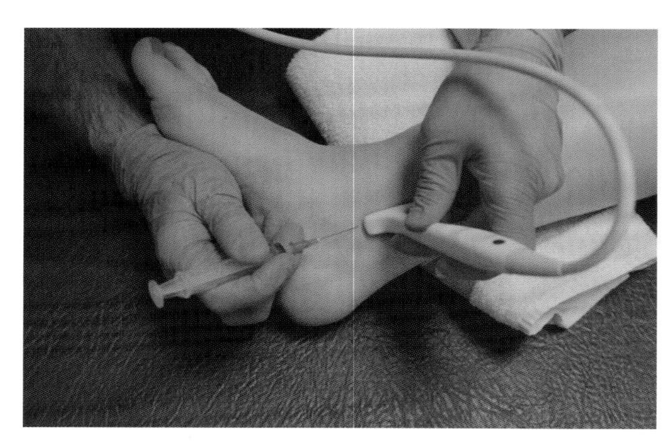

图 13.7 探头放置在内踝后方的胫后肌腱长轴上的斜冠状平面。针从下到上方向在探头的纵向平面进入，抵在肌腱上。

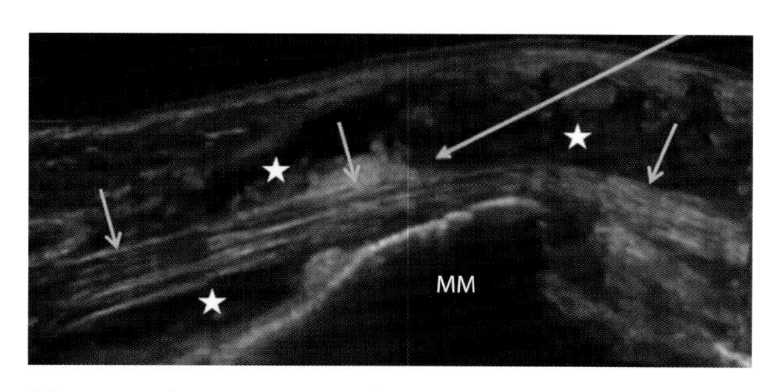

图 13.8 内踝 (MM) 后下方周围胫后肌腱（黄短箭头）的纵向图像。图像显示胫后肌腱相对完整。但是，注意有明显的腱鞘炎伴滑膜增厚（白星）。黄长箭头，针的方向；白星，腱鞘滑膜增厚及积液。

13.4.7 注意事项

虽然相对急性的腱鞘炎可能影响胫骨后肌腱，但这一肌腱受明显肌腱病的影响更为常见。在这种情况下，它几乎总是与明显足过度内翻和扁平足有关。这导致肌腱处于一个相对过伸的位置，如果没有良好的内侧足弓的骨性支撑，肌腱就会长期超负荷。如果是这样的话，只有患者有康复计划并评估过包括矫形垫在内的适当鞋类后，才应考虑注射。

当超声发现明显的肌腱病时，要小心注射，因为患者很可能发生肌腱断裂。事实上，在注射后踝关节固定 2~4 周有助于让症状在重新康复之前得到缓解。

13.5 踇长屈肌腱腱鞘注射

13.5.1 病因

• 经常过度使用，与脚的过度内旋有关，包括运动员和非运动员。

• 常与距后三角骨和后踝撞击有关。

13.5.2 临床表现

• 疼痛位于踝关节后内侧内踝后方周围。

• 疼痛可以通过踇趾的主动屈曲引发。

• 疼痛也可以通过踇趾被动伸直和踝关节背屈引发。

13.5.3 物品准备

见表 13.5。

表 13.5 踇长屈肌腱腱鞘注射所需的物品

注射器	针	皮质类固醇	局麻药	探头
5 mL 或 10 mL	23 G	20 mg 甲泼尼龙	2 mL 1% 利多卡因（± 10 mL 的普通生理盐水）	线阵或曲棍球棒探头

13.5.4 解剖考虑

踇长屈肌腱是踝管内最后位的肌腱，位于胫

后动脉、静脉和胫神经的深面和偏外侧。肌腱在构成距骨后突的距骨后内侧和外侧结节之间走行。

踝管内有胫骨后肌腱，它是踝管内最前方的结构，紧邻内踝后方走行。踝管内胫骨后肌腱正后方走行的是趾长屈肌腱；再向后是由胫神经和胫后动脉、静脉组成的神经血管束；踇长屈肌腱在神经血管束深方外侧。这种排列也叫做踝管的"Tom"（胫骨后肌，TP）、"Dick"（趾长屈肌，FDL）和"Harry"（踇长屈肌，FHL）。

13.5.5 操作过程

- 患者俯卧位，脚悬在检查床边缘外。
- 探头放置在跟腱上的解剖横向平面，这样就可见踇长屈肌腱位于跟腱深部。
- 针从外侧向内侧方向在探头的纵向平面进入，在跟腱深部朝准踇长屈肌腱。注射以团注方式进行。
- 如果病情是急性和炎性的，表明一种相对急性的腱鞘炎，通常给予 25 mg 甲泼尼龙和 2 mL 1% 局麻药的小容量注射给药。然而，如果病情是慢性，如超声显示腱鞘内有明显的滑膜增厚，可以用 20 mg 甲泼尼龙和 2 mL 1% 局麻药和高达 10 mL 的生理盐水进行更高容量的注射。如果进行此操作，建议使用连接管。

13.5.6 注射

见图 13.9 和图 13.10。

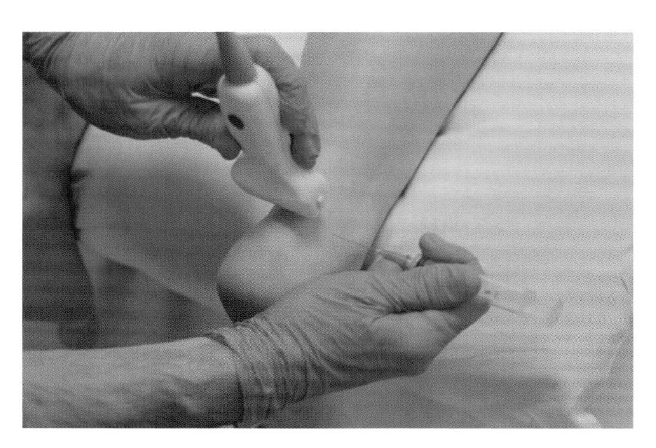

图 13.9 踇长屈肌腱腱鞘注射。探头放置在跟腱上的解剖横向平面，这样就可见踇长屈肌腱位于跟腱深部。针从外侧向内侧方向在探头的纵向平面进入，在跟腱深部朝准踇长屈肌腱。

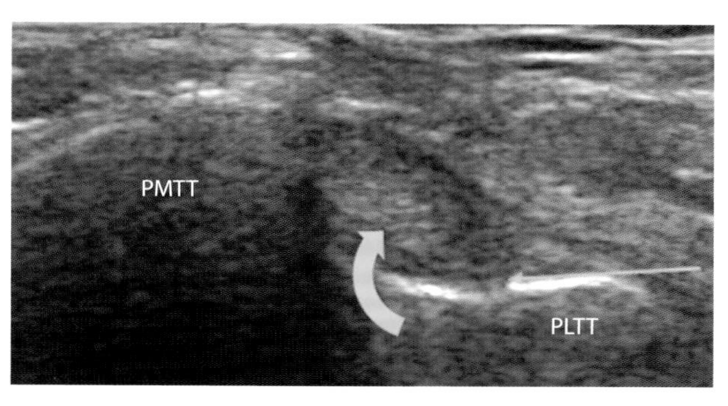

图 13.10 踇长屈肌腱的横向图像。可见肌腱（弧形箭头）位于距骨后内侧结节 (PMTT) 和后外侧结节 (PLTT) 形成的沟内。直形箭头显示针的方向。弧形箭头，踇长屈肌腱。

13.5.7 注意事项

通过跟腱深部的外侧入路，可以使针从神经血管束的对侧指向踇长屈肌腱。针安全地穿过 Kager 脂肪垫。

向跟腱深部注射时，要注意避开外侧的腓肠神经。

踇长屈肌腱的问题通常与副三角骨有关。这可以很容易地用超声显示出在踝关节后方跟腱深处的钙化灶。如果存在，引导下注射仍然有治疗效果。如果考虑手术移除副骨，也是有用的辅助诊断。

13.6 跗骨窦注射

13.6.1 病因

- 可能与创伤后关节囊炎有关。
- 经常过度使用，与脚的过度内旋有关，包括运动员和非运动员。

13.6.2 临床表现

- 疼痛位于踝关节和足跟的深部。
- 随着跟骨被动性内收的限制逐渐增加，可能出现距下关节的关节囊限制。

13.6.3 物品准备

见表 13.6。

表 13.6　跗骨窦注射所需的物品

注射器	针	皮质类固醇	局麻药	探头
2 mL	23 G	20 mg 甲泼尼龙	1 mL 1% 利多卡因	线阵或曲棍球棒探头

13.6.4　解剖考虑

跗骨窦 (距跟骨间沟) 是距骨与跟骨之间的隧道，构成距下关节的一部分，分为前距跟舟关节和后距骨下关节面。关节从前外侧向后内侧斜向走行。

13.6.5　操作过程

- 患者仰卧位，膝关节屈曲 90°，脚平放在检查床上。
- 探头放置在跗骨窦的前外侧开口处的解剖斜矢状平面。
- 针从前外侧到后内侧方向在探头的纵向平面进入，在下胫腓关节下方。
- 针先进入，注射以团注方式进行。
- 可能不能清楚地看到针，但当针进入跗骨窦时，可以通过上覆软组织的移动来保证准确性。

13.6.6　注射

见图 13.11 和图 13.12。

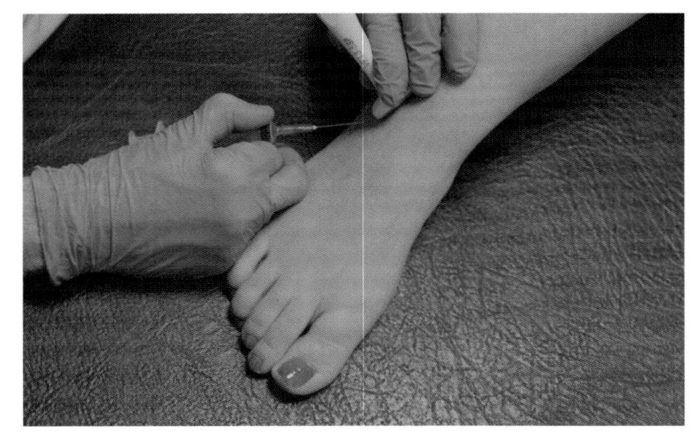

图 13.11　跗骨窦注射。探头放置在跗骨窦的前外侧开口处的解剖斜矢状平面。针从前外侧到后内侧方向在探头的纵向平面进入，在下胫腓关节下方。

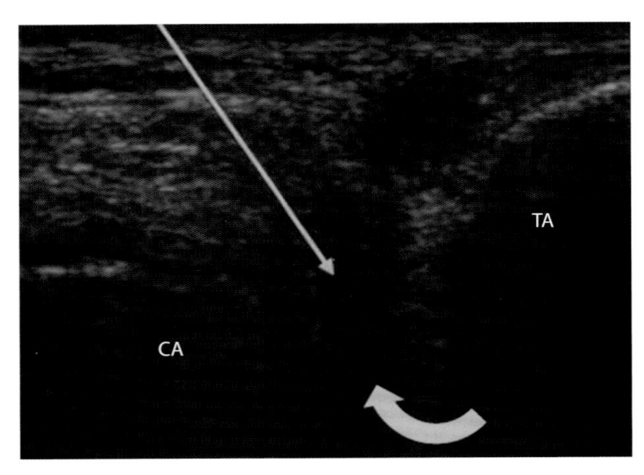

图 13.12　跗骨窦前外侧开口的超声图像。距骨 (TA) 形成跗骨窦的顶而跟骨 (CA) 形成底。跗骨窦的前外侧开口由弧形箭头指示。直形箭头显示针的方向。

13.6.7　注意事项

虽然超声有助于跗骨窦注射的准确性，但超声不可能给出任何可能病变的实用信息。如果需要进一步的信息，MRI 是首选的成像方式。

如果考虑注射，重要的是首先评估患者的脚型，并在注射之前解决任何过度内旋或缺乏支持的问题。

13.7　跟骨后滑囊注射

13.7.1　病因

- 通常与需要足跖屈这类体育活动的过度使用有关，如足球和舞蹈。
- 这种情况也可能与潜在的炎性关节病有关。

13.7.2　临床表现

- 疼痛位于踝关节后方深部。
- 疼痛可通过被动跖屈和直接触诊跟腱深部区域来引发。

13.7.3　物品准备

见表 13.7。

表 13.7 跟骨后滑囊注射所需的物品

注射器	针	皮质类固醇	局麻药	探头
2 mL	23 G	20 mg 甲泼尼龙	1 mL 1% 利多卡因	线阵或曲棍球棒探头

13.7.4 解剖考虑

跟骨后滑囊位于跟腱深部，在由跟腱前表面、远端胫骨和跟骨上部的后面形成的三角形空间中。

13.7.5 操作过程

- 患者俯卧位，脚悬在检查床边缘外约90°。
- 探头放置在跟骨后滑囊上的解剖横向平面，恰位于跟骨后上缘的上方。
- 识别跟腱，注意到达滑囊所需的深度并避开肌腱。
- 针从外侧到内侧方向在探头的纵向平面进入，在跟腱前面的深部。
- 针先进入，注射以团注方式进行。

13.7.6 注射

见图 13.13 和图 13.14。

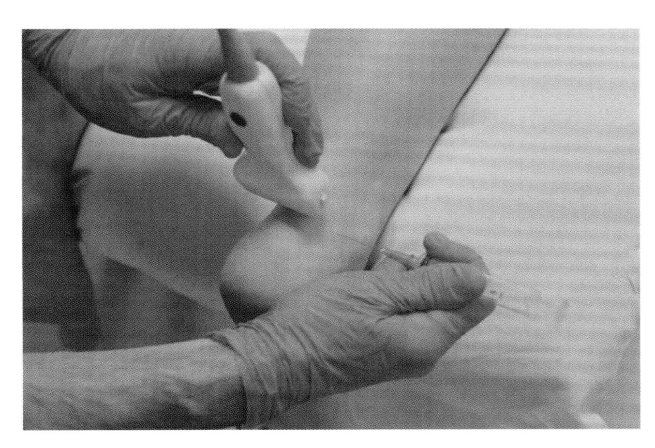

图 13.13 跟骨后滑囊注射。探头放置在跟骨后滑囊上的解剖横向平面，恰位于跟骨后上缘的上方。识别跟腱，注意到达滑囊所需的深度并避开肌腱。针从外侧到内侧方向在探头的纵向平面进入，在跟腱前面的深部。

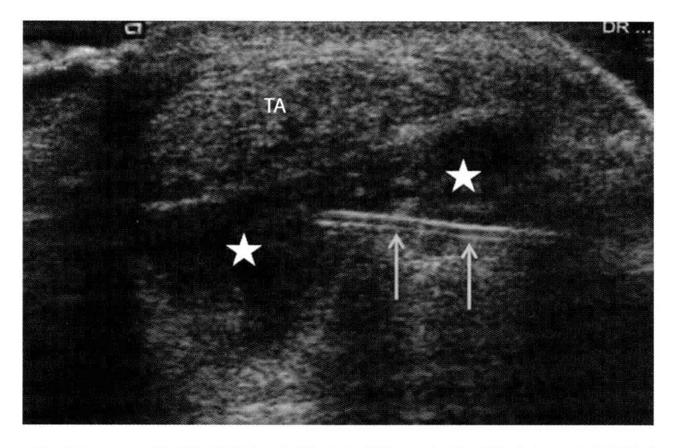

图 13.14 跟腱 (TA) 的横向图像。在这张图中，跟腱深方有一个低回声区，代表跟骨后滑囊炎（白星）。可见针从图像右侧进入这个区域（箭头）。

13.7.7 注意事项

跟骨后滑囊的炎症通常与一定程度的跟腱病有关，特别是当这种情况发生在跟腱附着于后跟骨处时。如果是这样的话，就需要采取一种整体的方法，同时对跟骨后滑囊和跟腱进行治疗。

在那些没有明确机械性原因的跟骨后滑囊患者中，应该要考虑潜在的炎性关节病。

13.8 跟腱内：高容量注射

13.8.1 病因

跟腱的肌腱病通常与体育活动中的过度使用有关，包括跑步和跳跃。然而，这也是那些很少参加锻炼的人的常见表现。

病变可能发生在肌腱内或跟骨后方的止点处。高容量注射是一种可用于肌腱内病变的方法。

13.8.2 临床表现

- 疼痛位于肌腱的中间 1/3 处。
- 疼痛部位可能有明显肿胀。
- 疼痛可以在主动跖屈时引发。

13.8.3 物品准备

见表 13.8。

表 13.8 跟腱内高容量注射所需的物品

注射器	针	皮质类固醇	局麻药	探头
10 mL（至少 5 mL）	23 G–1.25 in (3.2 cm)	20 mg 甲泼尼龙	5 mL 1% 利多卡因（+40 mL 普通生理盐水）	线阵或曲棍球棒探头

使用连接管 (Angiotech 连接管) 可以让医生在超声引导下将针固定在适当的位置，而助手则可以在不直接对针施加压力的情况下进行必要的加压注射。使用连接管还允许助手在不干扰针位置的情况下更换注射器 (图 13.15 和图 13.16)。

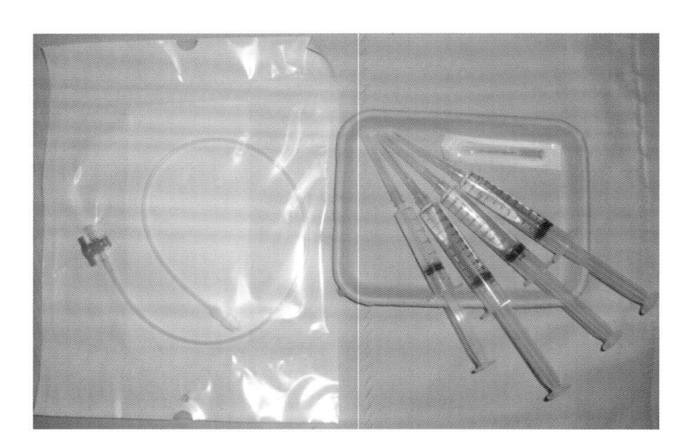

图 13.15 注射器、连接管和 23 G 针备用。

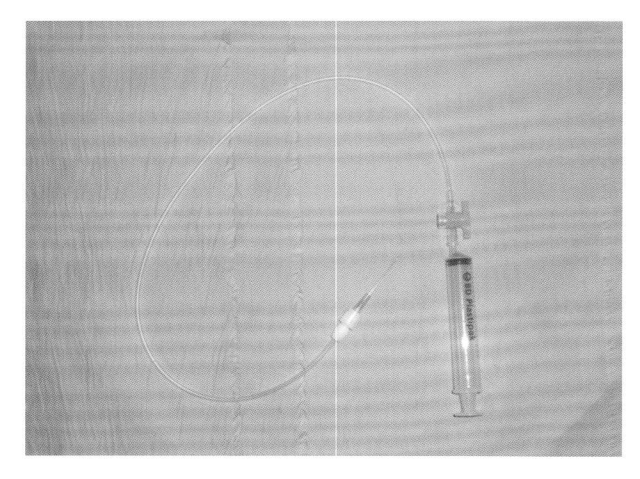

图 13.16 注射器通过软管与针连接。

13.8.4 解剖考虑

使用内侧入路是为了避开走行在肌腱外侧面的腓肠神经。

重要的是确保针放置在跟腱的前表面。

13.8.5 操作过程

- 患者俯卧位，脚垂在检查床边缘外约 90°。
- 准备 4~5 个注射器。第一个含有 20 mg 甲泼尼龙和 5 mL 的 1% 局麻药。其余 3 或 4 个分别装满 10 mL 生理盐水。
- 探头放置在跟腱最厚处的解剖横向平面。
- 针连接上软管，并从内侧到外侧方向在探头的纵向平面进入，恰位于跟腱深部。
- 将第一个含有皮质类固醇和局麻药的注射器连接到管上，并团注。
- 在此之后，剩余的含有生理盐水的注射器依次连接到管上，并团注。

注射液共包括 20 mg 甲泼尼龙，5 mL 的 1% 局麻药和高达 40 mL 的生理盐水 (图 13.17)。

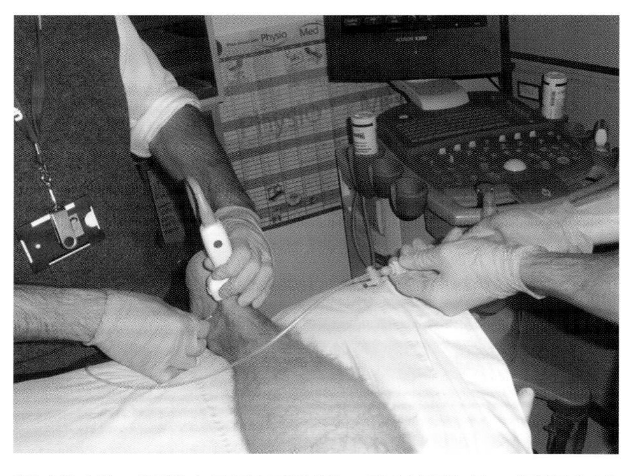

图 13.17 跟腱内高容量注射。患者俯卧位，脚垂在检查床边缘外约 90°。探头放置在跟腱最厚处的解剖横向平面，并从内侧到外侧方向在探头的纵向平面进入，恰位于跟腱深部。

13.8.6 注射

见图 13.18 和图 13.19。

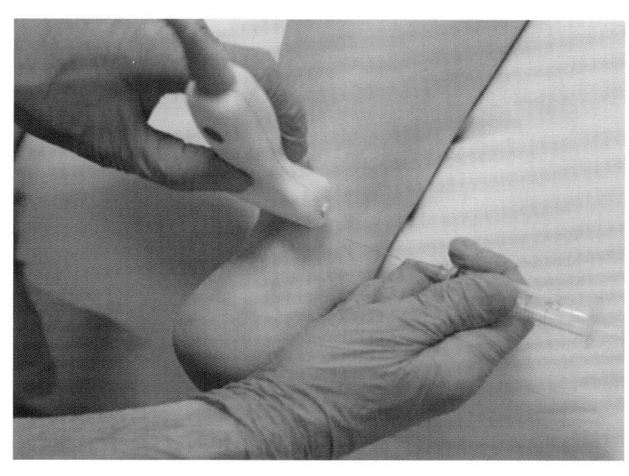

图 13.18 正在进行高容量注射。第一位操作者在超声引导下定位针。第二位操作者依次连接针并进行注射。

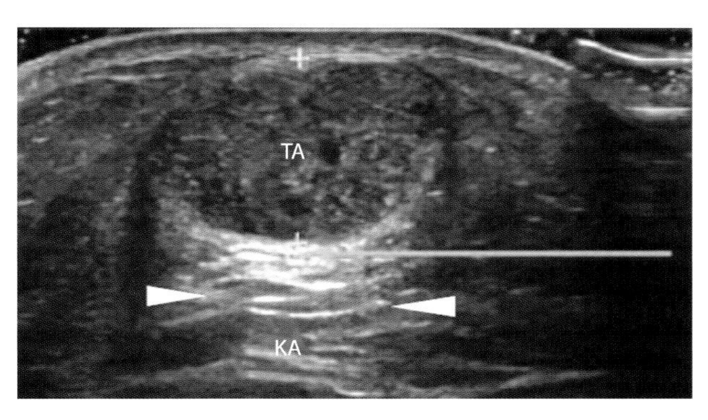

图 13.19 跟腱内的横向图像。肌腱出现增厚（白十字），并表现后方回声增强（三角箭头），符合因肌腱病而导致的肌腱组织的密度降低。直形箭头表示进针线。白十字，测量标尺；KA，Kager 脂肪垫；直形箭头，针的方向。

13.8.7 注意事项

注射后，建议患者休息 3 天。在此期间，他们可进行轻柔拉伸，但肌腱不要有过度负重。在这 3 天之后，患者可以重新开始一个更有力的负重过程，再持续 3 天，但不是运动。在这第二个阶段之后，如果疼痛能忍受，患者可以逐渐恢复运动。

肌腱病被认为是一个持续的病理过程，在许多患者中需要以锻炼的形式定期维护。因此，注射应被视为整体康复管理计划的一部分。这应该包括正确的拉伸和加强，并在适当的情况下评估跑步方式和鞋具。

13.9 足底筋膜注射

13.9.1 病因

- 过度使用与不良脚型和不合适的鞋具有关。
- 特发性的。

13.9.2 临床表现

- 疼痛位于足跟下方，多在内侧。
- 患者通常描述最初负重时疼痛，特别是早上起床时第一件事。
- 疼痛可通过触诊跟骨前内侧结节的筋膜引发。

13.9.3 物品准备

见表 13.9。

表 13.9 足底筋膜注射所需的物品

注射器	针	皮质类固醇	局麻药	探头
5 mL	23 G	20 mg 甲泼尼龙	4 mL 1% 利多卡因	线阵探头

13.9.4 解剖考虑

足底筋膜起自跟骨下表面的前内侧和外侧结节。病变总是位于内侧结节。可以在 X 线或超声上发现足跟的骨刺。然而，虽然足跟骨刺与足底筋膜的疼痛有关，但它们不提示严重程度。事实上，足跟骨刺通常出现于无症状的足跟。

需要注意的是，虽然此病通常被称为足底筋膜炎，但没有证据表明这是一种炎症。超声能很好显示，在有症状的足跟表现为筋膜明显增厚，并失去正常的筋膜结构。

13.9.5 操作过程

- 患者仰卧位，腿和膝外旋，最好使脚的外侧放在检查床上。

- 探头放置于足底筋膜上的解剖横向平面，跟骨前内侧结节起点处。
- 识别足底筋膜，并注意到达下表面所需的深度。
- 针从内侧向外侧方向在探头的纵向平面进入，针尖位于足底筋膜浅部。
- 在筋膜浅方这个点大约注射 1 mL。
- 接下来，针回撤一部分并指向足底筋膜的深部，紧邻跟骨的下表面。在这里用剩余的注射液团注。

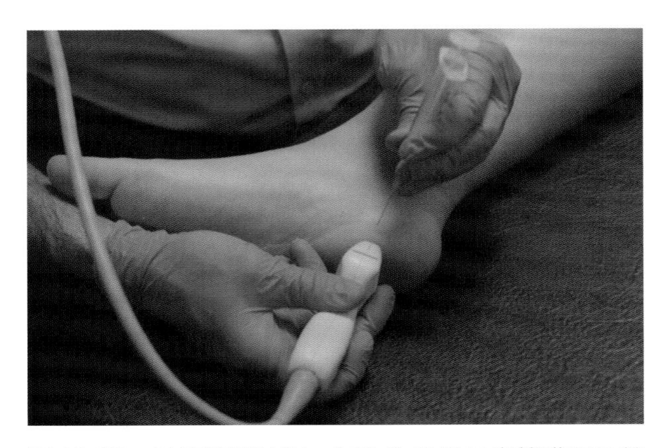

图 13.20 足底筋膜注射。探头放置于足底筋膜跟骨前内侧结节起点处的解剖横向平面。针从内侧向外侧方向在探头的纵向平面进入，针尖位于足底筋膜浅部。在筋膜浅部这个点大约注射 1 mL。接下来，针回撤一部分并指向足底筋膜的深部，紧邻跟骨的下表面。

13.9.6 注射

见图 13.20 和图 13.21a、b。

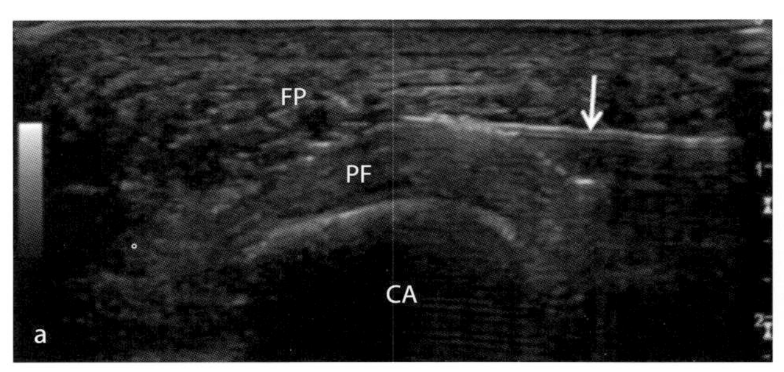

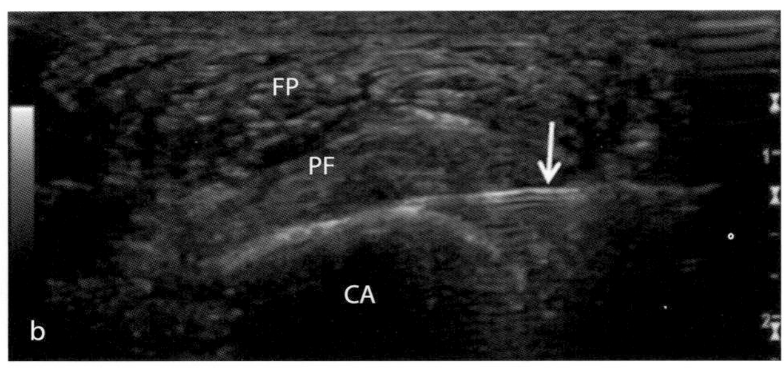

图 13.21 a. 足底筋膜（PF）的横向图像。可见针（白箭头）从图像的右侧进入位于筋膜浅部。b. 足底筋膜的横向图像。可见针（白箭头）从图像右侧进入位于筋膜深部。CA，跟骨；FP，脂肪垫。

13.9.7 注意事项

为了使这种注射有效，关键是建议患者进行正确的拉伸，必要时需要矫正鞋具，甚至包括矫形鞋垫。建议患者的脚在注射后适当包扎，以减轻筋膜的压力。

虽然这种注射可能比较痛，使用上面概述的内侧入路比直接通过足跟垫和筋膜注射疼痛会少一点。如果患者或医生仍担心疼痛，可以进行胫神经阻滞。

13.10 第一跖趾关节注射

13.10.1 病因

- 骨关节炎，通常与踇外翻或踇强直有关。
- 可能与过度使用或创伤有关。

13.10.2 临床表现

- 疼痛位于踇趾关节内。
- 可能有关节囊受限，疼痛限制屈曲多于伸直。

13.10.3 物品准备

见表 13.10。

表 13.10 第一跖趾关节注射所需的物品

注射器	针	皮质类固醇	局麻药	探头
2 mL	25 G	10 mg 甲泼尼龙	1 mL 1% 利多卡因	曲棍球棒探头

13.10.4 解剖考虑

跖骨头比近节指骨底更突出。这有利于针从

远端到近端方向进入关节。

对于疼痛位于第一跖趾关节下表面可归因于籽骨的患者，这种注射可能具有诊断和(或)治疗的价值，因为可以注意到这些骨头在关节内。

13.10.5 操作过程

- 患者仰卧位，膝关节屈曲到90°，脚平放在检查床上。
- 探头放置在跖趾关节上的解剖矢状面。
- 针从远端到近端方向进入关节。
- 注射以团注方式进行。

13.10.6 注射

见图13.22和图13.23。

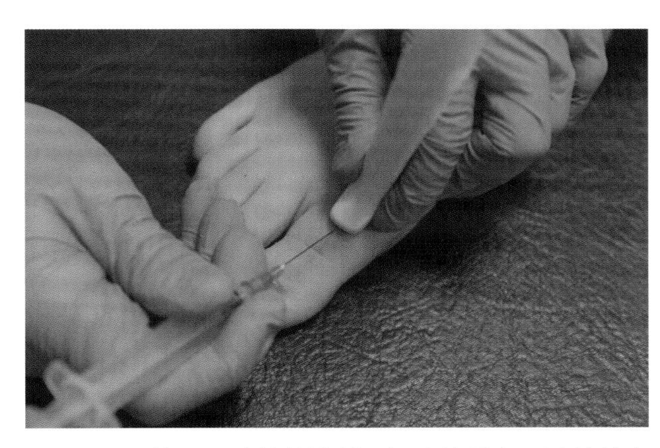

图13.22 第一跖趾关节注射。探头放置在跖趾关节上的解剖矢状面。针从远端到近端方向进入关节。

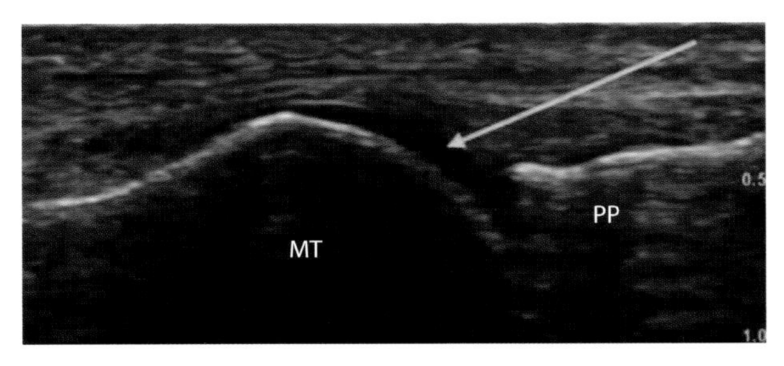

图13.23 第一跖趾关节的纵向图像。可见跖骨头(MT)在图像左边而近节趾骨(PP)基底部在右边。箭头表示针的方向。

13.10.7 注意事项

即使关节有明显的关节炎，蹲指跖趾关节注射仍可以长期缓解症状。如有需要，第二至第五跖趾关节可使用类似的方法。

没有活动性关节炎的跖趾关节，可以考虑注射透明质酸替代皮质类固醇。方法是一样的。

13.11 Morton神经瘤注射

13.11.1 病因

- 跖间神经的良性神经瘤。
- 确切原因尚不清楚，可能是由于反复压迫跖骨头间的神经并继发刺激所致。

13.11.2 临床表现

- 患者可能描述为在受影响脚趾之间的一种烧灼痛、感觉异常以及麻木。
- 第二、第三或第三、第四跖骨间最常受累。
- 负重时会感到疼痛。
- 当给跖骨头横向施压可能有特征性的"Mulder挤压"。

13.11.3 物品准备

见表13.11。

表13.11 Morton神经瘤注射所需的物品

注射器	针	皮质类固醇	局麻药	探头
2 mL	25 G	20 mg 甲泼尼龙	1 mL 1%利多卡因	线阵或曲棍球棒探头

13.11.4 解剖考虑

Morton神经瘤通常位于跖骨头之间深部，因此可能在超声上难以显示。然而，当探头横向放置在跖骨头的足底面上时，医生对跖骨头施加横向压力，可能会出现Mulder挤压阳性并使神经瘤向足底方向移动，可看到低回声灶。跖骨头之间的解剖矢状面成像也可以显示神经瘤。

13.11.5 操作过程

- 患者仰卧位，腿和脚放在检查床上。
- 探头放置在跖骨头足底侧的解剖冠状面，

将要注射的跖骨间隙显示在屏幕中央。

- 针从上向下方向进入到相关跖骨头之间，直接接近探头。
- 轻微的横向加压可以使神经瘤向足底方向移动。然后可以看到针抵着神经瘤。
- 注射以团注方式进行，这样可见液体在跖骨头之间神经瘤深部积聚。

13.11.6 注射

见图 13.24 和图 13.25。

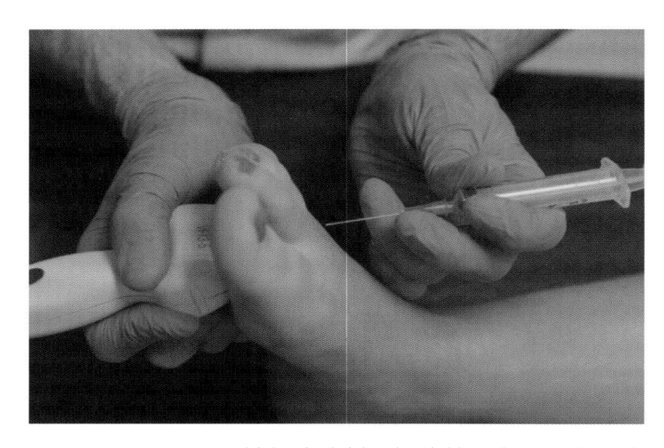

图 13.24 Morton 神经瘤注射。探头放置在跖骨头足底侧的解剖冠状面，将要注射的跖骨间隙显示在屏幕中央。轻微的横向加压可以使神经瘤向足底方向移动。针从上向下方向进入到相关跖骨头之间，直接接近探头。

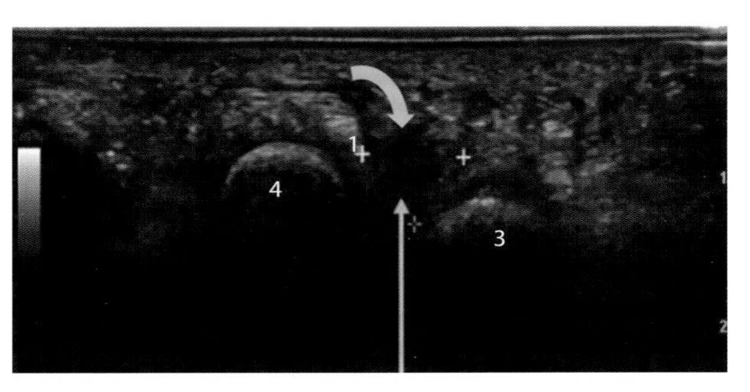

图 13.25 前足和跖骨头的横向图像。在第三和第四跖骨头（3 和 4）之间可见低回声灶（弧形箭头）。在此例中，已施加横向压力使神经瘤向足底方向移动。直形箭头表示针的方向。弧形箭头，神经瘤；直形箭头，针的注射方向；白十字，测量标尺。

13.11.7 注意事项

应注意不要注射太深。如果看到液体在足底浅表组织内积聚的情况，应将针部分撤回。

一次或两次注射可以在较长的时间内有效地缓解症状。然而如果症状再次出现，应考虑别的治疗方法。

参考文献

[1] Al-Shawi A, Badge R, Bunker T. The detection of full thickness rotator cuff tears using ultrasound. J Bone Joint Surg Br. 2008;90(7):889–892

[2] Aly A, Rajasekaran S, Ashworth N. Ultrasound guided shoulder girdle injections are more accurate and more effective than landmark guided injections: a systematic review and meta-analysis. 014. Downloaded from http://bjsm.bmj.com/on January 22, 2015—Published by group.bmj.com. BJSM Online First, published on November 17,2014 as 10.1136/bjsports-2014-093573

[3] Arslan G, Apaydin A, Kabaalioglu A, Sindel T, Lüleci E. Sonographically detected subacromial/subdeltoid bursal effusion and biceps tendon sheath fluid: reliable signs of rotator cuff tear? J Clin Ultrasound. 1999; 27(6):335–339

[4] Aström M, Rausing A. Chronic Achilles tendinopathy. A survey of surgical and histopathologic findings. Clin Orthop Relat Res. 1995(316):151–164

[5] Backhaus M, Kamradt T, Sandrock D, et al. Arthritis of the finger joints: a comprehensive approach comparing conventional radiography, scintigraphy, ultrasound, and contrast-enhanced magnetic resonance imaging. Arthritis Rheum. 1999;42(6):1232–1245

[6] Backhaus M, Burmester G-R, Gerber T, et al; Working Group for Musculoskeletal Ultrasound in the EULAR Standing Committee on International Clinical Studies including Therapeutic Trials. Guidelines for musculoskeletal ultrasound in rheumatology. Ann Rheum Dis. 2001; 60(7):641–649

[7] Balint P, Sturrock RD. Musculoskeletal ultrasound imaging: a new diagnostic tool for the rheumatologist? Br J Rheumatol. 1997; 36(11):1141–1142

[8] Bianchi S, Martinoli C, Abdelwahab IF, Derchi LE, Damiani S. Sonographic evaluation of tears of the gastrocnemius medial head (“tennis leg”) J Ultrasound Med. 1998; 17(3):157–162

[9] Bouffard JA, Lee S-M, Dhanju J. Ultrasonography of the shoulder. Semin Ultrasound CT MR. 2000; 21(3):164–191

[10] Ellis JRC, T, e, h JL, Scott PM. Ultrasound of tendons. Imaging. 2002; 14:223–228

[11] Eustace JA, Brophy DP, Gibney RP, Bresnihan B, FitzGerald O. Comparison of the accuracy of steroid placement with clinical outcome in patients with shoulder symptoms. Ann Rheum Dis. 1997; 56(1):59–63

[12] Fenwick SA, Hazleman BL, Harrall RL, et al. Transforming growth factor-β isoform expression in chronic Achilles tendinopathy and their effects on tendon cell populations. Int J Exp Pathol. 2000; 81:A11–A12

[13] Fong G, Backman LJ, Hart DA, Danielson P, McCormack B, Scott A. Substance P enhances collagen remodeling and MMP-3 expression by human tenocytes. J Orthop Res. 2013; 31(1):91–98

[14] Garrett NE, Mapp PI, Cruwys SC, Kidd BL, Blake DR. Role of substance P in inflammatory arthritis. Ann Rheum Dis. 1992;51(8):1014–1018

[15] Ghozlan R, Vacher H. Where is imaging going in rheumatology? Best Pract Res Clin Rheumatol. 2000;14(4):617–633

[16] Gotoh M, Hamada K, Yamakawa H, Tomonaga A, Inoue A, Fukuda H. Significance of granulation tissue in torn supraspinatus insertions: an immunohistochemical study with antibodies against interleukin–1 beta, cathepsin D, and matrix metalloprotease–1. J Orthop Res. 1997; 15(1):33–39

[17] Gotoh M, Hamada K, Yamakawa H, Inoue A, Fukuda H. Increased substance P in subacromial bursa and shoulder pain in rotator cuff diseases. J Orthop Res. 1998;16(5):618–621

[18] Grassi W, Filippucci E, Farina A, Cervini C. Sonographic imaging of tendons. Arthritis Rheum. 2000; 43(5):969–976

[19] Grassi W, Filippucci E, Farina A, Salaffi F, Cervini C. Ultrasonography in the evaluation of bone erosions. Ann Rheum Dis. 2001;60(2):98–103

[20] Grassi W, Filippucci E, Busilacchi P. Musculoskeletal ultrasound. Best Pract Res Clin Rheumatol. 2004; 18(6):813–826

[21] Hashimoto T, Nobuhara K, Hamada T. Pathologic evidence of degeneration as a primary cause of rotator cuff tear. Clin Orthop Relat Res. 2003(415):111–120

[22] Hermann KG, Backhaus M, Schneider U, et al. Rheumatoid arthritis of the shoulder joint: comparison of conventional radiography, ultrasound, and dynamic contrast–enhanced magnetic resonance imaging. Arthritis Rheum. 2003; 48(12):3338–3349

[23] Hobson–Webb LD, Massey JM, Juel VC, Sanders DB. The ultrasonographic wrist–to–forearm median nerve area ratio in carpal tunnel syndrome. Clin Neurophysiol. 2008; 119(6):1353–1357

[24] de Jesus JO, Parker L, Frangos AJ, Nazarian LN. Accuracy of MRI, MR arthrography, and ultrasound in the diagnosis of rotator cuff tears: a meta–analysis. AJR Am J Roentgenol. 2009;192(6):1701–1707

[25] Kannus P. Structure of the tendon connective tissue. Scand J Med Sci Sports. 2000; 10(6):312–320

[26] Karim Z, Wakefield RJ, Quinn M, et al. Validation and reproducibility of ultrasonography in the detection of synovitis in the knee: a comparison with arthroscopy and clinical examination. Arthritis Rheum. 2004; 50(2):387–394

[27] Khan KM, Maffulli N, Coleman BD, Cook JL, Taunton JE. Patellar tendinopathy: some aspects of basic science and clinical management. Br J Sports Med. 1998; 32(4):346–355

[28] Khan KM, Cook JL, Bonar F, Harcourt P, Astrom M. Histopathology of common tendinopathies. Update and implications for clinical management. Sports Med. 1999; 27(6):393–408

[29] Khan MH, Li Z, Wang JH. Repeated exposure of tendon to prostaglandin–E2 leads to localized tendon degeneration. Clin J Sport Med. 2005; 15(1):27–33

[30] Klauser AS, Halpern EJ, De Zordo T, et al. Carpal tunnel syndrome assessment with US: value of additional cross–sectional area measurements of the median nerve in patients versus healthy volunteers. Radiology. 2009; 250(1):171–177

[31] Koski JM, Anttila P, Hämäläinen M, Isomäki H. Hip joint ultrasonography: correlation with intra–articular effusion and synovitis. Br J Rheumatol. 1990; 29(3):189–192

[32] Koski JM. Ultrasound guided injections in rheumatology. J Rheumatol. 2000; 27(9):2131–2138

[33] Legerlotz K, Jones ER, Screen HR, Riley GP. Increased expression of IL–6 family members in tendon pathology. Rheumatology (Oxford). 2012; 51(7):1161–1165

[34] Leopold SS, Battista V, Oliverio JA. Safety and efficacy of intraarticular hip injection using anatomic landmarks. Clin Orthop Relat Res. 2001(391):192–197

[35] Levin D, Nazarian LN, Miller TT, et al. Lateral epicondylitis of the elbow. Radiology. 2005; 237(1):230–234

[36] Maffulli N, Barrass V, Ewen SW. Light microscopic histology of Achilles tendon ruptures. A comparison with unruptured tendons. Am J Sports Med. 2000; 28(6):857–863

[37] Maffulli N, Wong J, Almekinders LC. Types and epidemiology of tendinopathy. Clin Sports Med. 2003; 22(4):675–692

[38] Mallouhi A, Pülzl P, Trieb T, Piza H, Bodner G.

Predictors of carpal tunnel syndrome: accuracy of gray-scale and color Doppler sonography. AJR Am J Roentgenol. 2006; 186(5):1240-1245

[39] Movin T, Gad A, Reinholt FP, Rolf C. Tendon pathology in long-standing achillodynia. Biopsy findings in 40 patients. Acta Orthop Scand. 1997; 68(2):170-175

[40] Ollivierre CO, Nirschl RP. Tennis elbow. Current concepts of treatment and rehabilitation. Sports Med. 1996; 22(2):133-139

[41] Ostlere S. Imaging the shoulder. Imaging. 2003; 15:162-173

[42] Peetrons P. Ultrasound of muscles. Eur Radiol. 2002; 12(1):35-43

[43] Potter HG, Hannafin JA, Morwessel RM, DiCarlo EF, O'Brien SJ, Altchek DW. Lateral epicondylitis: correlation of MR imaging, surgical, and histopathologic findings. Radiology. 1995; 196(1):43-46

[44] Schubert TE, Weidler C, Lerch K, Hofstädter F, Straub RH. Achilles tendinosis is associated with sprouting of substance P positive nerve fibres. Ann Rheum Dis. 2005; 64(7):1083-1086

[45] Shirtley GS. Musculoskeletal ultrasound: its current use and its place in the ADF. ADF Health. 1999; 1(25):33-41

[46] Silvestri E, Martinoli C, Derchi LE, Bertolotto M, Chiaramondia M, Rosenberg I. Echotexture of peripheral nerves: correlation between US and histologic findings and criteria to differentiate tendons. Radiology. 1995; 197(1):291-296

[47] Sullo A, Maffulli N, Capasso G, Testa V. The effects of prolonged peritendinous administration of PGE1 to the rat Achilles tendon: a possible animal model of chronic Achilles tendinopathy. J Orthop Sci. 2001; 6(4):349-357

[48] Swen WAA, Jacobs JWG, Bussemaker FEAM, de Waard J-WD, Bijlsma JWJ. Carpal tunnel sonography by the rheumatologist versus nerve conduction study by the neurologist. J Rheumatol. 2001; 28(1):62-69

[49] Takebayashi S, Takasawa H, Banzai Y, et al. Sonographic findings in muscle strain injury: clinical and MR imaging correlation. J Ultrasound Med. 1995; 14(12):899-905

[50] Tan AL, Wakefield RJ, Conaghan PG, Emery P, McGonagle D. Imaging of the musculoskeletal system: magnetic resonance imaging, ultrasonography and computed tomography. Best Pract Res Clin Rheumatol. 2003; 17(3):513-528

[51] Teefey SA, Rubin DA, Middleton WD, Hildebolt CF, Leibold RA, Yamaguchi K. Detection and quantification of rotator cuff tears. Comparison of ultrasonographic, magnetic resonance imaging, and arthroscopic findings in seventy-one consecutive cases. J Bone Joint Surg Am. 2004; 86-A(4):708-716

[52] Wakefield RJ, Gibbon WW, Emery P. The current status of ultrasonography in rheumatology. Rheumatology (Oxford). 1999;38(3):195-198

[53] Wakefield RJ, Gibbon WW, Conaghan PG, et al. The value of sonography in the detection of bone erosions in patients with rheumatoid arthritis: a comparison with conventional radiography. Arthritis Rheum. 2000; 43(12):2762-2770

[54] Weidner S, Kellner W, Kellner H. Interventional radiology and the musculoskeletal system. Best Pract Res Clin Rheumatol. 2004; 18(6):945-956

[55] Zanetti M, Metzdorf A, Kundert HP, et al. Achilles tendons: clinical relevance of neovascularization diagnosed with power Doppler US. Radiology. 2003; 227(2):556-560

[56] Zhang J, Wang JH. Production of PGE(2) increases in tendons subjected to repetitive mechanical loading and induces differentiation of tendon stem cells into non-tenocytes. J Orthop Res. 2010; 28(2):198-203

[57] Zingas C, Failla JM, Van Holsbeeck M. Injection accuracy and clinical relief of de Quervains tendinitis. J Hand Surg Am. 1998;23(1):89-96

索　引

（按首字汉语拼音排序）

首字非汉字

B

C

D

E

F

G

H

J

K

L

M

N

Q

R

S

T

W

X

Y

Z